本书受国家自然科学基金（NO：81927801，81725008）、
上海市“强主体”临床重点专科建设项目（NO：SHSLCZDZK03502）
和上海超声诊疗工程技术研究中心项目（NO：19DZ 2251100）资助

DIAGNOSTIC ULTRASOUND IN DERMATOLOGY

皮肤超声诊断学

名誉主编

王威琪　杜联芳

主编

徐辉雄　郭乐杭　王　撬

副主编

李明旭　李小龙　刘业强

上海科学技术出版社

图书在版编目（CIP）数据

皮肤超声诊断学 / 徐辉雄，郭乐杭，王撬主编. --
上海 ： 上海科学技术出版社，2020.4（2024.11 重印）
ISBN 978-7-5478-4782-4

Ⅰ. ①皮… Ⅱ. ①徐… ②郭… ③王… Ⅲ. ①皮肤病
—超声波诊断 Ⅳ. ①R751.04

中国版本图书馆CIP数据核字(2020)第063458号

皮肤超声诊断学

名誉主编　王威琪　杜联芳

主　　编　徐辉雄　郭乐杭　王　撬

副 主 编　李明旭　李小龙　刘业强

上海世纪出版（集团）有限公司
上 海 科 学 技 术 出 版 社　出版、发行
(上海市闵行区号景路 159 弄 A 座 9F - 10F)
邮政编码 201101　www.sstp.cn
上海新华印刷有限公司印刷
开本 787 × 1092　1/16　印张 15.75　插页 4
字数：300 千字
2020 年 4 月第 1 版　2024 年 11 月第 3 次印刷
ISBN 978-7-5478-4782-4/R·2015
定价：148.00 元

内容提要

由于超声探头频率不断提高，超声检查的范围逐渐向浅表方向扩展，使得利用超声实现皮肤的精准成像成为可能。基于此，本团队在该皮肤疾病超声诊断领域进行了大量开创性工作，相关成果是该团队数年临床研究与实践成果的结晶。

本书介绍了皮肤超声的基本知识，包括原理、方法、观察指标、图像解读等，正常皮肤及各种皮肤疾病的超声表现和诊断标准，以及基于皮肤超声的全新诊疗模式等。

本书文字简明，图文并茂，直观易懂，对有志于开展皮肤超声诊断工作的超声和皮肤科医师来说，是一本不可多得的优秀工具书。

上海工程技术研究中心是上海市科技创新体系的重要组成部分，是开展工程化研究与开发，突破行业共性与关键技术，加快科技成果的转移、辐射和扩散，引领行业技术进步，增强本市战略性新兴产业技术创新能力的重要基地，为促进本市创新驱动发展发挥基础性功能作用。

上海超声诊疗工程技术研究中心是上海加快建设具有全球影响力的科技创新中心的重要组成部分。该中心以促进超声生物工程技术的基础研发及临床转化为己任，同时也是技术推广、培养领军人才、合作交流的重要基地。该中心于2019年由上海市科学技术委员会批准设立。

本书由上海超声诊疗工程技术研究中心牵头编写。

作者名单

名誉主编

王威琪 复旦大学生物医学工程研究所

杜联芳 上海交通大学附属第一人民医院

主　编

徐辉雄 同济大学附属上海市皮肤病医院
同济大学附属第十人民医院

郭乐杭 同济大学附属上海市皮肤病医院

王　撬 同济大学附属第十人民医院

副主编

李明旭 同济大学附属第十人民医院

李小龙 同济大学附属上海市皮肤病医院
同济大学附属第十人民医院

刘业强 同济大学附属上海市皮肤病医院

编写者

诸安琪 同济大学附属第十人民医院
时　惠 同济大学附属第十人民医院
王丽璠 同济大学附属第十人民医院
金凤山 同济大学附属第十人民医院
陈思彤 同济大学附属第十人民医院
孙丽萍 同济大学附属第十人民医院
张一峰 同济大学附属第十人民医院
余松远 同济大学附属第十人民医院
赵崇克 同济大学附属第十人民医院
严建娜 同济大学附属上海市皮肤病医院
陈红燕 复旦大学附属闵行医院
李　梁 同济大学附属上海市皮肤病医院
王佩茹 同济大学附属上海市皮肤病医院
陈　佳 同济大学附属上海市皮肤病医院
程　茜 同济大学物理科学与工程学院
马媛媛 深圳市第二人民医院
贡雪灏 深圳市第二人民医院

主编简介

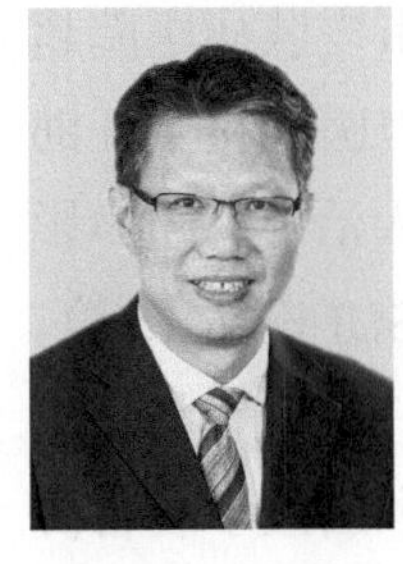

徐辉雄 同济大学教授，主任医师，博士生导师。上海超声诊疗工程技术研究中心主任，上海市甲状腺疾病研究中心副主任，同济大学医学院超声医学研究所所长，同济大学附属上海市皮肤病医院、第十人民医院超声医学科学科带头人，担任中华医学会超声医学分会青年委员会副主任委员、中国医师协会介入医师分会超声介入专业委员会副主任委员、上海市医学会超声医学分会副主任委员等职。任 *British Journal of Radiology* 副主编。

同济大学育才奖励金一等资助金获得者，同济大学医学院十佳导师之一。培养博士后、博士、硕士 70 余名。标志性成果发表在 *Nature Communications*、*Journal of Experimental Medicine*、*Advanced Science*、*ACS Nano*、*Small*、*Biomaterials*、*Radiology* 等刊物上。他的科学发现被写进多本国外专著和教科书，欧美多个国际权威诊疗指南引用他的工作。他与他的团队受世界超声生物医学联合会（WFUMB）主席邀请执笔撰写《WFUMB 国际肝脏超声造影指南》《WFUMB 甲状腺弹性超声指南》和《WFUMB 前列腺弹性超声指南》。主持和参与编写国内外近 20 部行业指南和专家共识。

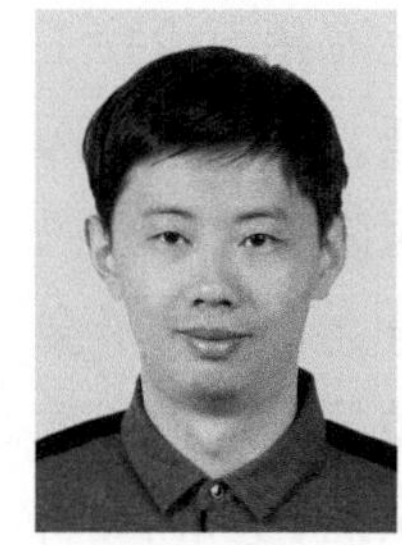

郭乐杭 · 医学硕士，博士在读。同济大学附属上海市皮肤病医院超声医学科行政主任，兼任同济大学附属第十人民医院超声医学科主任助理。研究领域：皮肤、肌骨等浅表器官的超声诊断及介入治疗；超声影像人工智能的开发应用。作为第一作者及通讯作者发表 SCI 论文 15 篇。入选上海市青年医师培养计划。主持国家自然科学基金一项。参与国家自然科学基金重大科研仪器等多个重大科研项目。担任中国医学装备协会超声装备技术分会远程及移动超声专业委员会常委兼秘书。

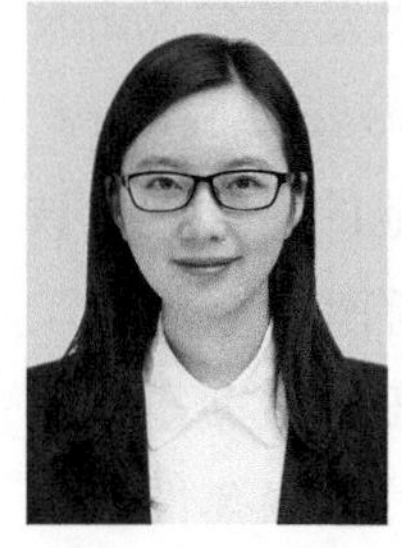

王撬 · 医学硕士，同济大学附属第十人民医院超声医学科医师。研究领域：皮肤、肌肉与骨骼疾病的超声诊断和超声弹性成像等。以第一作者在 *Eur Radiol* 等刊物上发表 SCI 论著多篇。参编专著 1 部。获得“上海市优秀住院医师”称号。

副主编简介

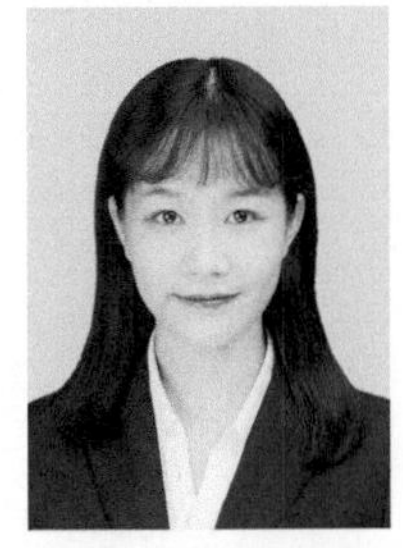

李明旭 · 医学硕士，同济大学附属第十人民医院超声医学科医师。研究领域：皮肤疾病的超声诊断。全球范围内首次总结报道了最大例数鲍恩病的高频超声表现。制定了鲍恩病的超声诊断标准并发表相关 SCI 论文 2 篇。参编专著一部。应邀在美国超声年会（AIUM2019，奥兰多）上发言。获得中国超声诊断创建六十周年学术大会临床研究类论文中青年报告竞赛二等奖。

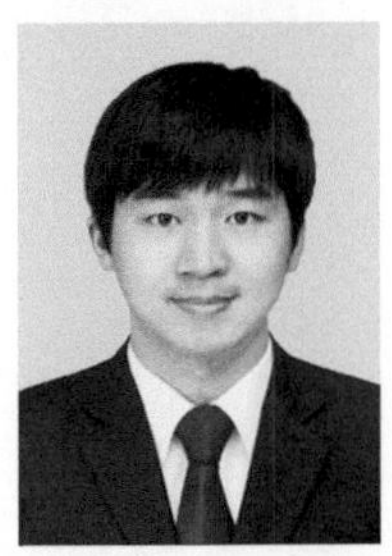

李小龙 · 医学硕士，博士在读。同济大学附属上海市皮肤病医院暨同济大学附属第十人民医院超声医学科主治医师。研究领域：皮肤、乳腺等浅表器官的超声诊断及介入治疗。作为第一作者发表 SCI 论文 5 篇。主持国家自然科学基金青年基金一项。参编专著 2 部。入选 2019 年上海市“医苑新星”青年医学人才培养资助计划。

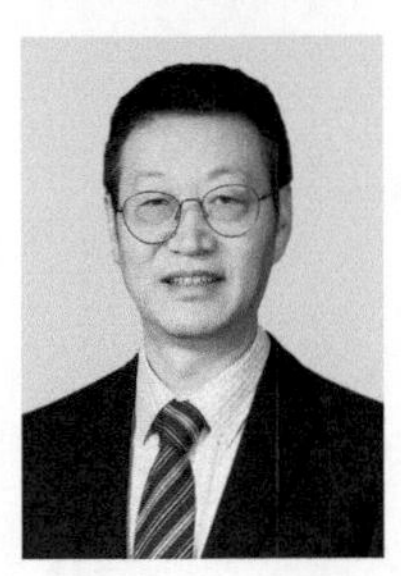

刘业强 · 同济大学附属上海市皮肤病医院皮肤病理科主任，主任医师，博士生导师，纽约大学阿克曼皮肤病理学院访问学者。现任中华中医药学会皮肤科分会常委，中国康复医学会皮肤病专业委员会常委及皮肤病理学组组长，上海市病理质控中心皮肤病理质控小组组长。擅长皮肤附属器肿瘤和黑素瘤的病理诊断。创办《强哥谈病说理》优麦网络直播栏目，获“2017 年首届平安好医师”称号，获 2018 年上海仁心医者杰出专科医师提名奖，作为第一或者通讯作者发表 SCI 论文 30 余篇。

序 一

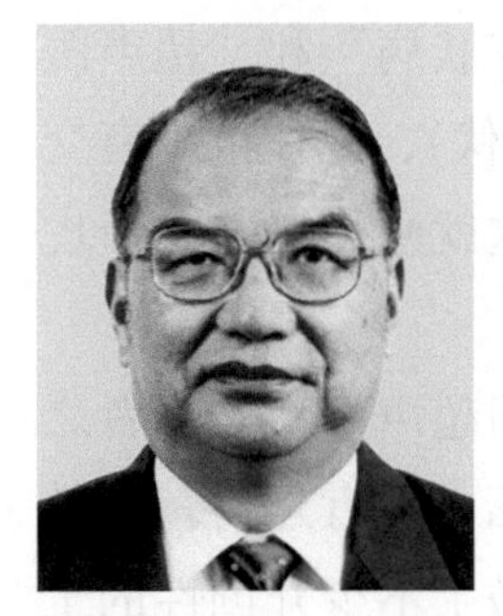

随着人们生活水平的提高和疾病谱的改变，皮肤疾病的诊断和治疗越来越受到大家的关注。皮肤是人体最大的器官，同时也是人群疾病罹患率最高的器官。人在一生中都会罹患程度不一的皮肤疾病，人群中有超过四分之一的人正遭受至少一种皮肤疾病的困扰。尽管大部分皮肤疾病症状轻微，但由于人类寿命不断延长和皮肤疾病易反复发作，皮肤疾病已成为沉重的医疗负担，甚至已成为重要的致残原因。皮肤不仅是生理器官，而且具有重要的社交属性，相关疾病对患者的心理和社会适应能力都会产生不可忽视的影响。此外，人的内在生理与病理信息，在皮肤上也会有一定的反映，因此对皮肤的检测或成像也有助于对体内脏器的无损诊断。

皮肤疾病种类复杂、表现各异，极易漏诊、误诊。因此，准确而快捷的皮肤疾病诊断成为皮肤疾病管理的关键。目前皮肤疾病的诊断方法主要有两大类：一是单纯依靠医师的肉眼进行经验性观察，二是依靠有创的皮肤活检行组织病理学检查。这两者尚难以兼顾准确性和经济 / 效益比。在此背景下，皮肤镜、皮肤 CT、高频超声等无创诊断技术陆续涌现，填补了从肉眼经验性观察到病理诊断之间的空白，皮肤疾病的诊断体系也日趋完善。

在众多无创诊断技术中，超声是少数能实现多尺度成像的技术，它既能对深部结构成像，又能清晰显示浅表结构。随着超声成像技术的发展，其成像范围由腹腔深部器官，发展到甲状腺、乳腺等浅表器官，再到皮下软组织及皮肤。超声能提供皮肤特殊的“表皮→真皮→皮下”全层解剖结构的完整信息，因而在目前的皮肤断层影像技术中具有独特的优势。然而，要显示浅表结构，在工程技术上需要克服超声近场区入射声强高低起伏的缺点。此外，皮肤超声仍然是一个新兴的交叉领域，传统上“皮肤病”和“超声医学”这两个学科因工程技术上的缺陷（超声近场区入射声强的高低起伏），以往极少有交集，使得相关研究匮乏、皮肤超声影像人才短缺、教学体系空白，这就亟须一本关于皮肤超声影像学的专业图书用以指导临床实践。

我与本书主编之一徐辉雄教授相识近十年，他是我的好友、我国超声诊断先驱者之一张青萍教授的高足。我见证了他在这个新兴领域多年来的默默耕耘、终有建树。徐教授严谨务实、勤勉稳重、不骛虚名，能团结广大超声同道，近年来做了不少开创性的工作。源于近年的莫逆之交和本着对青年超声专家的支持，我欣然受邀担任此书名誉主编并为之作序。

我虽属孤陋寡闻之人，但尚知该书是国内第一本皮肤超声影像方面的专业图书。它既可作为教科书，又可作为工具书使用。相信无论是对初学者，还是对有志在此方向探索的业务骨干；无论是对超声医学科的专门医师，还是对皮肤科的专门医师，该书都能起到良师益友的作用。我相信，该书的出版也将带动皮肤超声影像亚专科的建设，促进超声医学科和皮肤科的学科发展，最终惠及百姓！

王威琪
中国工程院院士
中国医学科学院学部委员、生物医学工程与信息学部主任
复旦大学首席教授
复旦大学生物医学工程研究所所长

序二

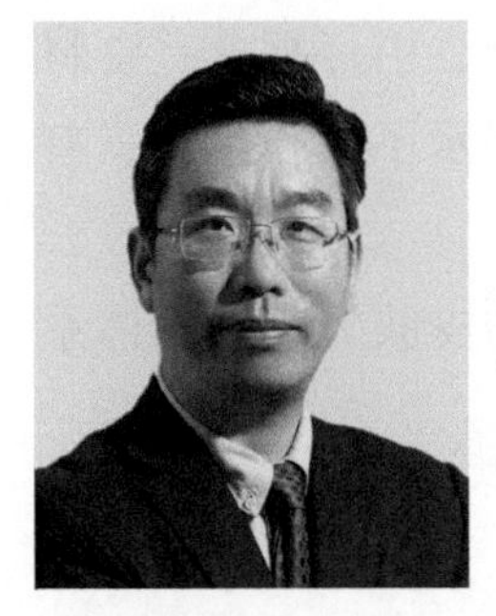

皮肤是抵御创伤、感染、辐射、环境污染等各种外来侵害的第一道防线，是人体最易遭受外部损伤的器官。同时，皮肤拥有复杂的神经体液调节系统，与全身各个系统的功能状态密切相关，也是各系统疾病最常累及的器官之一。此外，伴随着角质层的脱落及真皮层细胞的更替，皮肤保持着动态的更新状态，因而皮肤也是人体新陈代谢最旺盛、细胞增殖最活跃的器官之一。上述内外因素的叠加，决定了皮肤疾病的高发生率与复杂性，造成了极大的社会负担和医疗支出。

面对复杂疾病谱和庞大患者群，如何快速而准确地诊断皮肤疾病已成为临床医学热点之一。对于多数皮肤疾病而言，病理诊断仍然是金标准，然而活检属于有创检查，加之存在成本较高、过程较长、技术要求较高、取材部位受限等制约因素，因此事实上病理活检远未普及，尚难以满足庞大的诊断需求。

皮肤无创诊断这一新兴领域正是在此背景下逐渐发展起来的。皮肤无创诊断通过可见光、超声波、激光和电磁波等手段，在体、无创、可视化地获取皮肤疾病的诊断信息，具备病理活检所缺乏的核心价值——无创，后者也赋予其人群普遍适用性，因此近年来在国内外得到迅速普及和推广。

高频超声是皮肤无创诊断领域中一种重要成像技术。得益于技术不断进展，其空间分辨力已从毫米级提升到亚毫米级别，可显示表皮及皮肤附属器等精细结构，无疑将成为皮肤无创诊断的一把利器。

需要指出的是，虽然超声是一门成熟的医学影像技术，然而皮肤却是其全新的应用场景，许多疾病的超声诊断标准尚待建立，相关从业人员亟须培养，因此急需一本专业图书，以帮助各单位从“零基础”开始开展本项技术。本书图文并茂、引经据典、资料翔实，提供“仪器操作→图像判读→临床指导”的全流程支持，并展示了操作细节，有望帮助读者快速掌握本项技术，解决初学者的燃眉之急。

感谢所有编者的真诚付出和艰辛努力。希望包括高频超声在内的皮肤无创诊断体系能大幅提高我国皮肤疾病的诊疗水平，最终惠及广大患者。

崔勇

国家卫生健康委员会中日友好医院副院长、皮肤科主任

国家远程医疗与互联网医学中心皮肤科专业委员会主任委员

中国医学装备人工智能联盟副理事长、皮肤科专业委员会主任委员

序 三

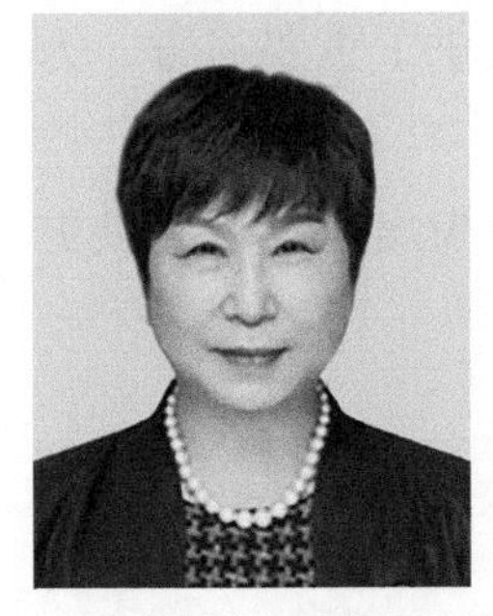

随着生活水平提高，人们对皮肤疾病“无创”“精准”诊断及治疗的需求日益增长。科技进步也让皮肤无创诊断理念逐渐实现，皮肤镜、皮肤在体全反射共聚焦显微镜、皮肤超声、皮肤光学相干层析成像（OCT）等技术逐渐应用于临床。既往皮肤科医师只能依靠肉眼观察和病理有创检查进行诊断，病理虽为诊断“金标准”，但其有创性限制了其只能“以点带面”，对皮肤病损的全面检查及评估不足。当今，上述无创技术的发展使得皮肤疾病诊断进入新的阶段，也促使皮肤疾病无创诊疗新模式诞生。

由于工程技术的限制，传统超声医学与皮肤疾病的交集甚少，超声检查仅对皮肤疾病的深部病变有所帮助。近年来超声探头频率不断增高，使皮肤病变清晰成像成为可能，从而催生了“皮肤超声影像”这一交叉学科。对于超声专业医师来说，虽然可能已经掌握成熟的超声医学影像技术，但由于皮肤疾病种类繁多（超过 6 000 种）、病理结构复杂，要满足临床诊疗需求，还需要艰辛的学习过程。对皮肤科医师来说，超声是一门全新的学科，亦需要不断学习新的知识，才能更好地服务患者。本书是国内第一本皮肤超声诊断专业图书，作者从超声医师的技术角度出发，融合了皮肤病临床工作者和皮肤病理专家的大量心血，内容丰富，图文并茂，是皮肤超声诊断领域的及时雨。无论是对皮肤超声诊断亚专业的超声工作者，还是对从事无创诊断工作的皮肤科医师，本书都将打开一扇新的大门。

我带领的光医学团队自 2015 年组建皮肤光医学无创诊断中心以来，与徐辉雄教授带领的超声团队，尤其是郭乐杭医师进行了密切合作。在我们团队进行光动力无创治疗皮肤肿瘤以及鲜红斑痣的工作中，皮肤超声影像诊断和我们现有的皮肤镜诊断、荧光诊断等相互补充，为皮损评估、活检取材定位、疗效判定及随访监测等提供了重要参考，为疾病的全程诊疗无创化做出了重要贡献。

最后，感谢编者们的辛勤努力和付出！相信未来皮肤超声技术将为疾病诊疗提供更广阔的思路和更多样的手段，最终造福人类！

王秀丽
同济大学医学院光医学研究所所长
国际光动力协会常务理事
中国皮肤康复专业委员会候任主任委员
上海市医学会激光医学分会主任委员

前 言

由于人们的健康意识和对疾病认知水平的不断提高，皮肤疾病不再是无足轻重的“疥癣小疾”，反而由于患者众多、影响身心，逐渐成为公众关注的重大健康问题。皮肤疾病高达 6 000 余种，人群患病率近 100%。在美国，每年由于皮肤疾病带来的医疗费用支出高达 750 亿美元。面对庞大的医疗需求，凭借肉眼观察的传统诊断方法虽然简便易行，但难以达到精确诊断的要求。皮肤活检虽然是皮肤疾病诊断的金标准，但其有创、繁琐、耗时、昂贵，增加了医疗成本，难以大规模应用。

无创的皮肤影像技术，如皮肤镜、共聚焦显微镜、高频超声等技术陆续涌现，弥补了肉眼观察与皮肤活检的不足，在皮肤疾病的诊疗中扮演了日益重要的角色。其中，超声检查在皮肤疾病的影像诊断技术中起步较晚，尚未受到广泛关注。原因在于传统的高频超声探头频率相对较低（< 15 MHz），分辨力仅为毫米级，难以显示皮肤浅表而微小的结构。近年来，“高频化”成为超声技术一个重要的革新方向，探头频率从 20 MHz、30 MHz 发展到 50 MHz 甚至 70 MHz，使得超声成像的分辨力达到了微米级，逐步具备了显示皮肤精细结构的能力，成为皮肤影像技术中的热点研究方向。与临床上广泛应用的皮肤镜比较，高频超声在皮肤疾病诊疗中的应用刚刚起步。皮肤镜精于浅表，但难以显示皮肤深层结构。高频超声在皮肤疾病纵向尺度上的成像更有优势，可提供病灶深部的重要信息，因而具有广阔的应用前景。

基于我们开展皮肤高频超声诊断数年来的经验，我们深切体会到初学者的不易。皮肤超声诊断技术跨越皮肤病学和超声医学两门学科，两者长期缺乏交集，无形之中提高了皮肤超声的入门难度。纵览国内外文献，皮肤超声相关研究相对缺乏，相关教科书仅有 2013 年出版的 Wortsman 教授编写的 *Dermatologic Ultrasound with Clinical and Histologic Correlations*，而目前国内尚无有关皮肤超声诊断相关的专业图书。

同济大学附属上海市皮肤病医院为国内知名的公立三甲皮肤病专科医院，拥有大量的皮肤病例，病种丰富，皮肤病理诊断水平一流。在医院领导的指引下，我们 3 年前开始涉足此领域，在近年的实践中积累了数千例完整的皮肤疾病超声影像资料，且诊断均有病理证实。特此总结成书，以还原临床病例实况、梳理皮肤疾病诊断思路，达到临床-病理-超声影像的紧密结合。本书能服务于皮肤科、超声医学科、整形科、烧伤科、外科等科室的各级医师和技师，是一本不可多得的工具书。

本书获皮肤领域首个国家自然科学基金重大科学仪器项目资助，在上海超声诊疗工程技术研究中心的平台支持下，由同济大学医学院超声医学研究所、同济大学附属上海市皮肤病医院超声医学科、同济大学附属第十人民医院超声医学科和同济大学附属上海市皮肤病医院病理科等单位和科室联合编写。许多中青年医师投入了大量的业余时间整理总结资料、查阅文献，本书的出版凝聚了他们大量的心血。同时，多位专家对我们的工作给予了热情的帮助和指导，在此一并表达衷心感谢。本书建立了符合我国国情与临床特点的皮肤超声应用方法，能更好地为我国皮肤疾病患者服务，必将受到越来越多专家学者的关注。由于很多皮肤疾病的超声诊断标准并未建立，一些常见的皮肤疾病因难以获得病理学诊断依据而没有纳入，且编者水平有限，疏漏之处在所难免，恳请广大读者、专家不吝批评指正。

徐辉雄　郭乐杭　王　撬
上海超声诊疗工程技术研究中心
同济大学医学院超声医学研究所
2020 年 3 月

目录

第一章 · 皮肤超声总论

001

第一节 · 皮肤超声的发展及概况 002

第二节 · 超声波及超声成像 003

第三节 · 皮肤超声诊室布局 014

第四节 · 皮肤超声检查技术 015

第五节 · 超声仪器的清洁及人员防护 028

第六节 · 超声新技术在皮肤疾病中的应用 030

第七节 · 皮肤超声检查适应证 037

第二章 · 正常皮肤解剖及超声表现

039

第一节 · 正常皮肤解剖 040

第二节 · 正常皮肤超声表现 041

第三节 · 人员培训及其他 047

第三章 · 皮肤其他影像学检查

049

第一节 · 皮肤镜 050

第二节 · 皮肤光学相干层析成像 052

第三节 · 皮肤共聚焦激光扫描显微镜 053

第四节 · 计算机断层扫描成像 054

第五节 · 磁共振成像 055

第六节 · 各种皮肤影像学技术的比较 056

第四章 · 皮肤超声术语、观察指标、图像解读及伪像

059

第一节 · 皮肤超声术语、观察指标、图像解读 060

第二节 · 皮肤超声伪像 069

第五章 · 皮肤肿瘤性病变的超声诊断

071

第一节 · 良性皮肤肿瘤的超声诊断 072

第二节 · 癌前期皮肤肿瘤的超声诊断 114

第三节 · 恶性皮肤肿瘤的超声诊断 119

第四节 · 血管瘤和先天性血管畸形的超声诊断 156

第五节 · 本章小结 161

第六章 · 皮肤非肿瘤性病变的超声诊断

167

第一节 · 炎症性皮肤疾病的超声诊断 168

第二节 · 软组织异物的超声诊断 187

第三节 · 银屑病及银屑病关节炎的超声诊断 190
第四节 · 痛风性关节炎的超声诊断 195
第五节 · 本章小结 202

第七章 · 超声与皮肤衰老及整形

205

第一节 · 超声与皮肤衰老 206
第二节 · 超声与整形 207

第八章 · 高频超声在皮肤疾病中的应用前景

209

第一节 · 全新诊疗模式的建立 210
第二节 · 未来展望 211

附 录

217

附录一 · 皮肤高频超声报告模板 218
附录二 · 皮肤超声检查申请单模板 219
附录三 · 常见皮肤病高频皮肤超声诊断专家共识 220

第一章

皮肤超声总论

第一节·皮肤超声的发展及概况

作为传统的医学影像技术之一，超声检查已经在消化、生殖、泌尿、心血管、甲状腺、乳腺等系统及器官的疾病诊断方面得到成熟应用，其有效性及安全性已得到广泛认可。早在 1979 年，Alexander 等人首次将超声应用于人体皮肤厚度测量，开创了超声检查在皮肤科领域应用的先河。然而，由于成像原理限制，传统高频超声（探头频率 < 15 MHz）分辨力较低，难以获得人体皮肤极浅区域（深度 < 10 mm）的清晰图像，仅用于单纯的皮肤厚度测量或较深结节的观察，不足以分辨皮肤各层的精细结构，限制了其在皮肤疾病诊断中的应用。近年来，随着超声探头频率的进一步提高（探头频率≥ 20 MHz），超声检查的范围逐渐向浅表方向扩展，从骨骼肌、筋膜、皮下软组织，逐渐扩展到真皮层及表皮层。更高频率的超声在保留了传统高频超声实时、简便、安全、经济、快捷等优点的同时，带来了更清晰的皮肤超声影像，使得应用超声影像进行皮肤疾病的精准诊断成为可能。在此基础上衍生出若干应用，如皮肤肿瘤良恶性的鉴别，皮下植入物的定位及状态检测，创伤评估，异物检测，全身疾病皮肤改变的评估，皮肤手术的术前评估、术中引导及术后随访等，因此皮肤超声的临床应用越来越受到广大皮肤科医师的关注和重视。

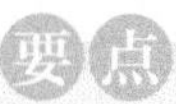

- 传统高频超声在皮肤疾病中的诊断价值有限。
- 皮肤疾病超声诊断需要更高频率（≥ 20 MHz）的探头。

第二节 · 超声波及超声成像

一、超声波

（一）基本概念

超声波（ultrasound wave）是一种振动频率高于 20 000 Hz 的机械波，超过了人耳能感知的声波频率（20~20 000 Hz）。

（二）物理特性

超声波是纵波，即在介质中传播时，质点振动的方向与声波传播的方向一致（图 1-2-1）。质点振动时离开平衡位置的最大距离称为振幅，代表声波的强度或能量。声波传播过程中同一方向上的两个相邻的相位相差为 2π 的质点间的距离为波长（λ），即一个完整波的长度。形成一个波长所需要的时间称为周期（T）。单位时间内完成周期性变化的次数，即形成完整波的数目称为频率（f），单位为赫兹（Hz）。

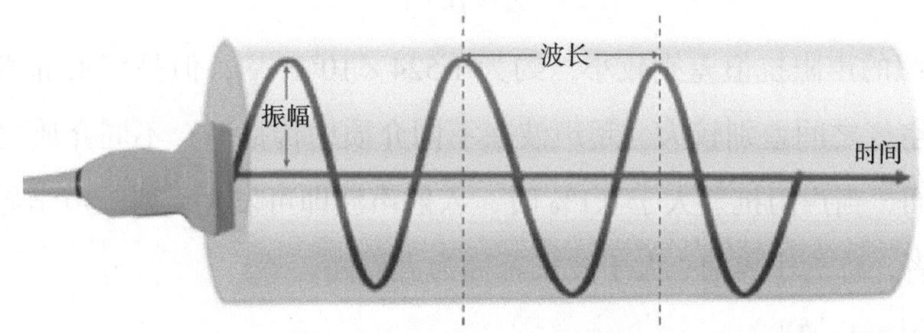

图 1-2-1　**超声波传播示意图**

声波在介质中传播的速度为声速（c）。超声波在介质中传播时，固体中的速度＞液体中的速度＞气体中的速度，其在人体软组织中传播的速度一般为 1 540 m/s，不同介质中的声速参见图 1-2-2。在特定的介质中，声速（c）与波长（λ）及频率（f）满足下列公式（1）：

$$c = f \cdot \lambda \tag{1}$$

（三）传播特性

1. 声阻抗（acoustic impedance，Z）

又称声阻抗率，单位为瑞利（Rayl），指介质在波阵面某个面积上的声压与通过该面积的体积速度的复数比值。声阻抗作为介质的声学特性用以表征声波传播的能量损耗，

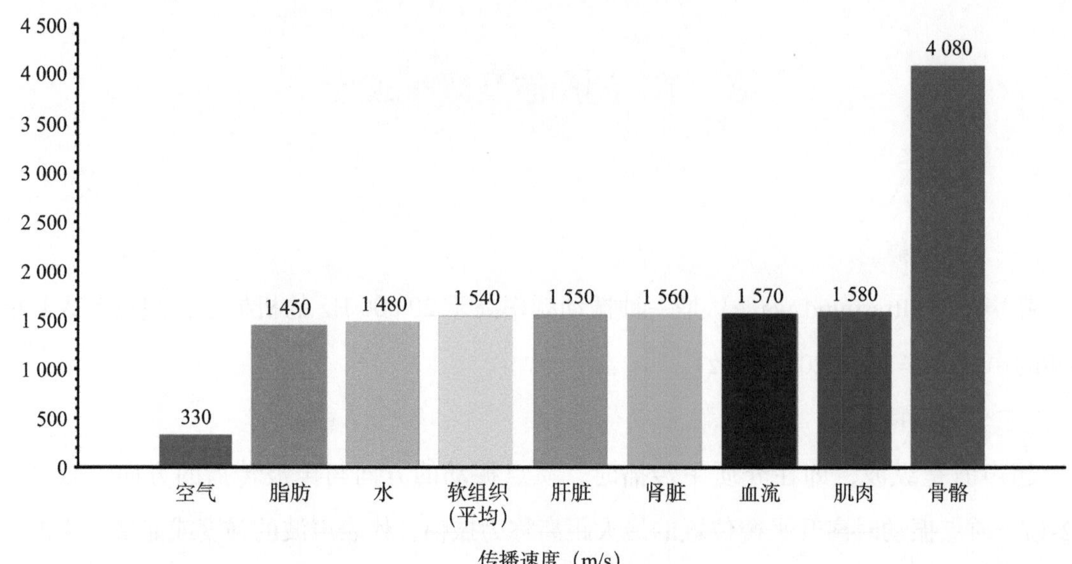

图 1-2-2　**不同介质中的声速**

其与介质密度（ρ）及介质声速（c）密切相关，公式（2）如下：

$$Z = \rho \cdot c \tag{2}$$

人体软组织的声阻抗值差别较小，约为 1.524×10^5 Rayl，但是声阻抗值在软组织与骨及软组织与空气之间差别较大。超声波在不同介质中传播时，不同介质之间的接触面构成了声学界面，当声阻抗差大于 0.1% 时，入射声波即可发生反射。声学界面的线度小于声波的波长者，称为小界面；大于波长者称为大界面。

2. 反射、折射和散射

超声波在传播过程中遇到大界面时，一部分超声波的能量从界面处朝同一介质另一个方向折返，称为反射（reflection）；另一部分超声波能量进入另一介质中继续传播，但方向发生改变，称为折射（refraction）（图 1-2-3）。

当入射角增大到某一角度，使折射角等于 90° 时，折射波完全消失，只剩下反射波，这种现象叫做全反射（total reflection）。反射的声波称为回声（echo）。超声波传播过程中遇到小界面而向四周各个方向辐射的现象，称为散射（scattering）（图 1-2-4、图 1-2-5）。

3. 多普勒效应

多普勒效应指声频率由于声源与接收器的相对运动发生改变的现象（图 1-2-6）。由多普勒效应引起的探头发射的超声波频率与运动体反射或散射的超声波频率之间的频差称为多普勒频移。多普勒频移公式（3）如下：

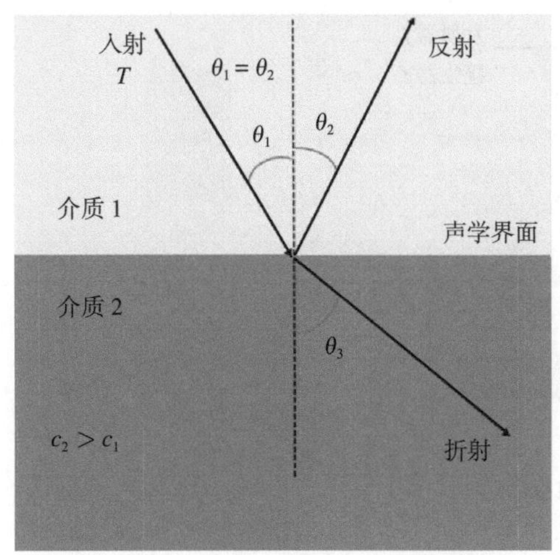

图 1-2-3 **超声波的入射、反射与折射**

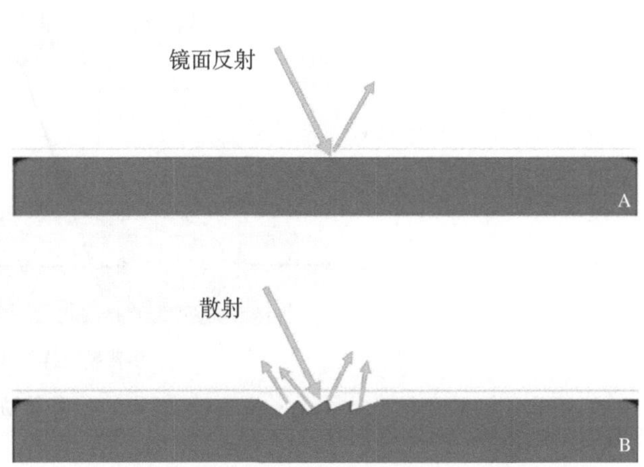

图 1-2-4 **反射（A）与散射（B）示意图**

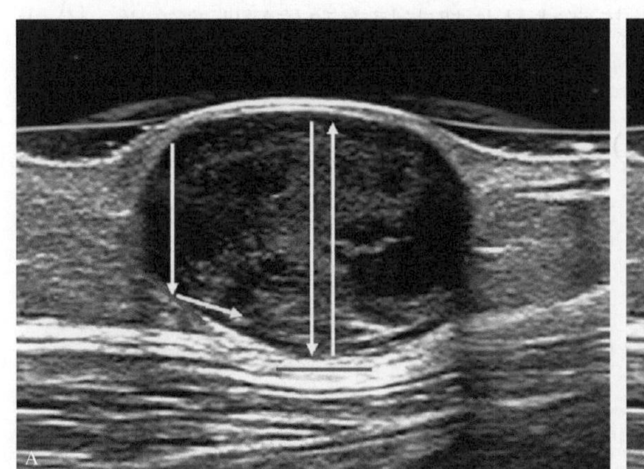

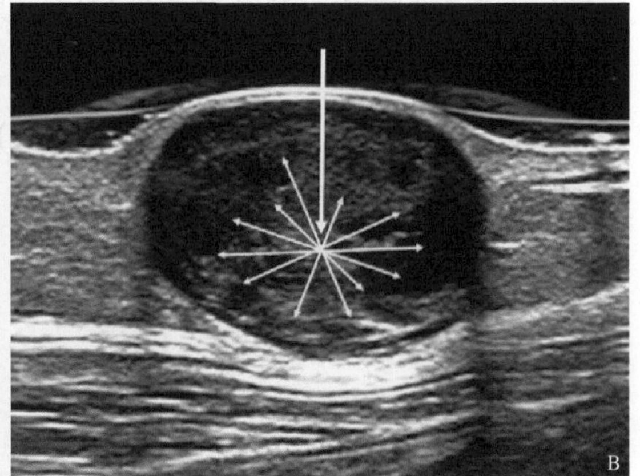

图 1-2-5 **超声波在表皮样囊肿内的反射（A）与散射（B）**

$$f_d = \pm \frac{2v\cos\theta}{c} f_0 \tag{3}$$

公式中，f_d 为频移；v 为运动目标的速度，即血流的速度；θ 为声束与接收器运动方向之间的夹角，即声束与血流方向的夹角。公式中的 $\cos\theta$ 通过分速度来获取血流的真实速度，临床应用中，θ 必须小于 60°；c 为超声波在介质中的传播速度；f_0 为探头发射超声波的频率；正号表示运动目标朝向探头运动，负号表示运动目标背向探头运动。

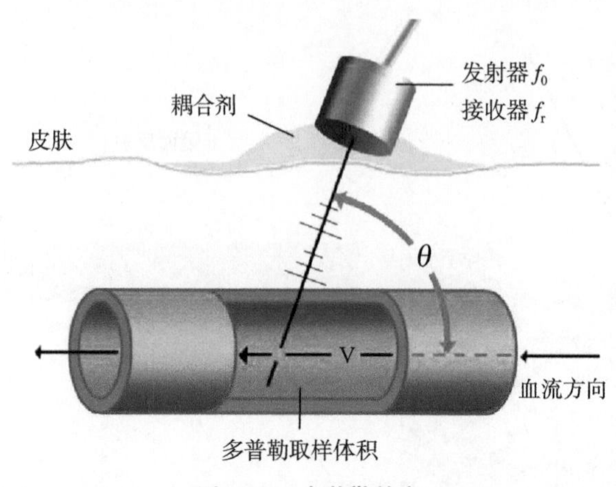

图 1-2-6 **多普勒效应**

4. 衰减

声波在介质中传播时，随着距离的增大，由于介质吸收、散射及热传导性等导致声波能量减小的现象称为声衰减，主要由反射、散射、吸收等引起，在超声图像上表现为声影。人体组织的声衰减系数见图 1-2-7，其衰减量与超声频率和传播距离有关，公式（4）如下：

$$衰减量（dB）= \alpha \cdot d \cdot f \tag{4}$$

公式中，α 为衰减系数单位为 dB/（cm · MHz），指声波经过单位距离介质所减少的声强；d 为传播距离；f 为频率。

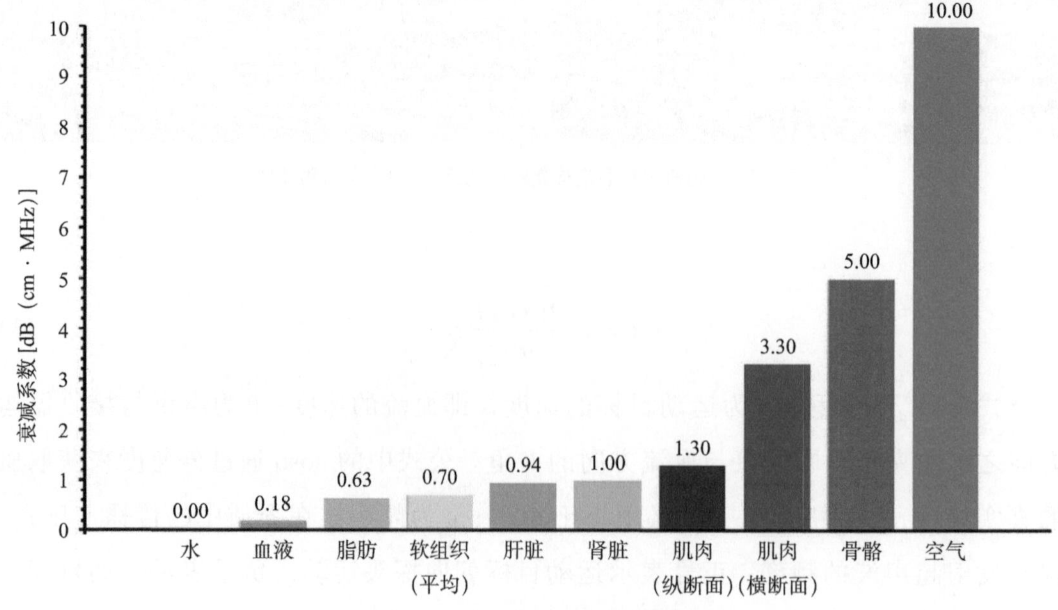

图 1-2-7 **人体组织的声衰减系数**

根据公式（4），在皮肤超声中，随着超声频率的增高，衰减量增大，穿透力减小。皮肤病灶表面的异常角化、瘢痕、结痂等是引起声衰减的常见原因（图 1-2-8）。

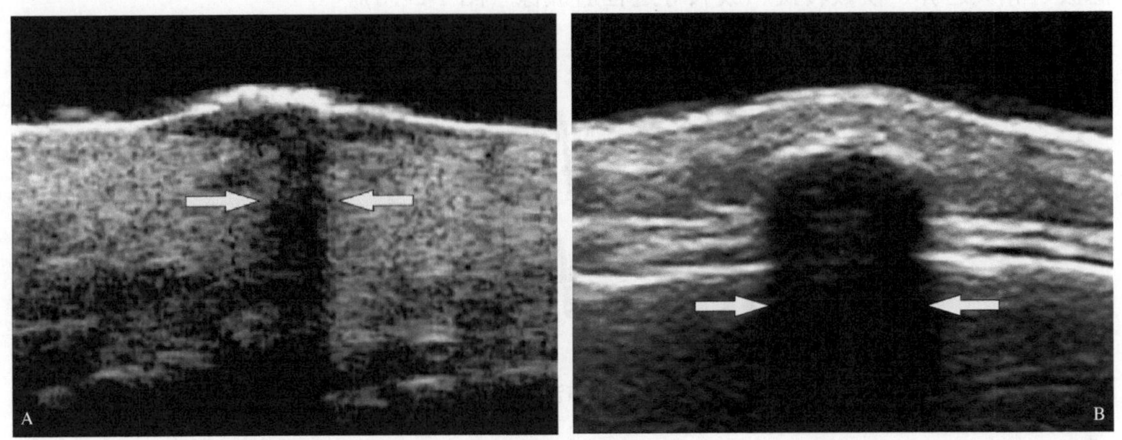

图 1-2-8 **衰减**

A. 病灶表面异常角化引起后方回声衰减（箭头所指处）。B. 真皮层内钙化灶引起后方回声衰减（箭头所指处）。

（四）超声波的产生和接收

1. 超声探头（probe）

超声探头又称超声换能器（transducer）（图 1-2-9），是超声诊断仪的必备装置，用于发射和接收超声波。探头中的关键组件是压电材料，可在施压形变时表面产生电荷，而在交替电压下发生形变，从而实现机械能和电能互相转换。这种机械能转变为电能、电能转变为机械能的现象称为压电效应（piezoelectric effect）。其中将电能转换为机械能的过程称为逆压电效应（converse piezoelectric effect），是发射超声波的过程；将机械能转换为电能的过程称为正压电效应（direct piezoelectric effect），是接收超声波的过程。

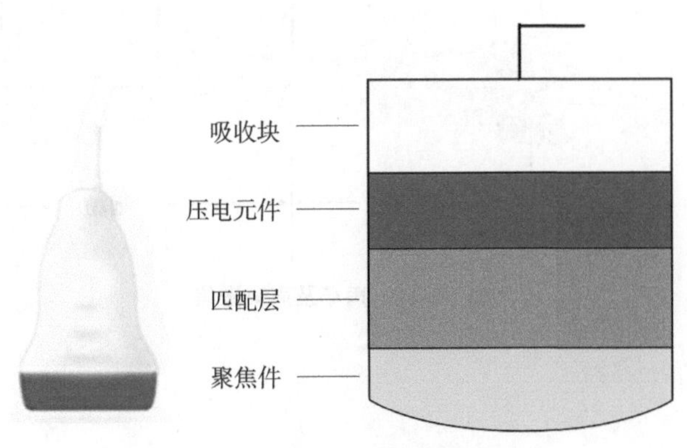

图 1-2-9 **超声探头基本结构示意图**

超声探头发射超声束后，人体浅层组织至最深层组织的回声信号依次到达探头，并依次转换为载有不同介质界面声学特征的电信号，超声仪器接收到信号后，经过解调、滤波、相关运算、模数转换、放大等过程后成像（图 1-2-10）。

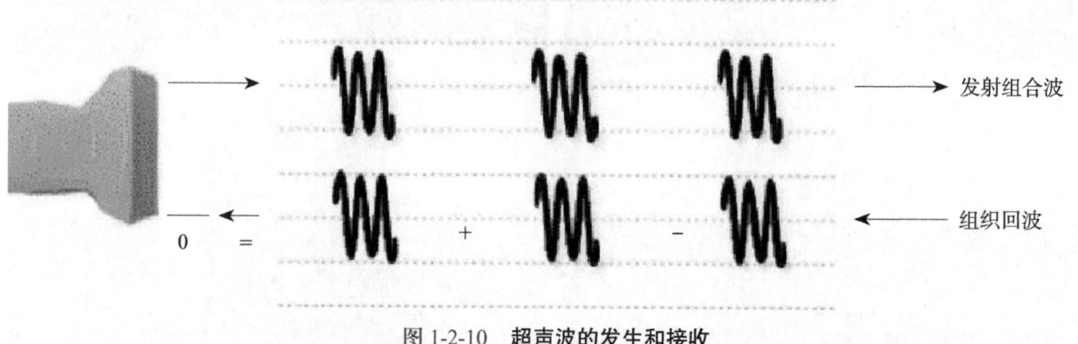

图 1-2-10　**超声波的发生和接收**

2. 声场

声场（acoustic field）指声波传播时在介质中声波存在的区域。探头发出超声波的中心轴线称为声轴，是声束传播的主方向。探头连续发射非聚焦声束，随着传播距离的增加，声束直径缓慢减小至某一点后迅速增大，该点与探头间为近场区，该点远侧为远场区（图 1-2-11）。

3. 声束聚焦

非聚焦声束在近场区因旁瓣影响而导致能量分布混乱，而在远场区声束扩散，难以用于超声诊断，因此，采用声透镜聚焦、可变孔径聚焦、电子动态聚焦等技术使扫描声束变细，并尽可能消除旁瓣影响，这个过程称为声束聚焦（图 1-2-11）。

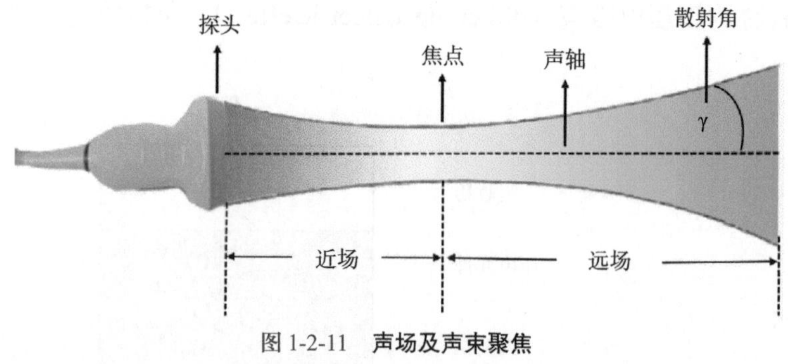

图 1-2-11　**声场及声束聚焦**

二、超声成像的分辨力

超声成像的分辨力主要包括空间分辨力、时间分辨力和对比分辨力。

（一）空间分辨力

空间分辨力是指超声检查时，显示屏上能够区分两个相邻反射体的最小距离的能力，包括轴向分辨力和侧向分辨力（图 1-2-12）。轴向分辨力又称为纵向分辨力，指超声仪器能够区分沿着声束方向上的两个相邻反射体的最小距离的能力；侧向分辨力又称为横向分辨力，指能够区分垂直于声束方向且与扫查平面垂直的两个反射体最小距离的能力。

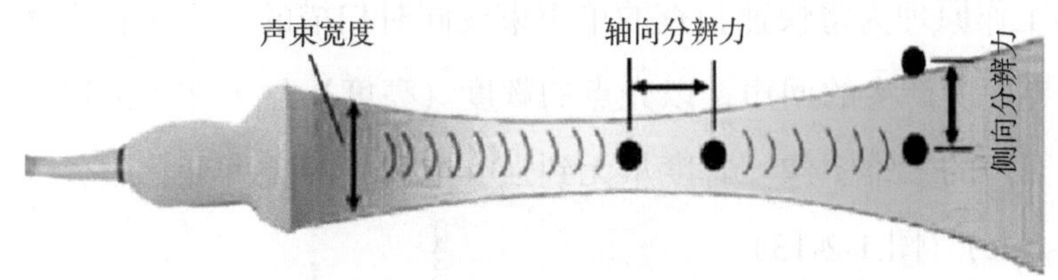

图 1-2-12 **轴向分辨力和侧向分辨力**

在皮肤超声检查时，因为病灶多存在于表皮及真皮层，为清晰显示病灶的内部结构，分辨力尤其重要。超声成像时探头频率是一个重要的参数，频率的高低决定图像质量。超声波频率越高，组织穿透能力越差，分辨力越高；频率越低，组织穿透能力越强，分辨力越低。

腹部脏器和浅表器官诊断所用的超声频率范围一般为 1~12 MHz。用于皮肤超声的超高频超声频率可达到 20~50 MHz，甚至 70 MHz 以上。

（二）时间分辨力

时间分辨力指能识别图像变换的最小时间，对于检测反射体的运动功能和血流动力学的细微变化非常重要。

（三）对比分辨力

对比分辨力是指显示和区分不同明暗程度（即灰阶）的能力，是评价图像质量的一个重要参量。

三、超声成像的基本原理

超声波具有较好的方向性及穿透性，并对人体安全无害，因而被广泛应用于医学成像领域。超声成像的基本原理为人体各种器官与组织之间存在声阻抗特性的差异。基于上述差异，向人体发射超声波时，不同组织将产生不同的反射波信号。接受上述反射波信号并通过波束成形等一系列生物工程处理，用明暗不同的光点依次显示在屏幕上，从而生成可供医学观察及诊断使用的超声声像图。

超声的成像方式较多，在皮肤超声中，最常使用的是灰阶超声成像和多普勒超声成像。其中，多普勒超声成像在皮肤中最常用的是彩色多普勒血流成像、脉冲多普勒成像和能量多普勒成像。

（一）灰阶超声成像

灰阶超声成像又称为辉度调制法（brightness modulation display），即B型法（B-mode），其工作原理为将快速扫查的单声束或同时扫描的多声束在人体组织传播途径中遇到的各个界面所产生的回声，以光点的辉度（亮度）显示在示波器屏幕上，组成所检查组织断面回声的二维图像。辉度从无到强（饱和）的亮度变化，分为若干等级，即为灰阶（grey scale）（图1-2-13）。

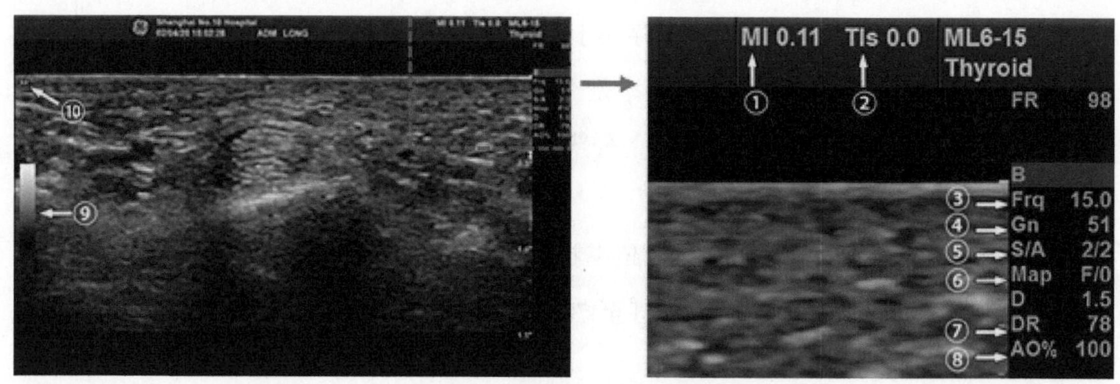

图 1-2-13 **灰阶超声成像**

①机械指数；②软组织热指数；③频率；④增益；⑤斑点降噪成像/帧平均；⑥灰阶图；⑦动态范围；⑧声功率输出；⑨灰阶标尺；⑩机器 Logo

（二）彩色多普勒血流成像

对于皮肤的血流信号检测，较为常用的是彩色多普勒血流成像。它是基于多普勒原理，利用多声束快速采样，把所得的血流信息经相位检测、自相关处理、彩色灰阶编码，将血流方向以不同的颜色标识，并将其叠加显示在B型声像图上。临床工作中，通常用红色代表朝向探头的血流，蓝色代表背离探头的血流，彩色亮度显示血流速度的高低（图1-2-14）。彩色多普勒血流成像仅可以定性描述血流速度的大小，不能进行定量的血流速度的分析。

层流为单纯的红色或蓝色，绿色表示有湍流。湍流时，正向血流红中带黄（红色与绿色的混合）；负向血流蓝中带紫（蓝色与绿色的混合），但应注意与混叠现象的鉴别。

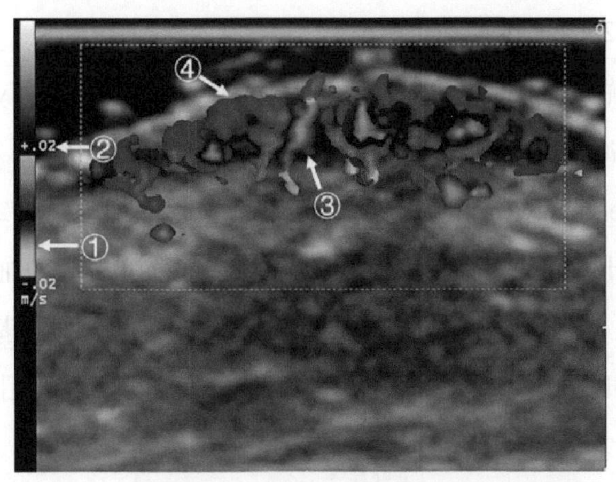

图 1-2-14　**彩色多普勒血流成像**

①彩色标尺；② Nyquist 速度；③血流背向探头；④血流朝向探头

（三）脉冲多普勒

血流的定量检测都会用到脉冲多普勒。它是利用脉冲采样的方式来分析血流信号的多普勒频移，多普勒频移信号由超声诊断仪处理后以频谱图的方式在荧光器上显示。脉冲多普勒检测血流的原理基于多普勒频移，超声探头向体内发射脉冲超声波（假设频率为 f_0），超声波在遇到流动的红细胞（假设多普勒角度为 θ）时产生散射，红细胞背向散射信号（假设频率为 f_r）被超声探头接收。由于红细胞一直在运动，探头接收到的红细胞背向散射信号频率 f_r 与探头发射脉冲超声波的频率 f_0 间产生多普勒频移（假设频移为 f_d），根据多普勒频移公式，当检测血流速度（假设为 v）时，有如下公式（5）：

$$f_d = f_r - f_0 = \pm \frac{2v\cos\theta}{c} f_0$$

$$\downarrow$$

$$v = \frac{c(\pm f_d)}{2f_0\cos\theta} \quad (5)$$

公式中，v 为血流速度，c 为声速（1 540 m/s），f_0 为探头频率，f_d 为多普勒频移，θ 为声束与血流间夹角。

决定流速测定值的因素包括探头频率、频移、声速与血流方向的夹角。f_0 越小，可测量的血流速度越大，对高速血流，选择低探头发射频率。血流速度与 f_d 呈正比关系。

频移测值与真实流速差异大小取决于声速-血流夹角大小。① $\theta=0°$，$\cos\theta=1$：此时声速与血流平行，检测值最接近真实流速。② $\theta=90°$，$\cos\theta=0$：此时声速垂直于血流，检测值为 0。应将声速-血流夹角调节至最小，并行角度校正。探测角度必须小于 60°，以使测量误差控制在 20% 之内。

此外，脉冲多普勒成像测定流速时超过尼奎斯特频率极限（Nyquist frequency limit）时出现彩色混叠。脉冲重复频率（pulse repetition frequency，PRF）为每秒钟发射脉冲波群的次数。Nyquist frequency limit = 1/2 PRF，多普勒频移如超过 1/2 PRF，超过阈值限度的部分发生反转，便出现混叠现象（aliasing），表现为彩色多普勒血流速度峰值处色彩倒错，红变蓝或蓝变红；频谱多普勒曲线顶峰处折断，折断部分移到基线另一侧。

多普勒超声成像时，探头接收的频移信号经超声仪器处理后用频谱图的方式显示在荧光屏上（图 1-2-15）。

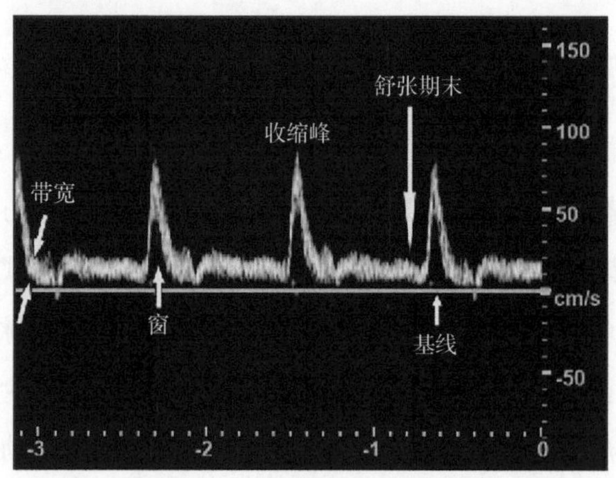

图 1-2-15 **脉冲多普勒血流频谱图**

1. 基线

基线表示流速为零的水平，用于区分血流方向，上方的波形表示血流朝向探头，下方的波形表示血流背离探头。

2. “窗”

“窗”表示无频率显示区域。

3. 频带宽度

频带宽度表示某一瞬间取样容积内红细胞运动速度分布范围的大小。分布范围大，频带宽；反之则窄。

4. 收缩峰

收缩峰表示在心动周期内达到的收缩峰值流速。

5. 舒张期末

舒张期末指舒张期的最末点，即将进入下一个收缩期。

（四）能量多普勒成像

为了比较敏感地显示细小血管的分布，能量多普勒在皮肤超声中也得到了一定的应用，其利用由红细胞散射能量形成的信号检测慢速血流，除去了频移信号。能量多普勒成像的主要原理是提取返回多普勒信号的能量强度以显示血流运动的存在，但不显示其相对速度和血流方向，可获取全方位血流信号，没有入射角度的依赖性，具有较高的信号噪音比（S/N ratio），提高了血流检测的敏感性，尤其对于检测低速血流极为敏感。此外，能量多普勒可显示平均速度为零的血液灌注区，不存在频率极限问题，无彩色混叠现象，但易出现闪烁伪像。灰阶及多普勒超声成像见图 1-2-16。

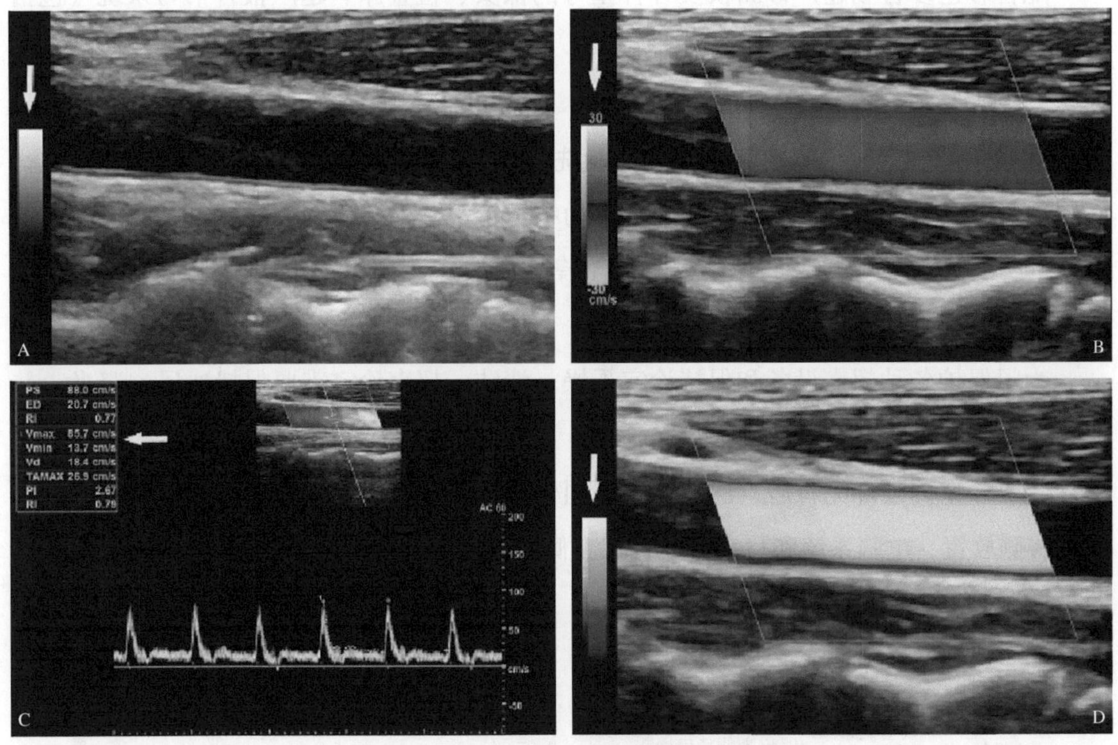

图 1-2-16　**灰阶及多普勒超声成像**

A. 灰阶超声成像（探头频率：9 MHz，箭头所指处为灰阶标尺）。B. 彩色多普勒血流成像（探头频率：9 MHz，箭头所指处为彩色标尺）。C. 脉冲多普勒血流速度定量测量：V_s、V_d、RI 和 PI（探头频率：9 MHz，箭头所指处为测量数值）。D. 能量多普勒成像（探头频率：9 MHz，箭头所指处为彩色标尺）

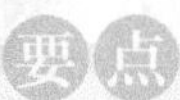

- 人体各种器官与组织之间声阻抗差异是超声成像的理论基础。
- 彩色多普勒血流成像及能量多普勒成像可用于检测皮肤细小血管的血流灌注。

第三节 · 皮肤超声诊室布局

皮肤超声诊室的硬件要求如下。

（一）房间规格

建筑面积建议大于 18 m^2；诊室要求有窗，便于通风；入门宽大，以方便病床、平车及轮椅出入。

（二）设备

配备彩色多普勒超声诊断仪及各种型号的探头、检查床、超声报告书写系统（包括电脑系统、打印机和写字台）、采图器。

（三）物品

皮肤超声检查时，室内需有垃圾桶及洗手池，必要时可配备放置耦合剂、酒精盒、医用手套、纸巾及免洗手消毒凝胶的可移动小推车。此外，检查时保护患者的隐私尤其重要，所以，超声诊室必须有屏风、隔离帘等。

（四）消毒设备

为了保护各种超声设备和保持诊室干燥、清洁，超声诊室需要保持通风、避光，并建议安装紫外线灯等灭菌消毒设备。

超声诊室内硬件完善后，房间内布局同样重要。一般检查床紧邻彩色多普勒超声诊断仪右侧放置，电脑系统和写字台放置在左侧。操作者为左利手时，上述方位左右交换。图 1-3-1 示超声诊室的硬件及其布局。

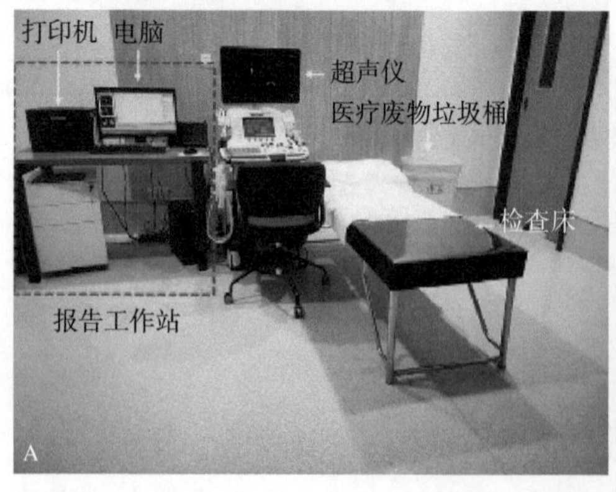

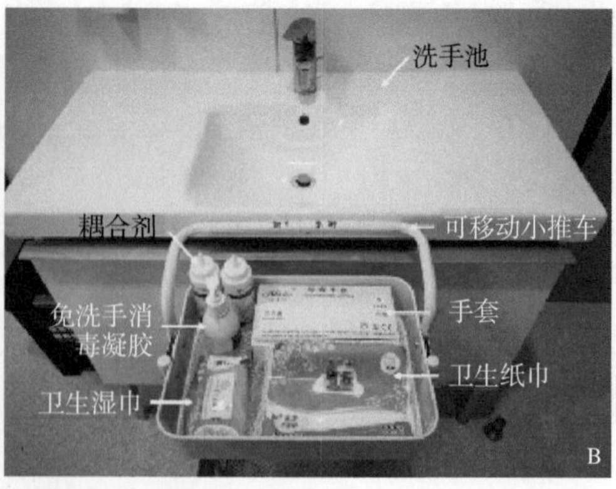

图 1-3-1　**皮肤超声诊室硬件及其布局**

A. 皮肤超声诊室布局。B. 洗手池、可移动小推车及物品放置

第四节 · 皮肤超声检查技术

一、检查准备

总体而言，皮肤的超声检查简便易行，患者无需进行空腹、憋尿等特殊准备，只需充分暴露病灶部位，即可配合检查。如果病灶有破溃，可先行简单的止血及清创，并做好检查者手部、超声探头及病灶周围正常皮肤的保护隔离工作。有活动性出血时不建议立即检查。

检查者在检查前仔细询问患者病史，包括病灶发现的时间、生长速度、病灶数量、症状（疼痛、瘙痒等）、外伤史、传染病史及治疗史等临床信息。检查完成后注意清洗探头，并按要求丢弃隔离物品。

二、体位

病灶位于头皮、手背、足背时可选取坐位；位于额面部、前胸壁或前腹壁、上下肢等部位时可选取仰卧位；位于颈背部、腰背部、臀部时可选取俯卧位；位于侧腰部时可选取侧卧位；位于会阴部时可采取截石位或侧卧位。总之，应根据病灶的部位灵活选择合适的体位（图 1-4-1）。

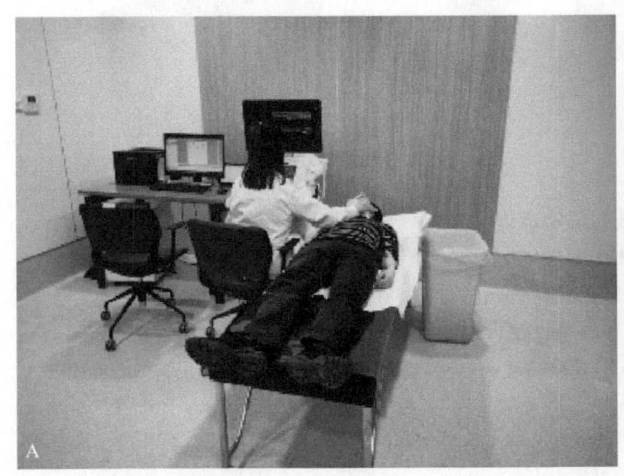

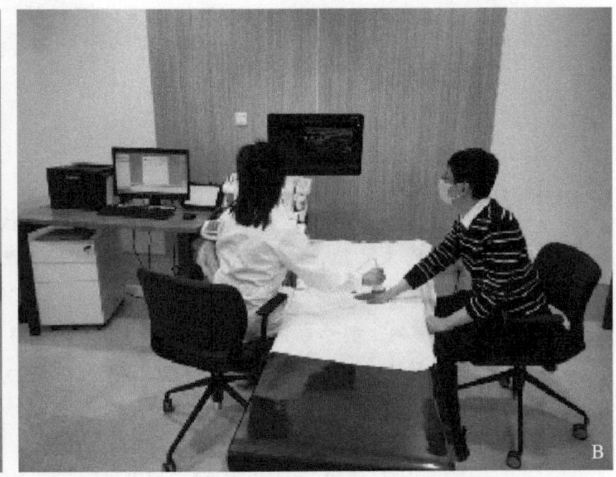

图 1-4-1　**检查体位**

A. 患者仰卧位检查（病灶位于面部）。B. 患者坐位检查（病灶位于手背）

三、超声仪器的选择、使用和调节

（一）超声仪器的选择

皮肤超声检查的仪器主要包括“常规超声仪器”和“超声生物显微镜”两种。前者即临床常规使用的超声仪器，通过加载频率 ≤ 50 MHz 的超声探头来进行皮肤超声检查，功能与常规超声仪器类似，可实现灰阶、彩色多普勒、能量多普勒及弹性成像等多种模态的成像。后者可支持频率 ≥ 50 MHz 的超声探头，目前仅具备单一的灰阶成像功能，但对极浅表结构（尤其对表皮及真皮浅层）的层次显示更为清晰。此外，为满足床旁需要，笔记本式和手持式超声仪器也得到了越来越多的使用（图 1-4-2）。

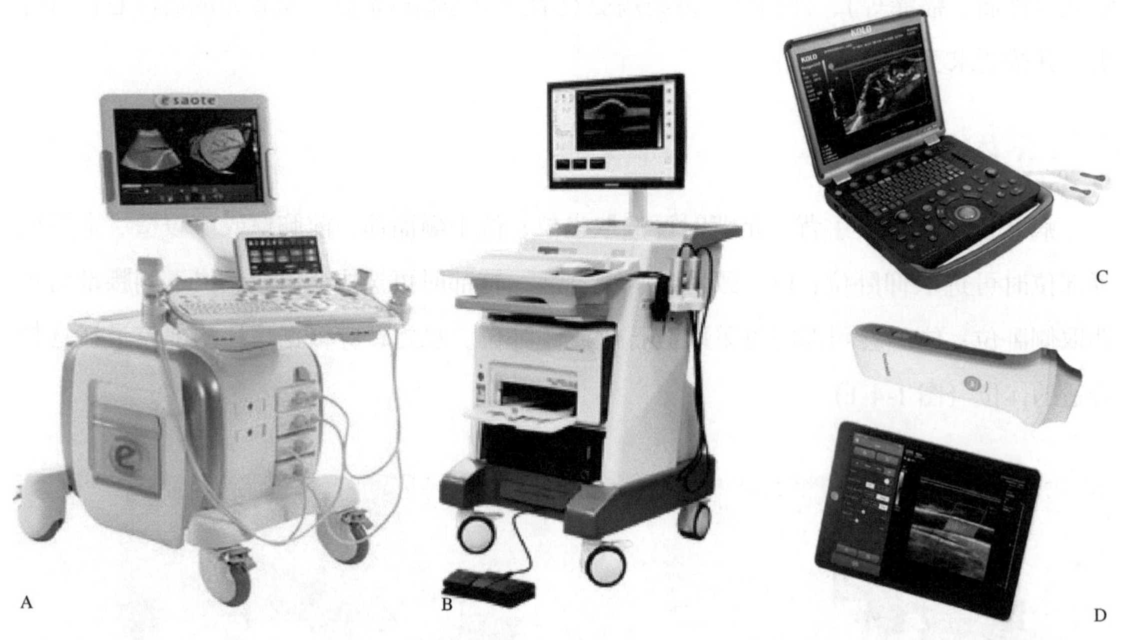

图 1-4-2　**皮肤超声检查仪器**

A. 常规超声仪器（意大利 Esaote，型号为 MyLab Twice），配有高频超声探头（探头频率为 22 MHz），可支持皮肤疾病的检查。B. 皮肤超声生物显微镜（探头频率为 50 MHz），专用于皮肤疾病的检查（天津迈达，型号为 MD−310SⅡ）。C. 笔记本式超声仪器（珂纳，型号为 Paragon XHD），配有高频超声探头（探头频率范围为 22~38 MHz），可支持皮肤疾病的检查。D. 手持式无线超声仪器（探头频率为 5/7/10 MHz），可支持皮肤疾病的检查（Healcerion，型号为 Sonon 300L）

（二）超声仪器探头的选择、使用及图像识别

1. 超声探头的选择

以频率范围为标准，超声探头分为低频探头（1~8 MHz）、普通高频探头（9~20 MHz）、超高频探头（20~50 MHz）及超声生物显微镜（ ≥ 50 MHz）。与其他器官不同，皮肤疾

病成像所应用的超声探头频率跨度较大，最常使用的是超高频超声探头及超声生物显微镜探头，但当皮肤病灶过大、过深而不能完全显示病灶或深部脏器有转移可能时，需要更换低频超声探头进行评估。皮肤超声检查时建议优先选择频率为 20~25 MHz 的探头进行初步评估，根据成像情况，再更换其他频率的探头。各种不同频率超声探头的外观及适用范围如下。

（1）低频超声探头（频率范围为 1~8 MHz，图 1-4-3）：多为凸阵，一般用于腹部的超声检查，在皮肤超声中很少应用，当病灶巨大、位置较深或怀疑有深部脏器或腹腔淋巴结转移时推荐使用。

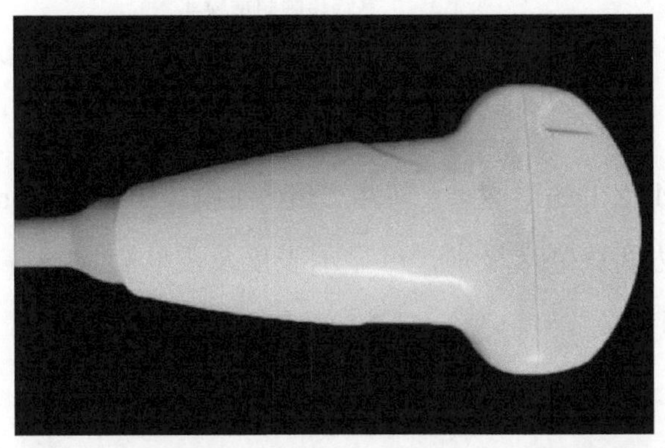

图 1-4-3　**低频凸阵超声探头（意大利 Esaote CA431，频率范围为 1~8 MHz）**

（2）普通高频超声探头（频率范围为 9~20 MHz，图 1-4-4）：多为线阵，常应用于浅表器官、血管及小儿腹部等部位的超声检查。当缺乏更高频率的超声探头时，也可用于皮肤超声。

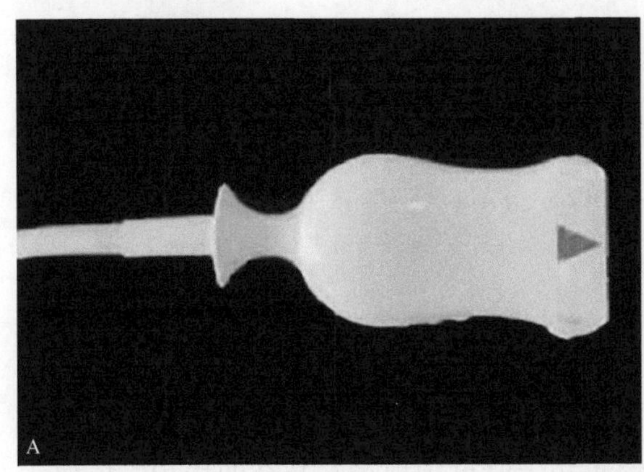

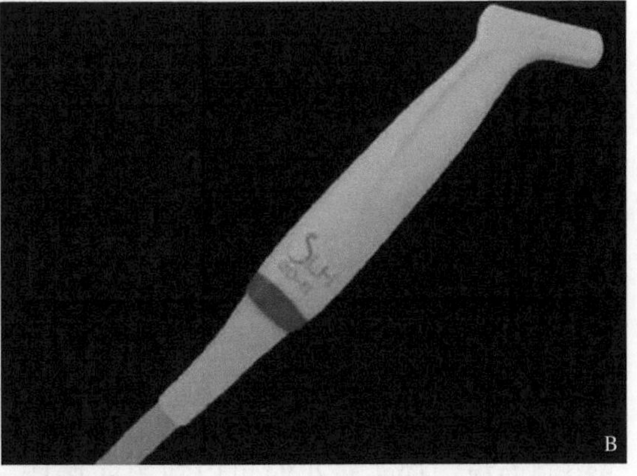

图 1-4-4　**普通高频线阵超声探头**

A. 意大利 Esaote SL1543，频率范围为 6~13 MHz。B. 法国 Supersonic Imagine SLH20−6，频率范围为 6~20 MHz

（3）频率≥ 20 MHz 的超高频超声探头（图 1-4-5）：多为线阵，多应用于位置浅表处的皮肤病灶的超声检查，可清晰观察病灶的内部细节。

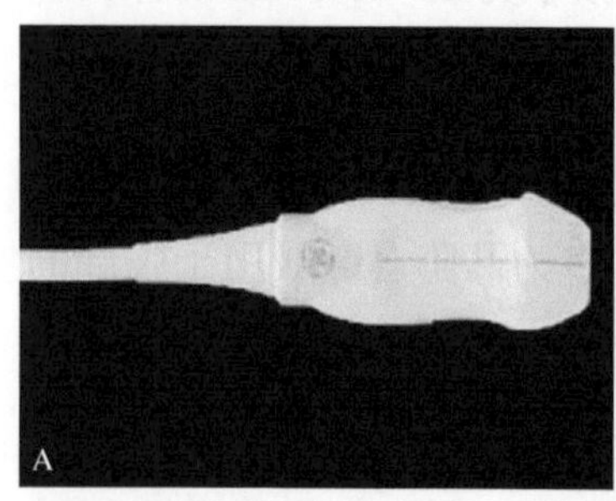
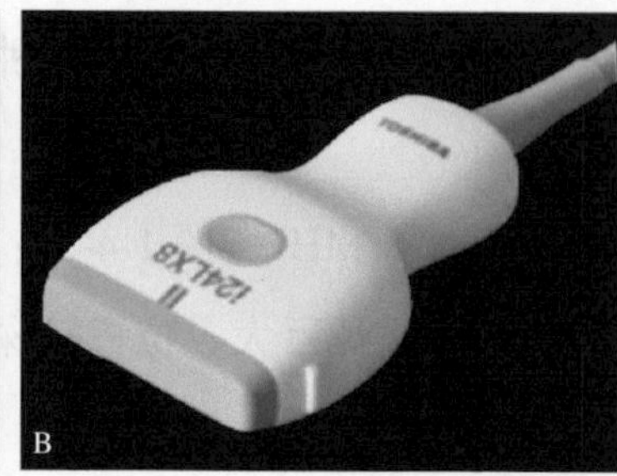

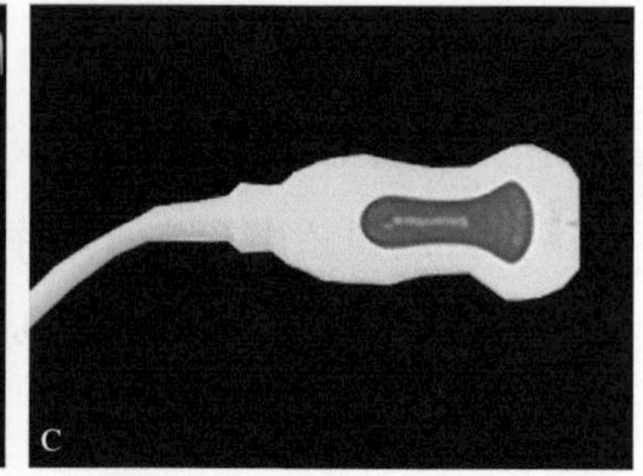

图 1-4-5　高频线阵超声探头

A. GE L10-22-RS，频率范围为 10~22 MHz。B. TOSHIBA i24LX8，频率范围为 16~24 MHz。C. 珂纳 Paragon XHD L38-22，频率范围为 22~38 MHz

（4）频率 ≥ 50 MHz 的超声探头：又称“超声生物显微镜”（ultrasound biomicroscopy, UBM），空间分辨力达到亚毫米级别，可显示表皮及皮肤附属器等精细结构。检查前的准备工作如下（图 1-4-6）。

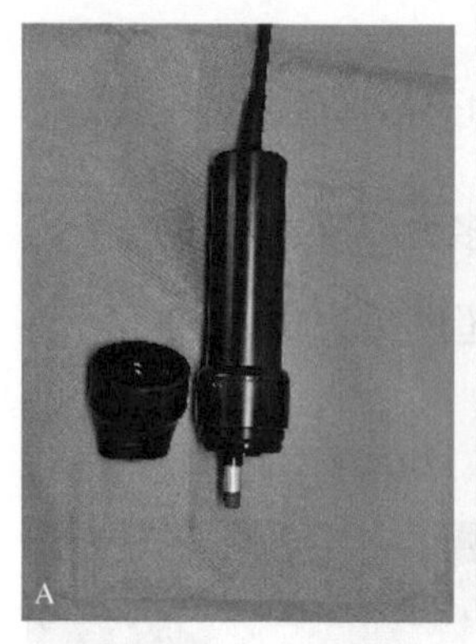
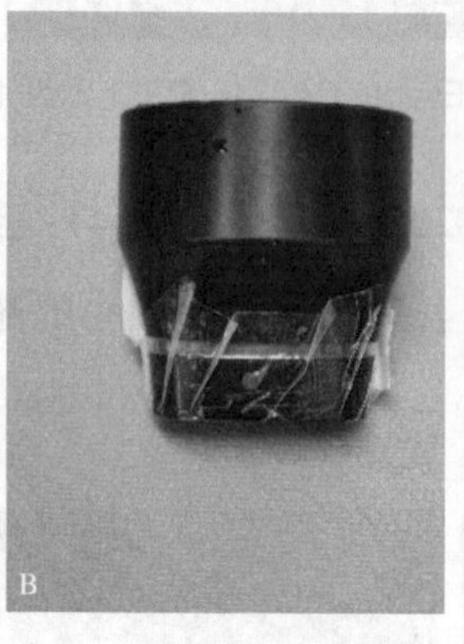
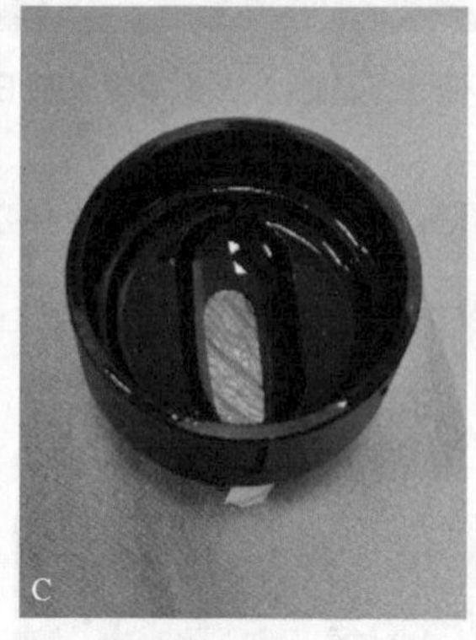
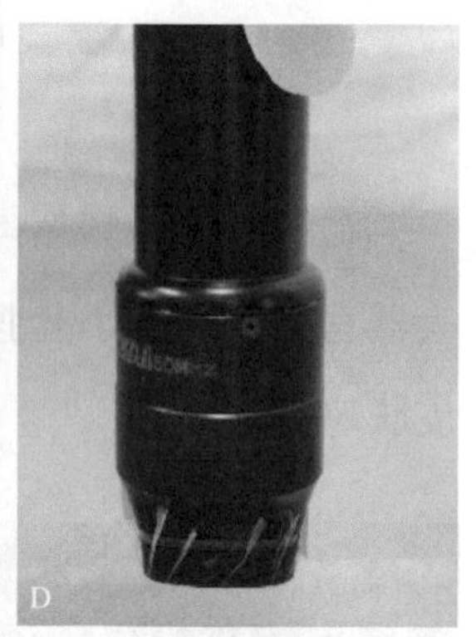

图 1-4-6　UBM 检查前的准备工作

A. 第一步：探头准备，包括探头换能器和硅胶防水囊。B. 第二步：在硅胶防水囊前端贴好专用防水 PU 膜，要粘贴紧实、不漏水。C. 第三步：向硅胶防水囊内注入适量蒸馏水（忌用生理盐水），使探头能浸没其中。D. 第四步：将硅胶防水囊两侧标记对准探头手柄标记处安装好。检查结束后，卸掉探头水囊，将水倒掉后与探头分开放置，保持探头的干燥

2. 超声探头的使用和图像识别

（1）检查姿势：检查时，操作者位于患者左侧，坐立均可。右手握持探头，左手操作控制面板。探头较小时可以执笔式握持，探头较大时可用拇指和其余四指相对抓取式握持（图 1-4-7）。检查中全程紧握探头。操作者为左利手时，上述方位左右交换。

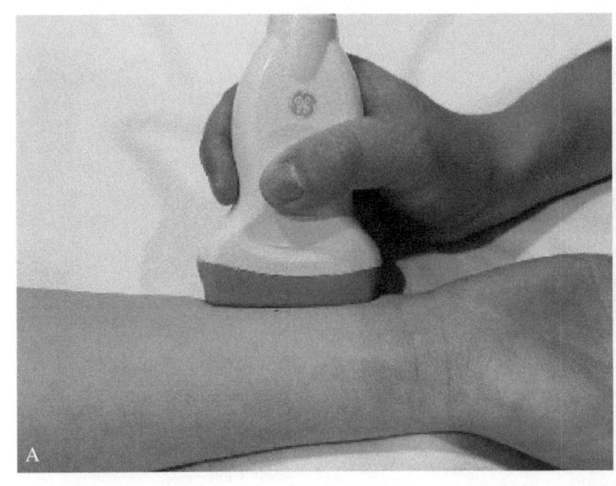
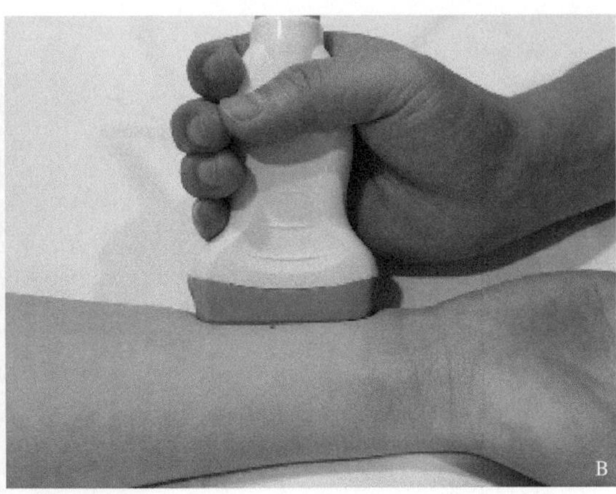

图 1-4-7 **超声探头的握法**

A. 执笔式握持。B. 抓取式握持

(2) 探头摆放：检查前观察病灶（图 1-4-8A），并涂抹较多耦合剂以完全包埋病灶而形成一个隔离带（图 1-4-8B），注意排除耦合剂内较大的气泡。病灶位于表皮时，将探头放置在耦合剂隔离带表面，使探头保持与病灶表面存在一定空隙（图 1-4-8C）。病灶位于皮下，探头可接触体表但不能施压。

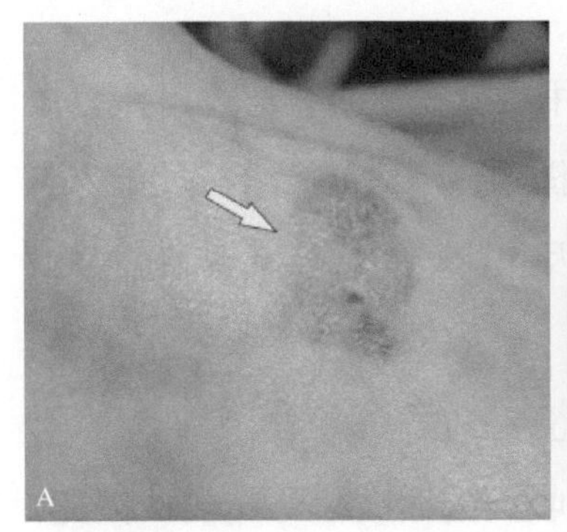
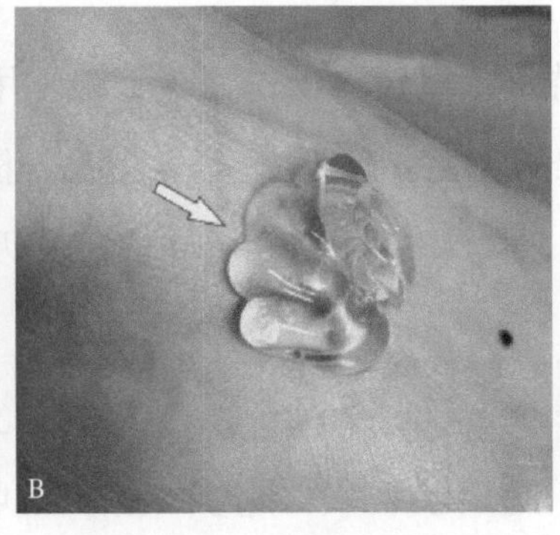
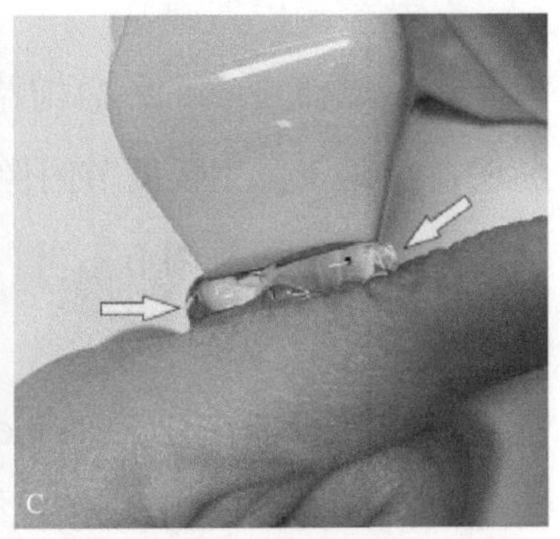

图 1-4-8 **探头摆放示意图**

A. 右侧足背浅表病灶（箭头所指处）。B. 检查前用耦合剂包埋病灶，形成一个隔离带（箭头所指处）。C. 将探头放置于耦合剂表面，与病灶保持一定距离（以另一手部病灶为例）（箭头所指处为耦合剂）

(3) 声像图方位：声像图纵向显示皮肤结构，最前方为表皮，后方为深层组织。所有探头上均有一个凸起的标志，用于确定图像的方向（图 1-4-9 探头上箭头所指处）。超声声像图左上角外侧有一个标志（一般为仪器生产商的商标），表示该方向为探头表面凸起所对应的方向（图 1-4-9）。

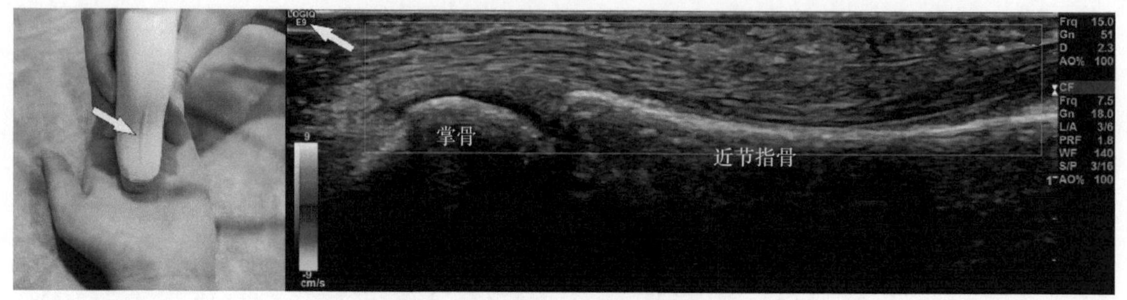

图 1-4-9 **超声检查方位与声像图**

探头上凸起的一侧与声像图上的方位标记相对应，箭头所指处分别为探头上的凸起和声像图的方位标记

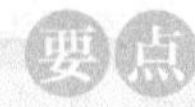

·皮肤超声检查仪器包括常规超声仪器和超声生物显微镜两种。

·皮肤超声检查时建议优先选择 20~25 MHz 的探头进行初步评估，再按需要选择其他不同频率的探头。

（三）超声仪器的调节

1. 灰阶超声的调节

（1）增益（gain）：总增益是超声仪器操作面板上最常用的旋钮之一，通过操作面板的增益键调节，主要调节图像的亮度（辉度）。增益过高，图像显示太亮；增益过低，图像显示太暗。增益调节不当，会影响病灶的显示和诊断，因此检查中要经常调节增益以获得清晰图像（图 1-4-10）。

（2）时间增益补偿（time gain compensation，TGC）：超声波在向深部组织传播时会发生衰减。检测的组织越深，超声波衰减得越多，探头接收到的回波信号越弱。因此，深部组织的回波信号弱于表浅组织，反映在超声声像图上即深部组织对应区域的亮度太暗。TGC 针对因检查深度增加引起的图像衰减进行修正补偿，可将图像的亮度（辉度）由浅到深调整均匀（图 1-4-11）。也可以通过改变某一特定深度的 TGC 来调节该深度的图像亮度。

（3）深度：通过操作面板的 Depth 键调节。通常应将目标病灶显示在图像正中。深度标尺通常在超声图像的右边，单位常为 cm。当深度调节过深时，将纳入过多深部无关的组织影像，造成主要观察目标缩小与偏离中心。当深度调节过浅时，可能导致观

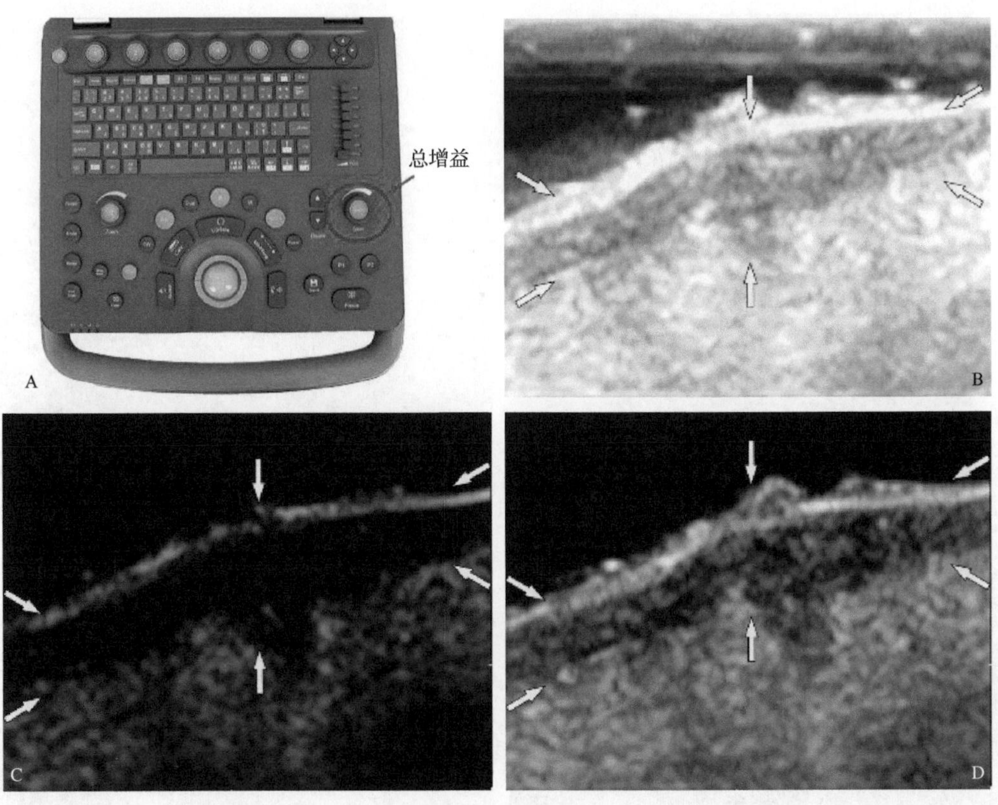

图 1-4-10　**总增益调节**
A. 操作面板上 Gain 旋钮。B. 总增益过高。C. 总增益过低。D. 总增益适中，箭头所指处为病灶

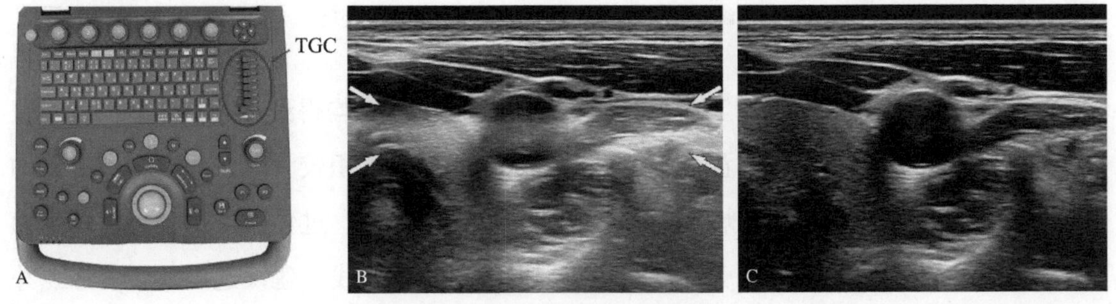

图 1-4-11　**时间增益补偿（TGC）调节**
A. 操作面板的 TGC 键。B. TGC 调节不当，局部增益过高（箭头所指层面）。C. TGC 调节得当，图像增益均匀

察目标显示不全，甚至部分位于显示屏之外。一般而言，以病灶位于显示屏中部为适宜（图 1-4-12）。

（4）聚焦：本参数与病灶的横向分辨力有关。横向分辨力体现了病灶与其相同深度周边组织的区分程度。大多数超声仪器上，聚焦显示为屏幕右侧的一个特殊标记，可通过 Focus 旋钮上下调节其位置（不同品牌可各不相同）。该标记所指向的某一整层灰阶图

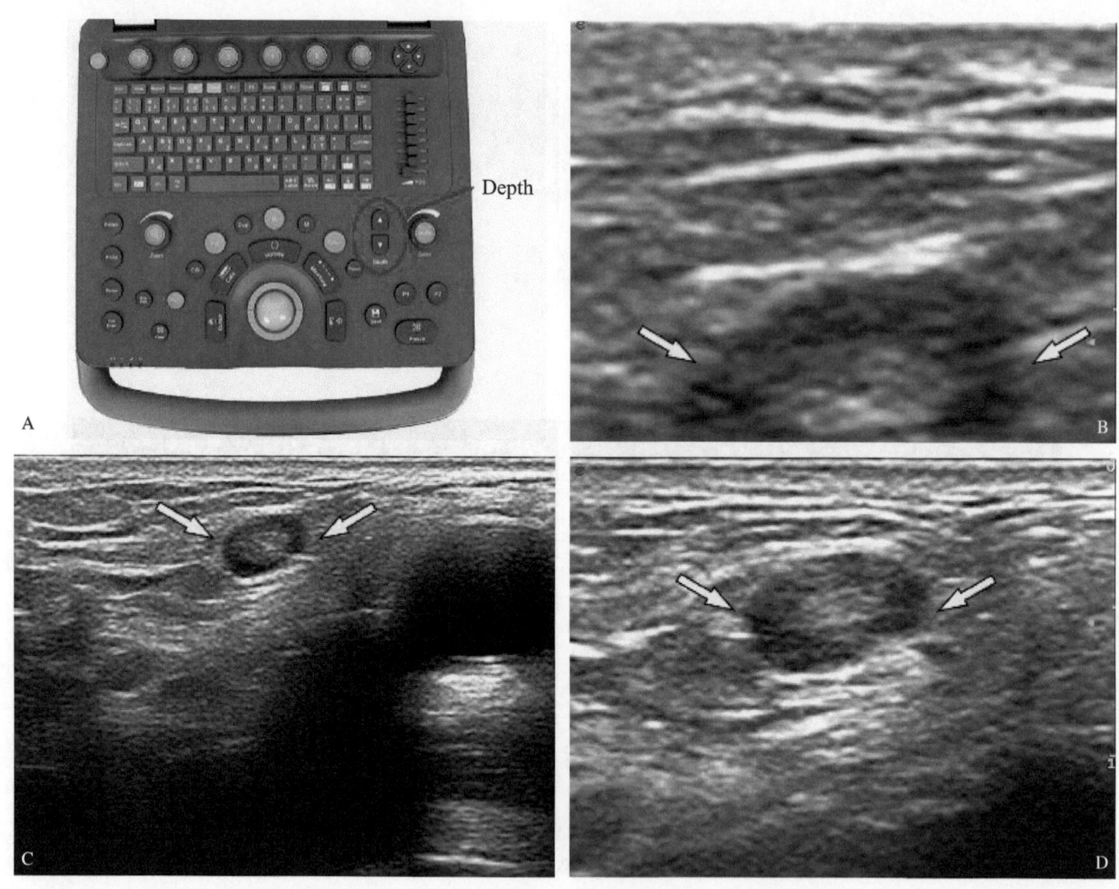

图 1-4-12　**深度调节**

A. 操作面板的 Depth 键（红色圆圈）。B. 深度过浅。C. 深度过深。D. 深度适中。箭头所指处为病灶

像即为聚焦区域（图 1-4-13），其上下邻近区域的横向分辨力均得到提升。一般而言，聚焦标志应尽量对准病灶中央或置于病灶稍下方水平。目标体积较大时，可以增加焦点的数量以使聚焦区域尽量包含病灶及其毗邻组织。但需要注意，过多的焦点会导致图像帧频的减低，引起图像的卡顿。皮肤疾病病灶一般较菲薄而表浅，建议选择一个聚焦点并将之置于屏幕中上方。部分最新出品的高端超声仪器已经做到了全屏聚焦，故省去了调节聚焦这一步骤。

（5）动态范围（dynamic range）：是指最大处理信号与最小处理信号幅度比值的对数，用来调节图像的对比分辨力。动态范围越大，接收强、弱信号的能力越强，对比分辨力越低；反之，对比分辨力越高。一般情况下，皮肤超声检查设置的动态范围比腹部检查的动态范围小（图 1-4-14）。

（6）功率输出（output）：调节超声功率的输出，用以优化图像，可调节范围为

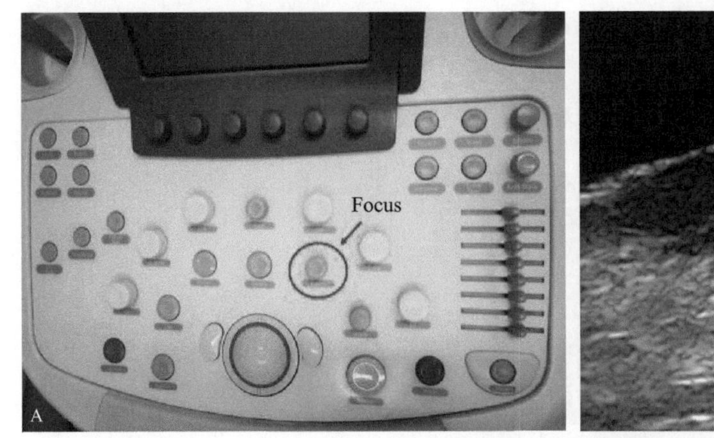

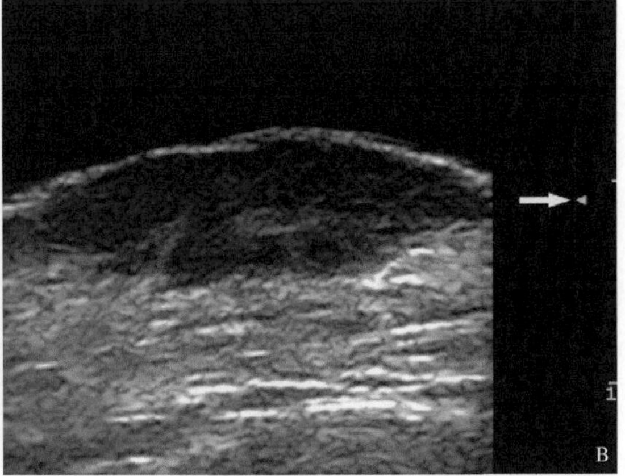

图 1-4-13 **聚焦**

A. 操作面板上 Focus 旋钮。B. 屏幕右侧聚焦标记（箭头所指处）

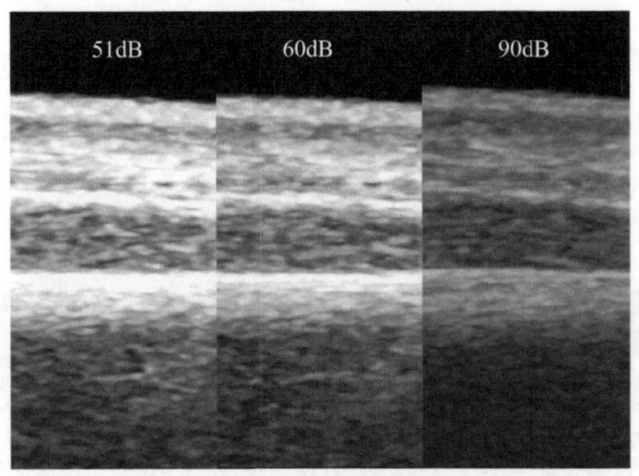

图 1-4-14 **动态范围**

左：动态范围越小（51dB），对比分辨力越高；右：动态范围越大（90dB），对比分辨力越低；中：动态范围中（60dB），对比分辨力最佳

0~100%。功率越大，超声穿透力越强，图像显示较粗；反之，功率越小，超声穿透力越弱，图像显示细腻。

2. 彩色多普勒血流成像参数的调节

（1）建立满意的血流显示环境：①良好的二维灰阶图像：优化二维图像，适当调低二维图像增益。②合适的探头频率：认识 PRF 特性，依具体需要兼顾穿透性、分辨力和实时性。③显示断面与血管长轴平行，声速-血流夹角调至最小。

（2）取样框：使用彩色多普勒血流成像时首先要调节彩色多普勒超声取样框的大小。取样框过大，成像时间延长，帧频降低，造成图像卡顿；取样框过小，无法显示目标病灶完整的血流情况。因此，应尽量选取合适的取样框，使其比病灶略大即可（图 1-4-15）。

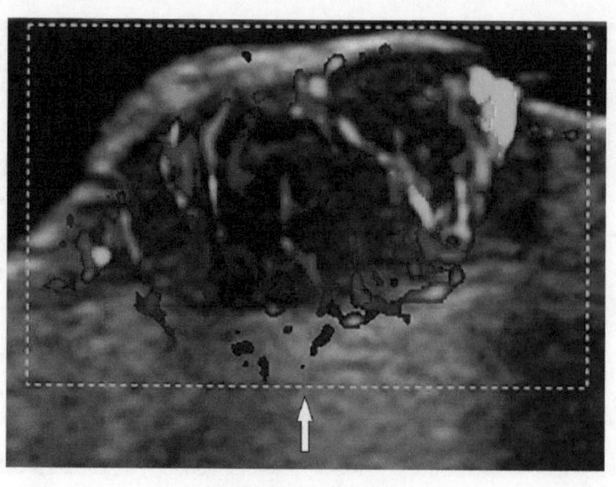

图 1-4-15 **取样框**

箭头所指处绿色虚线框为取样框

（3）彩色增益：调节彩色多普勒超声的增益。增益过高，彩色血流信号外溢，病灶周围区域可见伪彩；增益过低，病灶内血流信号不能完全显示（图 1-4-16）。彩色增益（color gain）以血管外杂波消失为度，应适当降低灰阶增益。

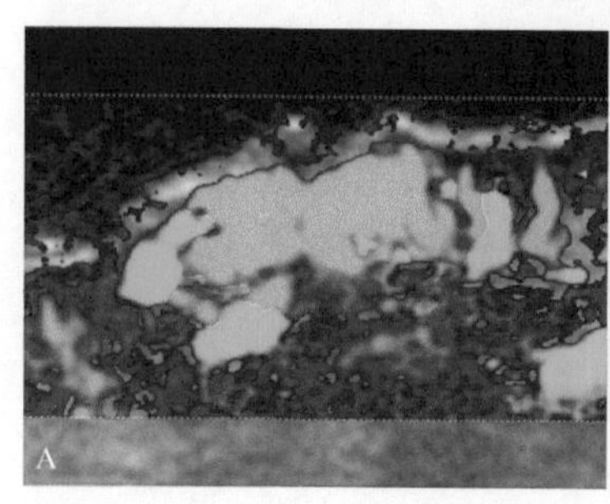

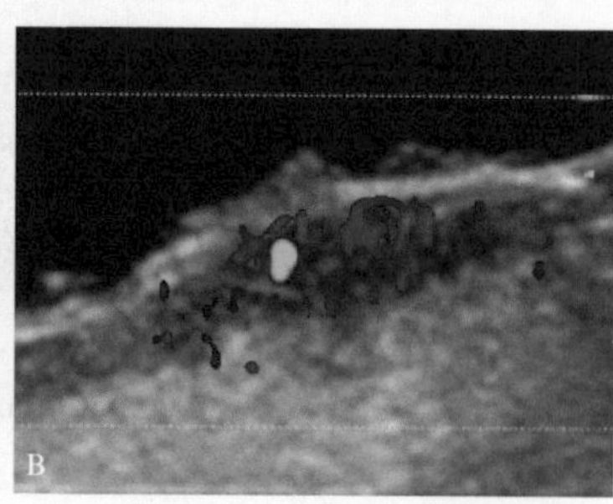

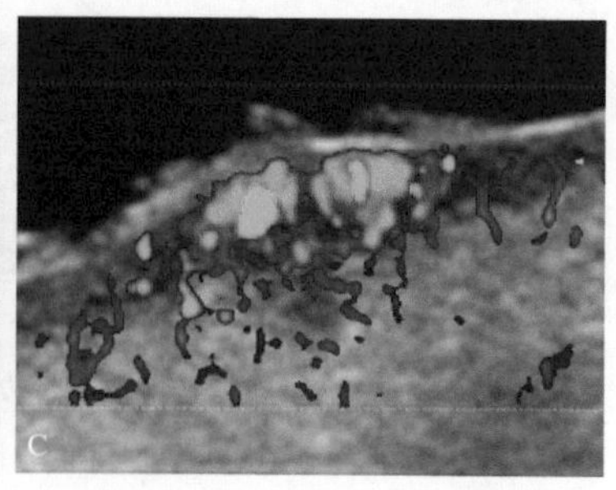

图 1-4-16 **彩色多普勒增益调节**

A. 彩色多普勒增益过高。B. 彩色多普勒增益过低。C. 彩色多普勒增益适中

（4）量程（脉冲重复频率）：为了优化血流的显示，需要调节 PRF，也称 Scale。多普勒系统多采用 Hz、平均速度（cm/s），或者用高、中、低流速来表示 PRF 值的大小。调节 PRF 的一般原则是使取样框内出现尽可能丰富的血流信号，而不出现混叠伪像（即同一方向上的血流信号出现红蓝色同时存在的现象，一般由于 Scale 调节过低造成）为最佳。

3. 脉冲多普勒参数的调节

（1）取样容积：调节原则是使其尽量位于血管中央、宽度小于被测血管管径，在不影响流速定位的情况下，为了利于增加信噪比，取样容积的长度应尽可能增大（长度调整范围为 1~10 mm）。

(2) 多普勒增益：通过旋转多普勒增益按钮可调节多普勒总增益，总增益以多普勒血流显示清晰、背景干净为度。

(3) 角度校正：角度校正（angle correct）指对多普勒角度进行调整，用于校准声束与被测量血管血流方向的角度，通过对该角度的余弦值校正来显示实际血流速度。声束应和血液流动的方向保持平行，两者间角度应尽可能小，最大不超过 60°。

(4) 速度标尺：根据所检测部位血流速度的快慢选择速度标尺的高低。皮肤疾病一般选择较低的速度标尺。

(5) 壁滤波：通过调节 filter 控制键改变壁滤波值，消除血管壁或组织运动的低频、高强度的噪声。壁滤波值一般设置为低、中、高。一般低速血流选用低通滤波，高速血流选用高通滤波。

能量多普勒成像的调节和彩色多普勒调节类似，此处不再重复赘述。

四、皮肤超声成像的影响因素

（一）压力

表面压力对皮肤高频超声成像影响较大，压力可能导致病灶的变形或血流失真，严重者可能导致无法显示病灶或其血流。皮肤超声检查时，应尽量避免探头直接接触皮肤，推荐填充耦合剂（厚度 >1 mm）以隔离皮肤与探头，从而消除探头带来的表面压力。另外，导声垫也可用于隔离皮肤与探头以提高图像质量，但导声垫自身重量对皮肤的压力仍然不可忽视。

（二）毛发

微小、纤细的毛发对超声检查无明显影响。粗大的毛发本身可能产生声影，同时毛发间存在气体，两者均可降低超声图像质量（图 1-4-17）。对此，可通过备皮或充填耦合剂改善图像质量。

（三）皱褶

皮肤存在天然及后天形成的各种皱褶，导致皮肤表面无法与探头紧密贴合，影响超声成像的质量。此时可以通过绷直皮肤、填充耦合剂、加用导声垫等方法来提高皱褶处皮肤与探头的贴合程度以确保图像的质量（图 1-4-18）。

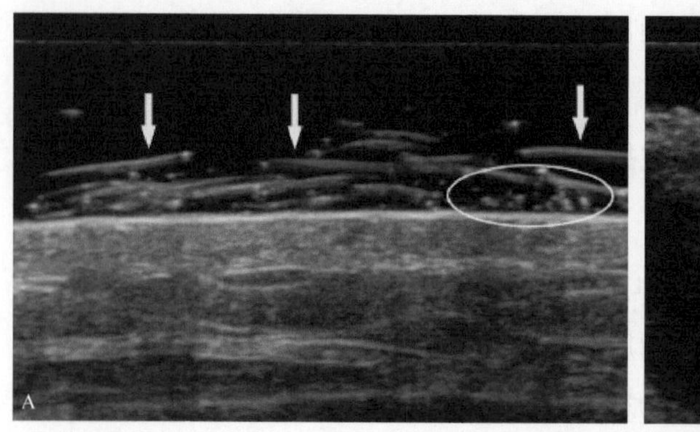

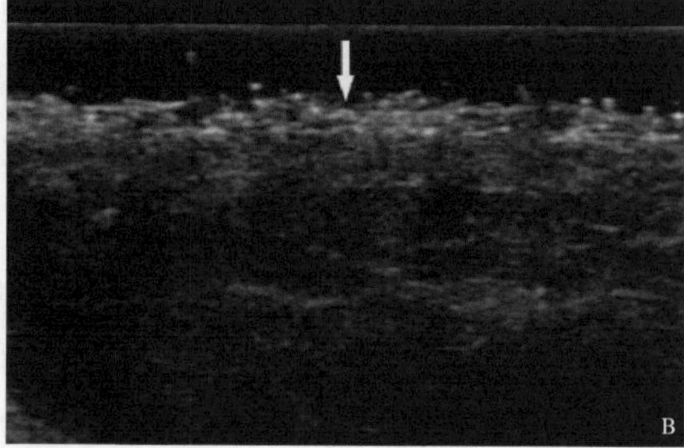

图 1-4-17 **毛发对皮肤超声成像的影响**

A. 毛发稀疏处（男性，腿部；探头频率 50 MHz），皮肤表面可见纤细、稀疏的毛发及少量气体，图像质量未受到明显影响。B. 毛发浓密处（男性，头部；探头频率 50 MHz），粗大、浓密的毛发及其间气体形成声影，显著降低图像质量。箭头所指处为毛发，圆圈内为毛发间气体

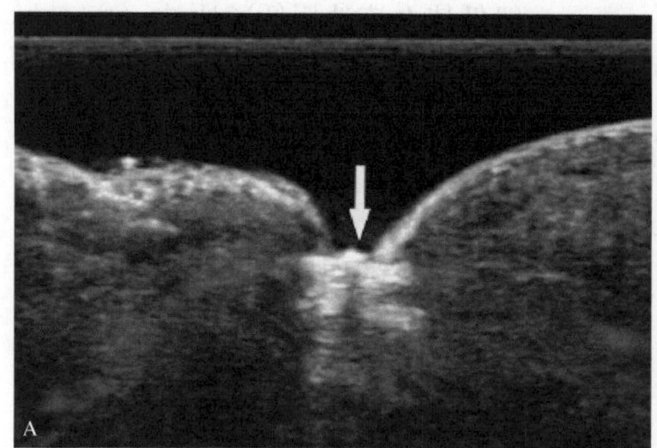

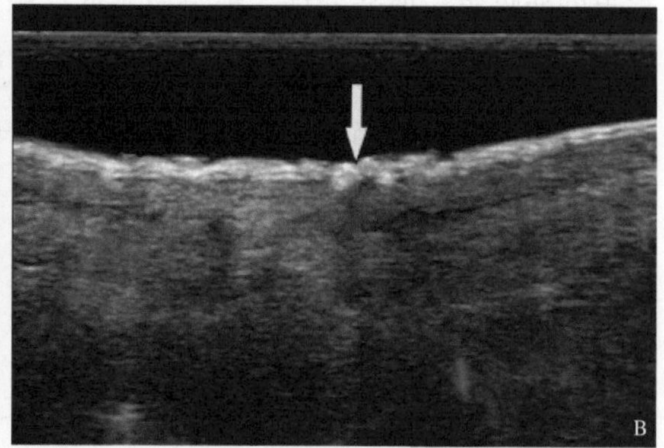

图 1-4-18 **皮肤皱褶对皮肤超声成像的影响**

A. 皮肤（男性，手掌；探头频率 34 MHz）皱褶处局部含气，形成声影，导致皮肤结构、层次等显示不清晰。B. 绷直该处皮肤，皮肤结构和层次得以清晰显示。箭头所指处为皮肤皱褶

（四）温度

温度主要对彩色多普勒超声血流信号产生影响。温度过低，血流信号可能会减少；温度过高，可能会导致血流异常增加。推荐在 20℃左右室温下检查，并且不建议使用加热的耦合剂。

五、注意事项

由于皮肤及相关疾病位置表浅，要求超声图像具有足够高的分辨力来显示其微小结构。同时皮肤疾病的纵向累及层次与疾病进展密切相关，需要超声波具有足够的穿透能力来反馈病灶的纵向尺度信息。因此，皮肤超声成像需要同时兼顾分辨力和成像深度。

此外，肥胖、角化、瘢痕、水肿等多种病理生理状态导致声波衰减，对超声图像的质量造成影响。最后，皮肤超声图像对压力敏感，当探头放置于皮肤表面时，由于探头自身的重量或检查时施压可能导致皮肤结构及超声图像形变与失真。

因此，根据文献报道与我们的临床实践，皮肤超声成像时应注意以下事项。

（1）针对真皮及表皮超声成像时，探头频率至少应高于 20 MHz。探头频率满足此条件时，才能区分表皮、真皮及皮下软组织，并清晰显示皮肤各层次结构。若探头频率增加到 50 MHz，可进一步显示表皮内部结构，但此时真皮乳头层以下结构可能因穿透能力下降而显示不清。随着频率进一步升高（如≥ 100 MHz），超声的穿透力将显著下降，不能显示病灶全貌，不具临床实用性。

（2）皮肤个体差异大，病变情况复杂，大小可能跨越从 nm、μm、mm 到 cm 多个尺度，因此需要经常切换探头频率以满足不同尺度病变的成像要求，对硬件设备的配置提出了较高要求。临床上，应根据具体情况反复权衡如何兼顾成像分辨力及成像深度，以获得最佳成像效果。

（3）当因病灶表面存在毛发、皱褶而导致接触不佳时，应添加耦合剂或者使用导声垫，不宜进行探头施压，以避免导致病灶变形。

（4）应注意超声探头的消毒隔离，避免交叉感染。必须在每个患者检查结束后，将探头与主机断开连接，用流动清水或皂液进行清洗。对于开放性病灶，应于检查前使用保护套隔离探头，防止血污、组织碎屑、分泌物或其他体液污染探头。

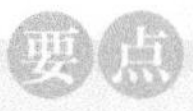

- 超声检查前，需详细询问患者病史并仔细观察病灶的外观。
- 皮肤超声检查时应注意避免多种因素的影响。
- 皮肤超声成像需要同时兼顾分辨力和成像深度。
- 全程做好防护，避免交叉感染。

第五节 · 超声仪器的清洁及人员防护

一、超声主机的清洁

(1) 整机全程避免接触患者。

(2) 操作面板建议用透明塑料薄膜覆盖以防尘、防水，每日检查结束后以医用消毒湿巾擦拭外膜。

(3) 每日用无纺布擦拭屏幕，去除污渍。

(4) 每日检查结束后，整机通过紫外线照射消毒，照射时用罩布保护屏幕。

(5) 以上养护及清洁措施需在断电状态下进行，其他注意事项参考说明书或咨询工程人员。

二、超声探头的清洁

(1) 每日诊断工作结束后用医用消毒湿巾擦拭探头及线缆。

(2) 若病灶表面完整无破溃，探头无需特殊防护与清洁，检查后仅需擦拭探头上残留的耦合剂后即可继续开展检查。

(3) 当病灶存在开放性创面，或存在血液、脓液或分泌物外溢的情况，为了避免交叉感染，需对探头进行隔离。

1) 检查前将探头与主机断开连接，用流动清水清洗探头，在探头表面常规涂抹耦合剂（灭菌或常规均可），再使用专用的一次性保护套包裹探头（若不具备可用橡胶手套包裹）。

2) 检查中使用灭菌耦合剂将探头与创面耦合，注意保持探头不与病灶以外部位及其他物体接触。

3) 检查完成后用无菌纱布擦拭创面的耦合剂，再按外科常规消毒换药并包扎病灶；按相关要求丢弃上述过程产生的医疗废物。

4) 最后，将探头与主机断开连接，再次用流动清水清洗探头，用皂液或季铵盐类消毒巾对探头进行清洁以备后续使用。

(4) 使用探头对尖锐湿疣、梅毒或艾滋病等传染性疾病患者的开放性病灶进行检查后，需用 2% 戊二醛浸泡消毒 30 min，再用清水冲洗或使用 UV-C 紫外线灯管杀菌灭毒。

但需要注意，化学试剂可能对探头材质产生腐蚀，损坏设备，具体使用前需要查阅说明书或咨询工程人员。

三、人员防护

（1）对于无开放性创面，亦不存在血液、脓液或分泌物外溢情况的普通病灶，检查者及其助手无需特殊防护。

（2）对于有开放性创面，或存在血液、脓液或分泌物外溢情况的病灶，检查者及其助手在检查中及检查后清洗探头时需要全程戴手套及口罩，每例检查前后均需要进行手消毒（图1-5-1）。

（3）患者患有乙类或乙类以上传染病，无论病灶是否破溃，所有在场人员均需要穿防护服、穿鞋套、带护目镜等，进行全套防护（图1-5-1）。

（4）检查前后，每日开窗通风 30 min；若病灶有异味，检查完毕后至少通风 10 min，并可延长至异味消除。

（5）每周定期进行室内环境消毒。

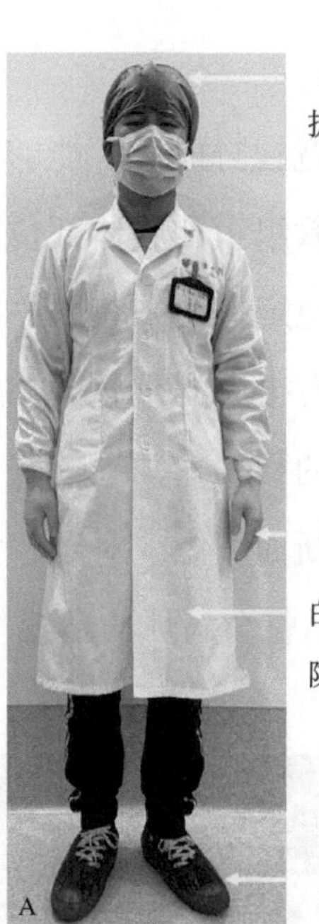

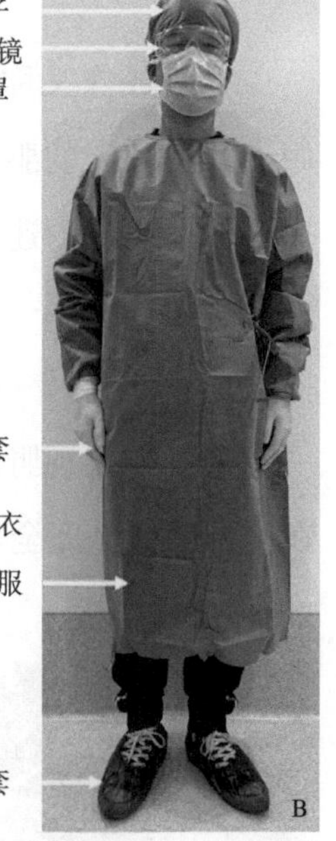

图 1-5-1 **检查者防护**
A. 一级防护。B. 二级防护

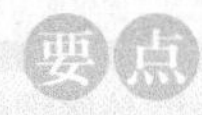

- 超声检查过程中必须做好仪器的清洁及人员的防护。
- 超声仪器的清洁及人员防护要遵从相关规范和质控标准。

第六节 · 超声新技术在皮肤疾病中的应用

近年来超声医学领域诞生了多项新技术，可为皮肤疾病的诊断提供更多信息，进一步拓宽了超声在皮肤疾病诊疗中的应用。这些新技术主要如下。

一、宽景成像

宽景成像又称超宽视野成像，能够获取超过正常超声图像显示范围的图像信息，适用于范围较广的躯干软组织和肢体部位的病变。基本原理是在常规超声的基础上，通过探头的单向、匀速、稳定移动来获取一系列二维断面的超声图像。由于探头移动时，图像从一帧移到下一帧有很大的重叠区，此时需要利用计算机矢量变化的计算来精确估测探头从一帧到另一帧的移动，并逐帧登记，最终把这一系列二维断面图像重建并拼接为一幅连续超宽视野的断面图像。对于较大的皮肤病变，利用超声宽景成像技术可以实现在一幅图像上完全显示整个病灶的全貌（图 1-6-1）。

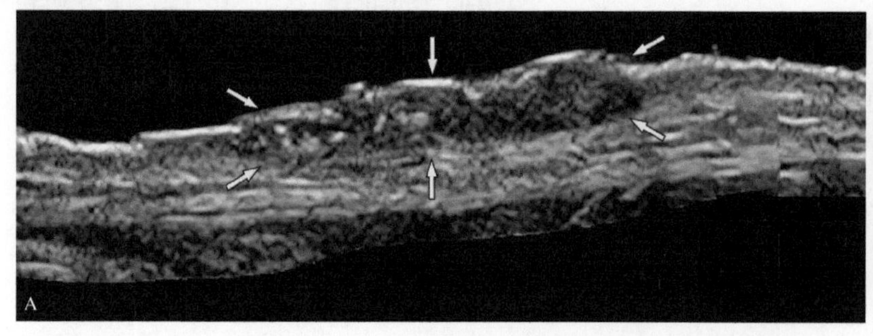

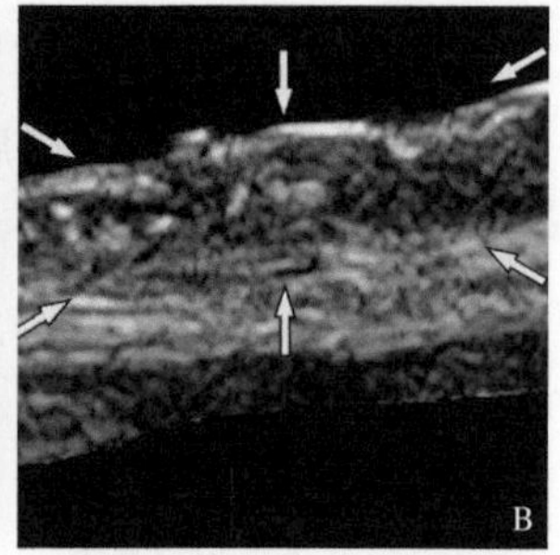

图 1-6-1 **浅表型基底细胞癌宽景成像**

男性，左侧颞部病灶。使用频率为 22 MHz 的高频超声探头进行检查，通过宽景成像显示了病灶全貌及与之毗邻的正常皮肤交界（A），而未采用宽景成像技术时病灶仅部分显示，无法显示毗邻及边界信息（B）。箭头所指处为病灶

二、弹性成像

由于不同的生物组织具有硬度的差异，故通过硬度反映病灶的良恶性及病理生理状态成为可能。目前临床上使用的弹性成像技术主要包括应变式弹性成像和剪切波弹性成像。前者主要激励生物组织使其发生形变，并测量形变的位移来反映组织硬度，目前多

为定性测量而无法进行定量测量。后者则主要通过探头发射声辐射力，在组织内激发横向剪切波，通过测量横向剪切波的速度或计算杨氏模量来定量反映组织的硬度特征。后者包括点式剪切波弹性成像和二维剪切波弹性成像。其中点式剪切波弹性成像反应感兴趣区域内硬度的量化信息，二维剪切波弹性成像能通过彩色编码，在定量基础上，更直观地反映感兴趣区内的硬度情况。

超声弹性成像技术在肝脏、甲状腺、乳腺等器官中都有广泛的应用，通过测量病灶软硬度来判断良恶性同样适用于皮肤病变，该技术提供了解剖信息之外的硬度信息，为疾病的诊断提供了全新的视角（图 1-6-2）。

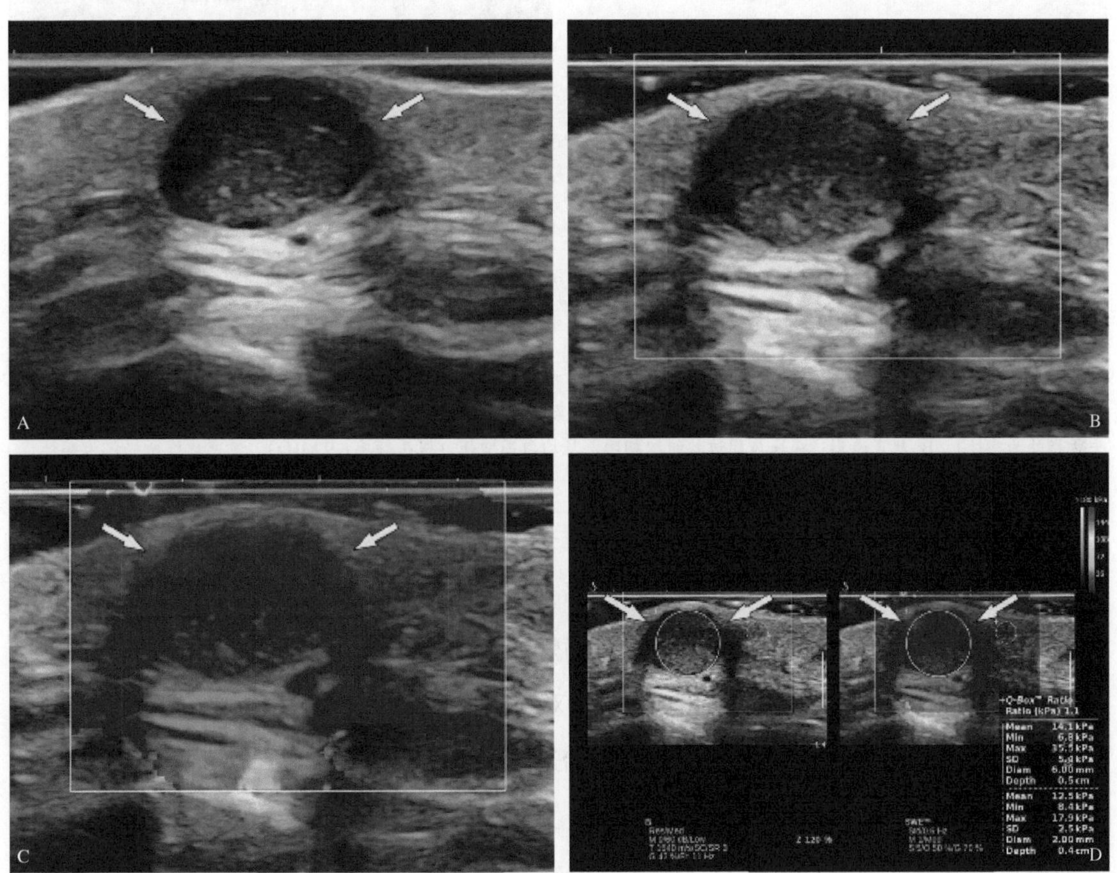

图 1-6-2　**超声弹性成像**

A. 灰阶超声：真皮及皮下软组织内见一个低回声结构（箭头所指处），形态规则，呈椭圆形，边界清晰，病灶内部回声欠均匀（探头频率 15 MHz）。B. 彩色多普勒超声：病灶内部未测出血流信号（探头频率 15 MHz）。C. 弹性成像：单幅模式下对病灶硬度进行定性评估，病灶及周边组织呈均一的蓝色，表示病灶与周边软组织硬度无明显差别。D. 弹性成像：双幅模式下对病灶进行软硬度的定量测量，可直接对感兴趣区组织的软硬度进行量化

三、超声造影

超声造影是一种纯血池显像技术，通过外周静脉注射超声微泡造影剂，采用低机械指数造影剂特异性成像技术，实时动态显示目标组织的微循环灌注特点，能反映病变内部的血供情况。超声造影通过定性和定量分析（即增强模式、增强强度及时间强度曲线等）获得病灶形态学和功能性的信息，提高皮肤疾病的诊断准确率（图 1-6-3）。

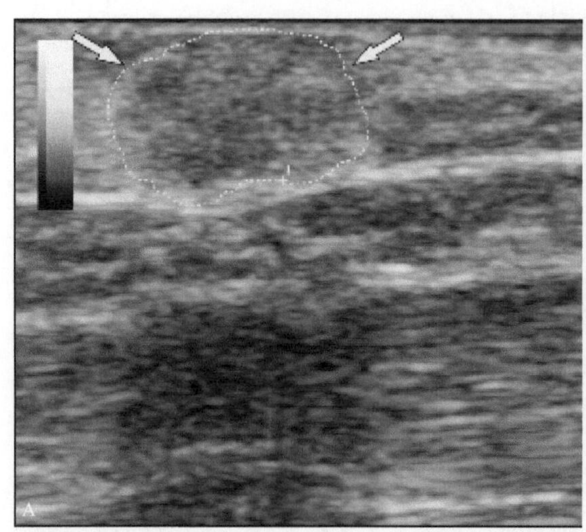

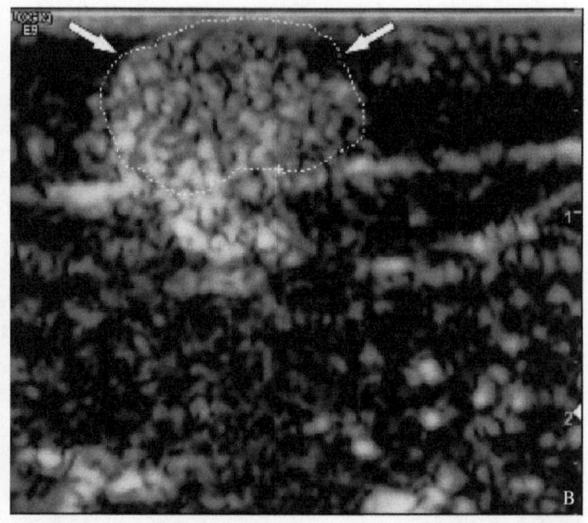

图 1-6-3　**超声造影**

A. 灰阶超声：皮下软组织内见一个稍低回声结构，形态规则呈椭圆形，边界清晰，后方回声衰减（探头频率 15 MHz）（箭头所指处为病灶）。B. 超声造影：病灶与周边软组织相比，呈均匀高增强（探头频率：9 MHz）。黄色虚线所描记为病灶

参量成像技术（parametric imaging）是一种基于原始数据造影图像的后处理模式。基本原理是：造影图像上每一个感兴趣区都有其对应的造影剂灌注时间强度曲线（time-intensity curve，TIC），以反映造影剂进入病灶的数量和速度。机器可自动识别并显示每个感兴趣区的 TIC 上强度阈值（threshold）对应的平均到达时间及曲线下面积等，构成参量成像图像。参量成像图像相比较于原始造影图像分析，能够更直观地显示病灶内部及周边组织的造影剂灌注特征的细微差别，克服了传统经验性定性诊断的不足。目前研究显示，恶性肿瘤较良性肿瘤在 TIC 上可显示更高的峰值强度（peak intensity），有利于良恶性疾病的鉴别诊断；TIC 表现为速升型常提示恶性灌注特征（图 1-6-4）。

目前在临床中广泛应用的造影剂 SonoVue（Bracco，Italy）是第二代超声造影剂的代表（图 1-6-5），具有较高的安全性和较好的耐受性，发生危及生命的过敏反应的概率极低，约为 0.001%，可重复注射（图 1-6-6）。SonoVue 中文商品名为声诺维，主要成

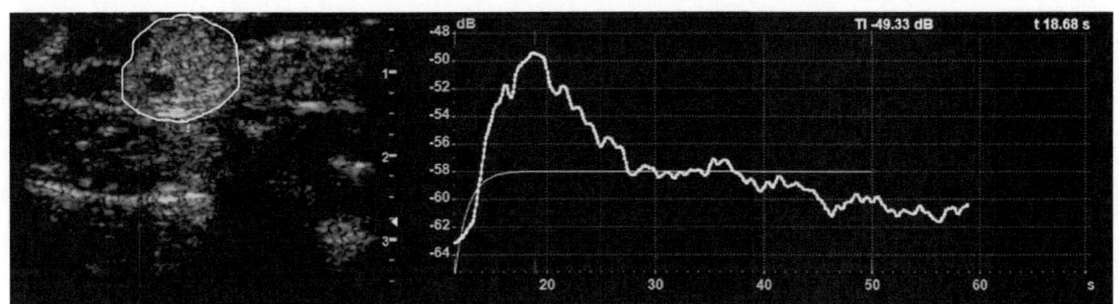

图 1-6-4　**时间强度曲线（TIC）**

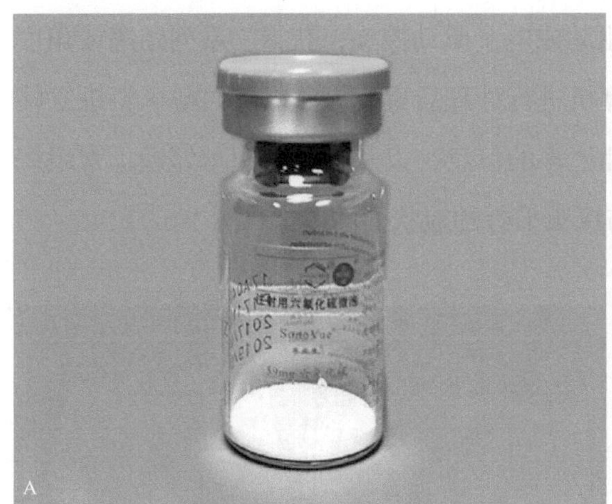

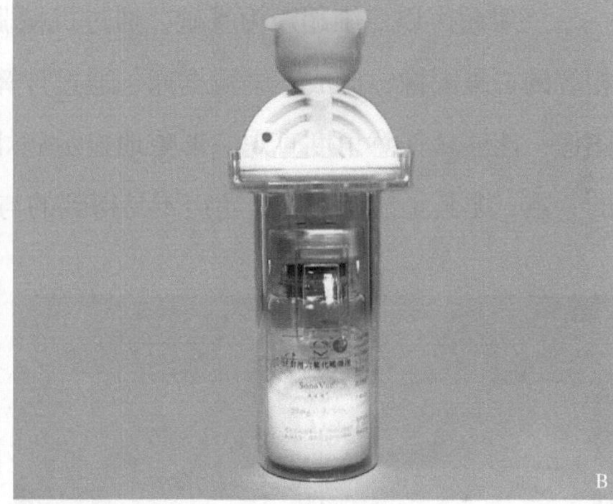

图 1-6-5　**造影剂样品**

A. 造影剂干粉状态。B. 造影剂配制完成状态

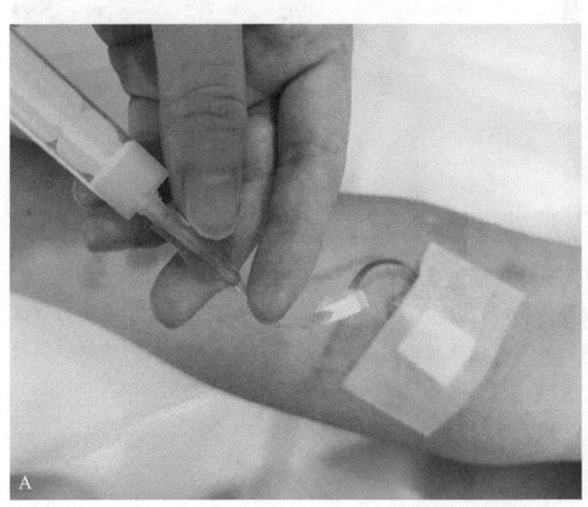

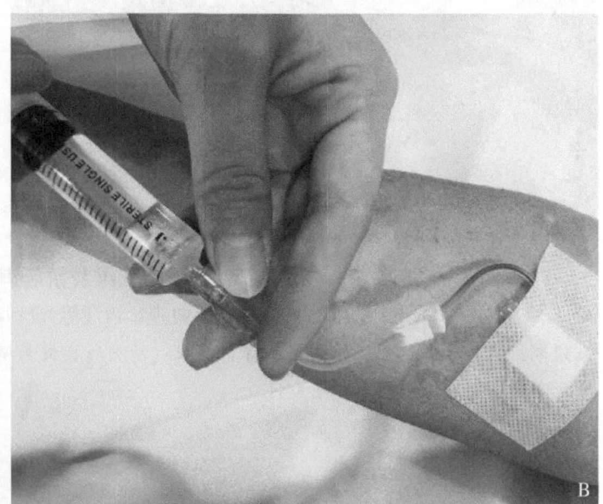

图 1-6-6　**造影剂注射**

A. 注射造影剂。B. 推注生理盐水冲管

分为六氟化硫（SF_6）气体和白色冻干粉末，该造影剂只停留在血池中，不进入细胞外的间隙，是一种真正的血池显像剂。新型超声造影剂如 Sonazoid 等可被肝、脾 Kupffer 细胞吞噬，在血管相的基础上具有特殊的血管后相，可以提供更多的诊断信息。此外，近年出现了 BR55 和 Multiselection 两种新的超声分子成像造影剂，该类造影剂可特异性地与内皮细胞表达的疾病分子标记物结合，实现分子成像，具有敏感性高和持续时间长的特点。

四、三维超声

三维超声以二维超声为基础，通过机械驱动或电子驱动探头，获得一系列距离或角度相等的二维图像，形成三维数据库，通过计算机进行处理后重建，获得感兴趣区三维立体图像，能够从任意角度直观、形象地显示病灶更多的信息，以及病灶组织与邻近正常组织的关系，尤其是能获得普通超声不易得到的与探头平行的冠状面的图像（图 1-6-7）。

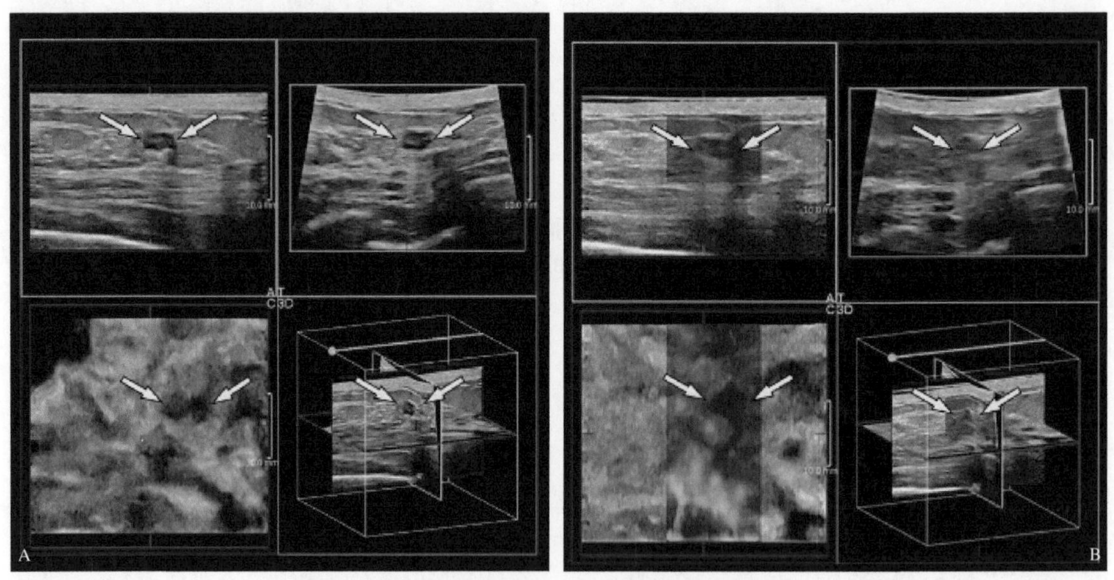

图 1-6-7 三维灰阶超声及三维剪切波弹性成像

A. 三维灰阶超声：皮下软组织内见一个低回声结构（箭头所指处为病灶），形态规则，边界清晰，病灶内部回声欠均匀（探头频率：15 MHz）。B. 三维弹性成像：病灶（箭头所指处为病灶）及周边软组织呈均一的蓝色，表示病灶与周边软组织硬度无明显差别（探头频率：15 MHz）

五、超声介入

超声介入指在实时超声引导或监视下进行各种穿刺活检、热消融以及置管、注药等

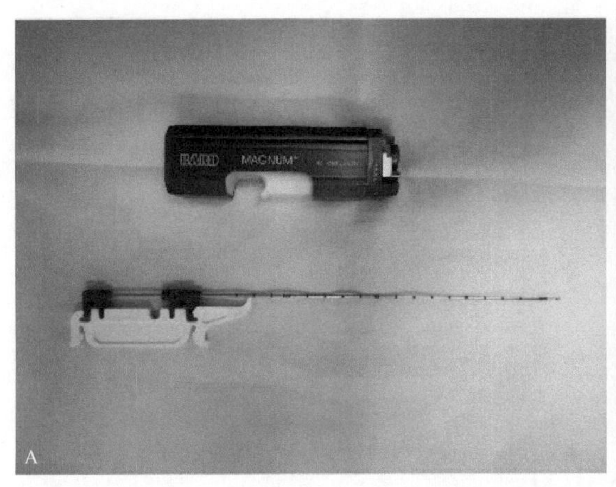

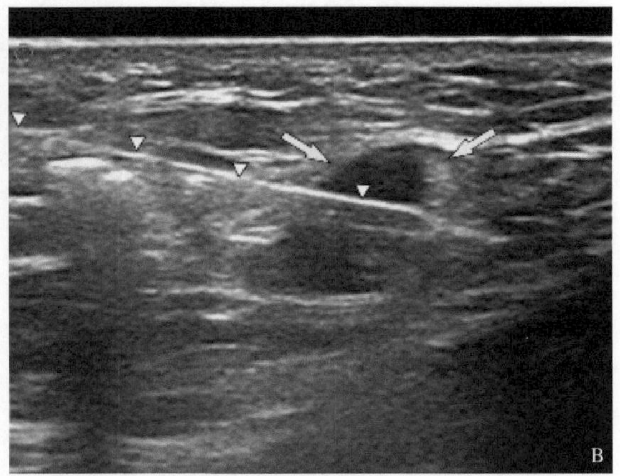

图 1-6-8 **超声引导下颈部淋巴结穿刺活检术（探头频率：15 MHz）**

A. 活检枪及一次性活检针。B. 一次性活检针已穿入目标淋巴结内。箭头所示为淋巴结，△所示为活检针

操作，可有效提高操作的精准程度，减少并发症并提高疗效。超声介入在皮肤的应用目前还较少，有较大的提升空间（图 1-6-8）。

六、皮肤超声人工智能

人工智能（artificial intelligence，AI）是计算机科学的一个分支，是用来研究、开发用于模拟、延伸和扩展人的智能的理论、方法、技术及应用系统。随着影像数据飞速增长，计算机算法、算力等基础技术条件的日渐成熟，医学影像人工智能飞速发展。AI 通过对大量影像图片的训练和学习，获得与人类相同的准确分辨影像图片的能力，但其获取信息的速度更快且数量更多。皮肤超声影像是以形态识别为基础的临床学科，因此，皮肤超声与 AI 的结合将对皮肤疾病的诊疗过程发挥积极的促进作用，可以极大地提高医生的工作效率。

七、超微血流成像

超微血流成像技术（superbmicro-vascular imaging，SMI）是基于多普勒原理的一种超声成像技术，通过自适应算法来区分正常组织运动产生的频谱信号及微细血流，具有分辨力高、敏感性高、帧频高、运动伪像少等特点，对低速血流和细微血管的检测效果极佳。应用 SMI 技术测量皮肤疾病的血流灌注情况，具有一定的应用前景（图 1-6-9）。

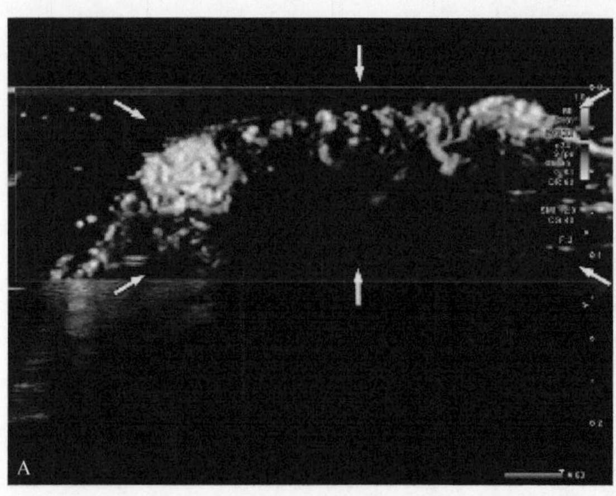
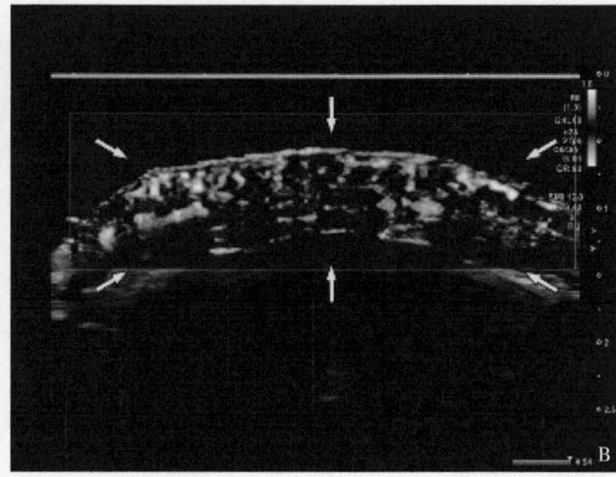

图 1-6-9 **超微血流成像（皮肤血管瘤）**

A. 超微血流成像：探头轻放至病灶表面，病灶内部可见丰富血流信号（探头频率：24 MHz）。B. 超微血流成像：探头加压，病灶内部血流信号明显减少（探头频率：24 MHz）

八、组织谐波成像

组织谐波成像（tissue harmonic imaging，THI）是一种利用人体回波的二次或更高次谐波进行成像的方法，利用声波与组织非线性作用的原理，在成像过程中，采用滤波技术去除了基波。组织谐波具有声波非线性的特征，可以消除旁瓣产生的混响及基波的噪声和干扰，提高信噪比，改善远场图像质量，有利于更好地显示图像并提高对病灶的检测能力。

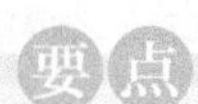

- 多种超声新技术开始应用于皮肤超声领域。
- 这些超声新技术的临床应用价值还需进一步评估。

第七节 · 皮肤超声检查适应证

高频超声实现了皮肤疾病内部结构的可视化，可提供病灶表面以下的解剖结构、累及范围、毗邻关系、血流灌注等多种信息，弥补了传统视诊及皮肤镜仅能获取外观信息的不足。通过参数调节和选择辅助功能，高频超声可进行病灶的局部聚焦与全景成像，提供了皮肤疾病的“细节→整体→毗邻”的全尺度完整信息，有助于人们全面评估皮肤疾病。

高频超声具有无创、简便、高效及经济的优势，患者接受度高，可广泛开展。皮肤超声用途广泛，基本无禁忌证，常用的适应证如下。

（1）皮下肿物检查（含触及肿物、外观改变、感觉异常等情况）。

（2）皮肤创伤检查（含损伤范围评估、异物残留检查、瘢痕及修复评估等情况）。

（3）皮肤肿瘤性疾病的良恶性鉴别。

（4）评估皮肤恶性肿瘤的累及范围及临床分型分期（含肿瘤厚度、周边软组织浸润、皮肤附属器累及、深部组织累及、淋巴结转移、器官转移等）。

（5）评估炎性疾病对皮肤的累及程度及窦道形成、积液等情况。

（6）用于皮肤疾病治疗前的治疗方案的制定。

（7）用于皮肤疾病治疗后的疗效评估及随访监测。

（8）超声引导下实施皮肤疾病的精准介入诊疗。

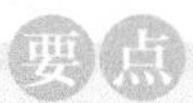

· 高频超声可提供病灶表面以下的解剖结构、累及范围、毗邻关系、血流灌注等多种信息。

· 皮肤超声用途广泛，基本无禁忌证。

参考文献

[1] Harald L, Elisabetta B. WHO manual of diagnostic ultrasound[M]. 2nd. ed. Malta: Gutenberg Press Ltd, 2011.
[2] Kremkau FW. Sonography principles and instruments[M]. 8th ed. St. Louis: W.B. Saunders company, 2010.
[3] Rukavina B, Mohar N. An approach of ultrasound diagnostic techniques of the skin and subcutaneous tissue [J]. Dermatologica, 1979, 158(2): 81-92.

[4] Wortsman X, Wortsman J. Clinical usefulness of variable-frequency ultrasound in localized lesions of the skin [J]. J Am Acad Dermatol, 2010, 62(2): 247-256.

[5] Fujimura T, Osanai O, Moriwaki S, et al. Development of a novel method to measure the elastic properties of skin including subcutaneous tissue: new age-related parameters and scope of application [J]. Skin Res Technol, 2008, 14(4): 504-511.

[6] MacFarlane D, Shah K, Wysong A, et al. The role of imaging in the management of patients with nonmelanoma skin cancer: diagnostic modalities and applications [J]. J Am Acad Dermatol, 2017, 76(4): 579-588.

[7] Karimkhani C, Dellavalle RP, Coffeng LE, et al. Global skin disease morbidity and mortality: an update from the global burden of disease study 2013 [J]. JAMA Dermatol, 2017, 153(5): 406-412.

[8] Rallan D, Harland CC. Ultrasound in dermatology-basic principles and applications [J]. Clin Exp Dermatol, 2003, 28(6): 632-638.

[9] Song H, Robinson SN, Huang JT. Outpatient dermatology consultation impacts the diagnosis and management of pediatric oncology patients: a retrospective study [J]. J Am Acad Dermatol, 2017, 77(5): 879-885.

[10] Schmid-Wendtner MH, Burgdorf W. Ultrasound scanning in dermatology [J]. Arch Dermatol, 2005, 141(2): 217-224.

[11] El-Zawahry MB, Abdel EEHM, Abd-El-Rahman RS, et al. Ultrasound biomicroscopy in the diagnosis of skin diseases [J]. Eur J Dermatol, 2007, 17(6): 469-475.

[12] Piscaglia F, Bolondi L. Italian Society for Ultrasound in Medicine and Biology (SIUMB) study group on ultrasound contrast agents. The safety of Sonovue in abdominal applications: retrospective analysis of 23188 investigations [J]. Ultrasound Med Biol, 2006, 32(9):1369-1375.

[13] Claudon M, Cosgrove D, Albrecht T, et al. Guidelines and good clinical practice recommendations for contrast enhanced ultrasound (CEUS) - update 2008 [J]. Ultrasound Med Biol, 2006, 29(1):28-44.

[14] Sigrist RMS, Liau J, Kaffas AE, et al. Ultrasound elastography: review of techniques and clinical applications [J]. Theranostics, 2017, 7(5):1303-1329.

[15] Alfageme F, Salgüero I, Nájera L, et al. Increased marginal stiffness differentiates infiltrative from noninfiltrative cutaneous basal cell carcinomas in the facial area: a prospective study [J]. J Ultrasound Med, 2019, 38(7):1841-1845.

[16] Wang L, Yan F, Yang Y, et al. Quantitative assessment of skin stiffness in localized scleroderma using ultrasound shear-wave elastography[J]. Ultrasound Med Biol, 2017, 43(7):1339-1347.

[17] Liu H, Hou Y, Zhu QL, et al. A preliminary study of skin ultrasound in diffuse cutaneous systemic sclerosis: Does skin echogenicity matter?[J]. PLoS One, 2017, 12(3):e0174481.

第二章

正常皮肤解剖及超声表现

第一节 · 正常皮肤解剖

皮肤覆盖人体的表面，是人体最大的器官，也是人体抵御外界来源各种损害的第一道屏障。皮肤由表皮、真皮、皮下软组织及皮肤附属器组成。表皮主要包括角质层、颗粒层、棘层和基底层，手掌、脚掌部位还存在透明层。真皮内主要包括乳头层和网状层，内含血管、淋巴管、神经、汗腺等结构。

皮肤附属器包括血管、淋巴管、神经、毛囊、皮脂腺、汗腺及指（趾）甲等。其中，指（趾）甲的质地很硬，学名为甲板，分背侧甲板和腹侧甲板两层。

皮下软组织主体为脂肪组织（图 2-1-1）。人体正常皮肤厚度因年龄、性别、部位不同而存在较大差异，大致厚度范围为 0.5~4.0 mm。

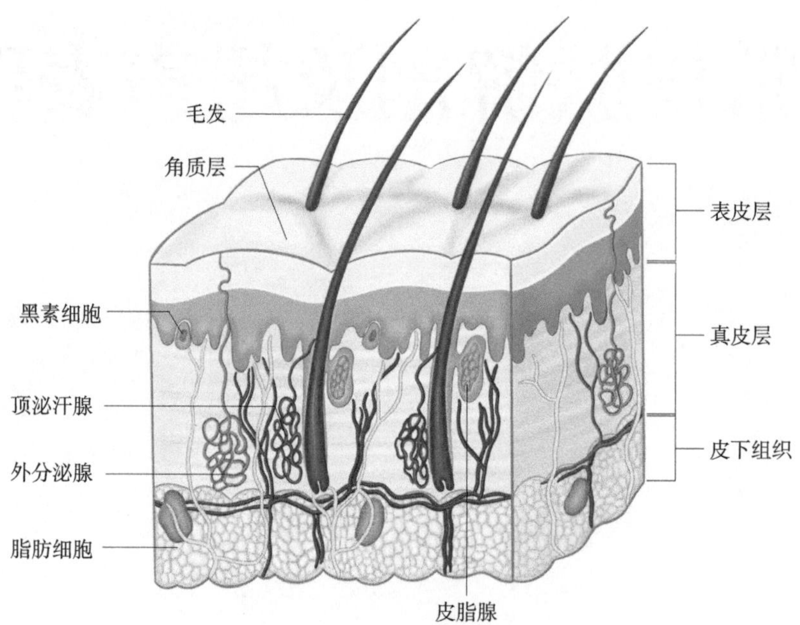

图 2-1-1 **正常皮肤解剖示意图**

第二节 · 正常皮肤超声表现

一、表皮和真皮

使用频率为 50 MHz 的超声探头检查正常皮肤时，从浅到深依次表现为强回声–高回声–低回声三个回声带，分别代表表皮、真皮及皮下软组织。上述三个回声带中，存在两条大致平行的分界线，分别为：强回声表皮与高回声真皮分界，高回声真皮与低回声皮下软组织分界。

表皮的强回声是由于其表面光滑的物理形态及致密角质层导致声束反射所致，其厚度菲薄，一般厚 1.0~2.0 mm。表面可见不连续的斜行强回声，为毛发回声。手掌及足底由于存在低回声的透明层，表皮表现为特殊的“双线征”，即两条平行的强回声细线。

真皮层组织较为疏松，表现为高回声，内可见散在分布的点状或线状低回声或无回声区，为真皮层内的皮肤附属器和血管回声。皮下软组织层呈低回声，内可见呈中高回声的条带状或网状分隔，为纤维结缔组织及脂肪组织回声（图 2-2-1）。

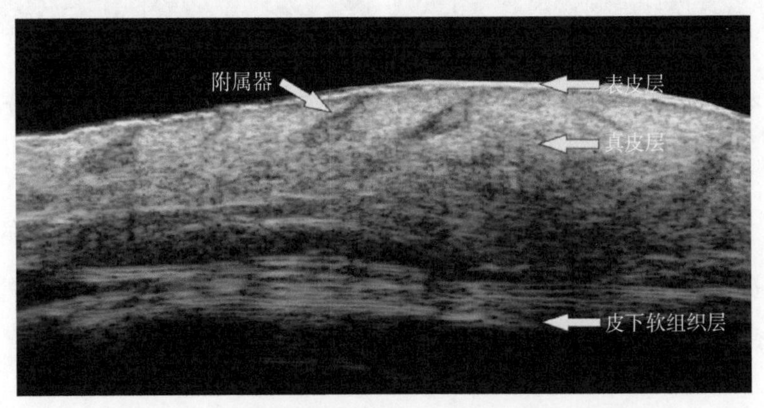

图 2-2-1 **正常皮肤高频超声表现（探头频率：50 MHz）**

通过频率 <20 MHz 的超声探头检查正常皮肤时，高回声真皮与低回声皮下软组织的分界仍能显示，而强回声表皮与高回声真皮的分界经常显示不清，亦难以显示皮肤附属器等微小结构。当上述结构出现病变时，频率 >20 MHz 的探头具有显示病灶的能力（图 2-2-2）。

需强调的是，人体不同部位的皮肤层次厚度不一，个体之间亦存在显著差异。总体而言，皮肤各层次厚度：男性＞女性，成年＞儿童，背侧＞腹侧，躯干＞四肢＞面部（图

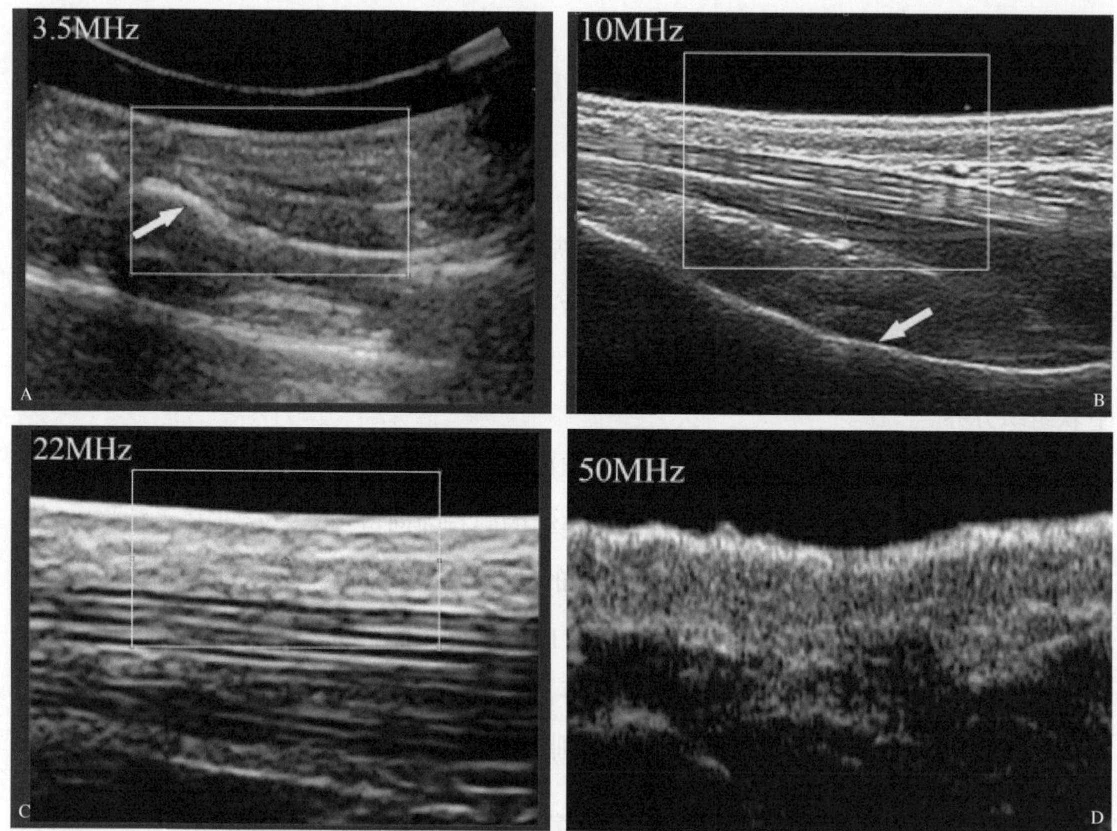

图 2-2-2 **人体同一部位（手掌）正常皮肤不同频率高频超声表现**

B 图为 A 图中白色方框内的部分，C 图为 B 图中白色方框内的部分，D 图为 C 图中白色方框内的部分。随着超声探头频率的增加，皮肤结构显示得越清晰。箭头所指处为掌骨

2-2-3)。此外，嘴唇、肛门、龟头等处为黏膜组织，虽然表现为类似皮肤的分层样结构，但与皮肤的层次完全不同，亦不存在皮肤附属器，因而不能套用皮肤的解剖术语，一般用黏膜浅层、黏膜深层来表述病灶位置及深度。

二、皮肤附属器

（一）指甲

指甲的背侧甲板和腹侧甲板在超声上表现为等号样线状强回声，其间为甲板间间隙，在超声上表现为无回声区。甲母质位于甲板的近端，为甲板的生发区，部分正常人的腹侧甲母质可呈低回声。甲床位于甲板的深部，与甲板紧邻，在超声上表现为低回声结构，测量甲床的厚度应选择在远节指骨中部。远节指骨位于甲床的深部，在超声上表现为线状强回声（图 2-2-4）。

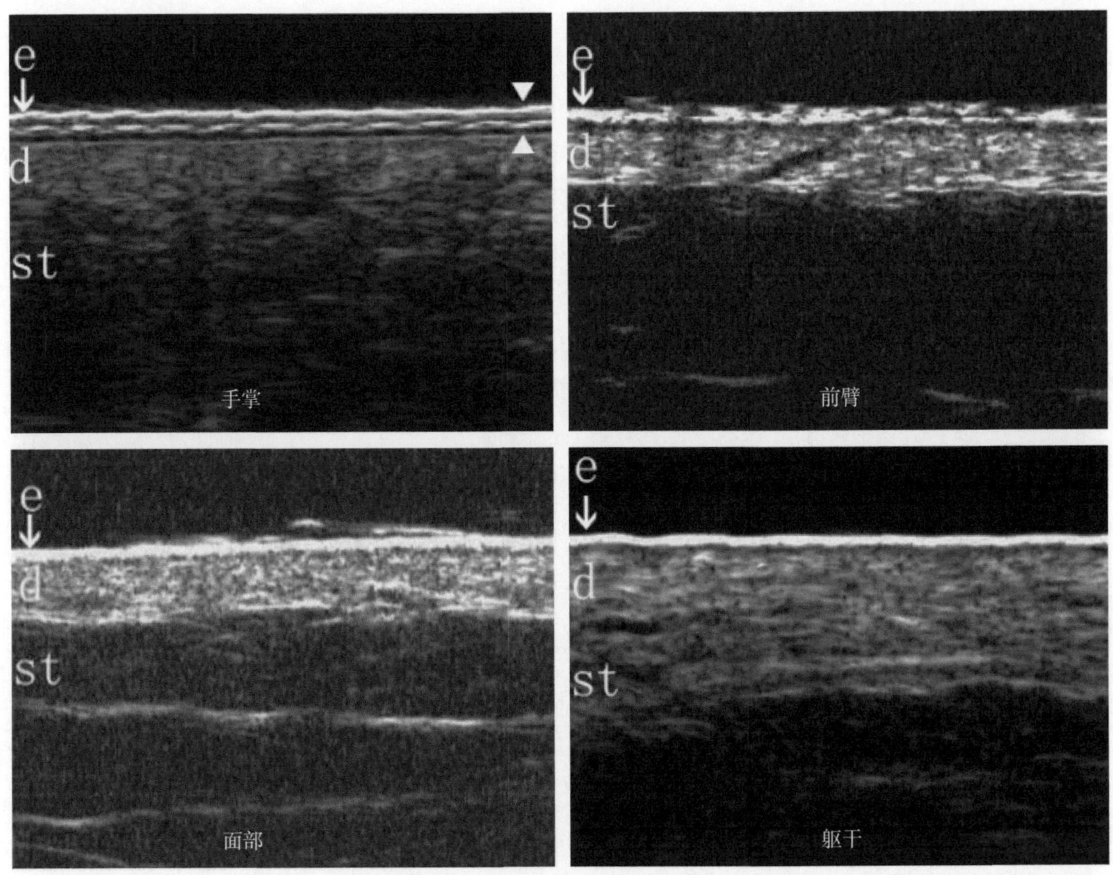

图 2-2-3　**人体不同部位正常皮肤的高频超声表现（探头频率：50 MHz）**

e 箭头所指处为表皮、d 代表真皮层、st 代表皮下软组织；△所指处为手掌处的“双线征”

（二）神经

周围神经的基本组成单位是神经纤维，后者由神经元的轴突和髓鞘（施万细胞）组成，包绕髓鞘的结缔组织为神经内膜。数条神经纤维组成神经束，包绕神经束的为神经束膜。数个神经束组成神经干，包绕神经干的疏松结缔组织为神经外膜。

高频超声上，神经束呈低回声，神经束膜及神经外膜呈高回声。横断面上，神经束表现为大小不一的椭圆形或圆形的低回声，与高回声的神经束膜形成“筛网样”结构；纵断面上，神经束表现为条状平行排列的低回声，中间伴数条高回声的神经束膜（图 2-2-5）。

（三）血管

血管是指血液流过的一系列管道，除表皮、毛发、角膜及牙质等地方外，血管遍布人体全身。真皮、皮下组织和皮肤附属器分布着供给汗腺、毛乳头、神经和肌肉营养的血管，包括动脉、静脉及毛细血管（图 2-2-6）。

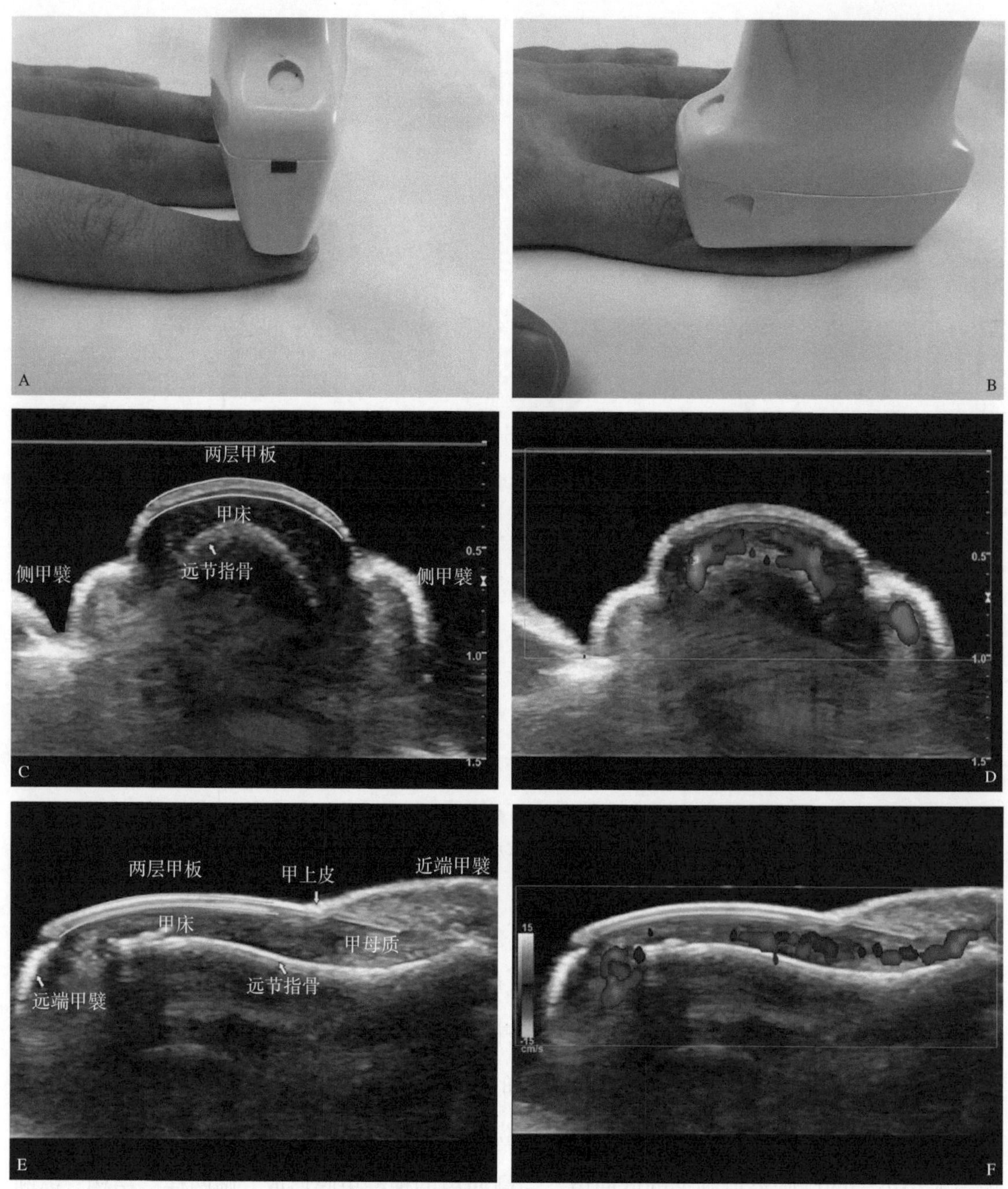

图 2-2-4 **指甲的高频超声表现（探头频率：15 MHz）**

A. 指甲短轴超声检查示意图。B. 指甲长轴超声检查示意图。C. 指甲短轴的灰阶超声表现。D. 指甲短轴的彩色多普勒超声表现，甲床内部测出血流信号。E. 指甲长轴的灰阶超声表现。 F. 指甲长轴的彩色多普勒超声表现，甲床内部测出血流信号

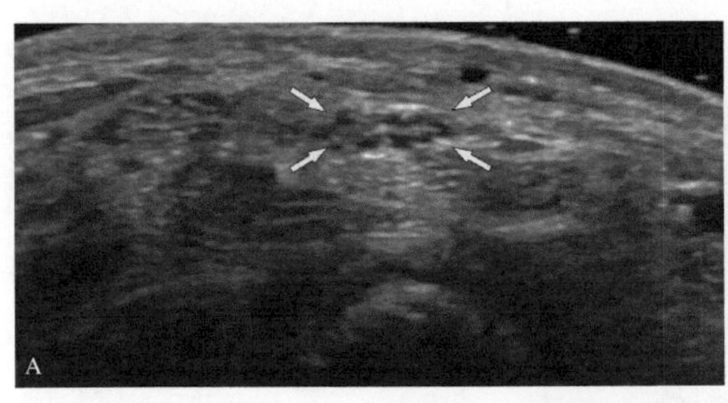

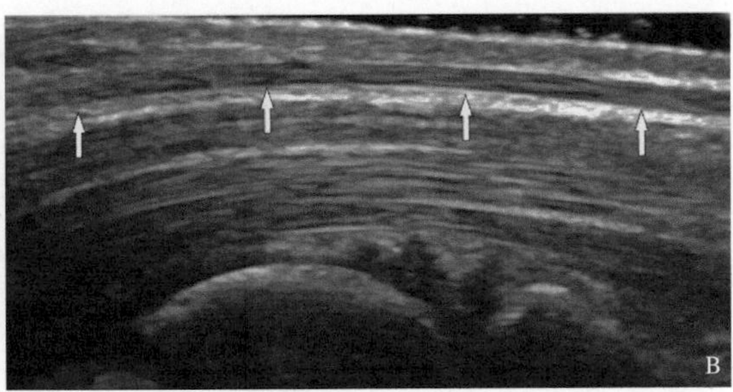

图 2-2-5 **神经的高频超声表现（探头频率：15 MHz）**

A. 神经短轴灰阶超声表现，呈筛网状结构（箭头所指处）。B. 神经长轴灰阶超声表现，神经束表现为条状平行排列的低回声，中间伴数条高回声的神经束膜（箭头所指处）

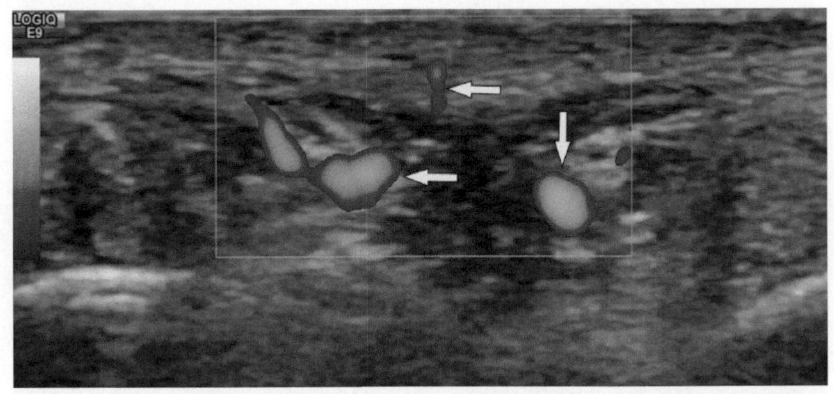

图 2-2-6 **皮下小血管的能量多普勒超声表现（箭头所指处）（探头频率：15 MHz）**

三、皮下组织

皮下组织位于真皮层深部，主体为脂肪组织。脂肪组织既能够储存能量，又能缓冲外来压力，内含有丰富的血管、神经、淋巴管和毛囊等（图 2-2-7）。

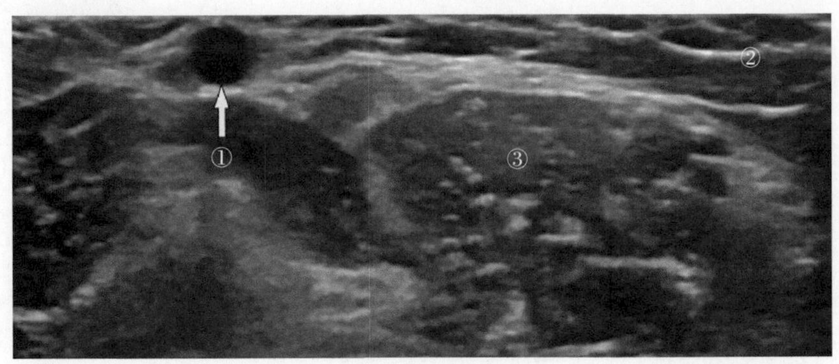

图 2-2-7 **皮下组织**

①血管；②脂肪；③肌肉

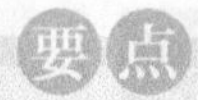

要点

· 皮肤超声推荐选择频率大于 20 MHz 的探头，超声生物显微镜能显示更多细节。

· 在频率 >20 MHz 的高频超声上，皮肤可显示“三个回声带”与“两个分界线”，为相关疾病的诊断提供重要参考。

· 不同部位的皮肤层次厚度不一，个体之间亦存在显著差异。

第三节 · 人员培训及其他

对于初次开展皮肤高频超声诊疗业务的单位应开展规范的人员培训，并提供足够的辅助。

（一）人员培训

建议从具有皮肤科或超声医学科背景的医师中选拔培养专门的皮肤超声诊断医师。独立进行诊疗业务前，应完成有金标准参考的皮肤疾病超声诊断 >200 例，并通过国家能力认证考核（每年均有组织，参见相关会议通知），之后可进行高频超声检查并出具描述报告。如需出具正式的超声诊断报告，建议事先考取彩色多普勒超声大型仪器上岗证(简称彩超上岗证)。

（二）超声仪器配置

皮肤高频超声配置的基本要求是探头频率≥ 20 MHz，如有可能，尽量配置多把不同频率的探头，包括低频探头及超声生物显微镜。主机的选择根据单位预算，可选择台式或便携式的彩色多普勒超声仪器；若具备足够高的频率，亦可采用掌上超声。

（三）辅助设备

皮肤疾病经常存在开放性创面与分泌物，为了保护探头，防止交叉感染，建议配备隔离套、导声垫及一次性包装的消毒耦合剂以应对上述情况。同时配备医用纱布或医用湿巾，用于检查后患者皮肤及超声探头的清洁。此外需配备紫外线灯、消毒液等对超声仪器及环境进行消毒。

（四）数据库建设

操作者需养成保存皮肤疾病超声影像的工作习惯，包括灰阶图像、彩色多普勒超声图像及外观照片，并按一定规则进行归档，建立可检索的影像数据库，用于将来的科研及教学。图像格式建议采用 digital imaging and communication in medicine (DICOM) 格式，方便后续进行图像分析。同时建立随访制度，记录每一例病例的病理结果和临床资料。

（五）宣传与沟通

业务开展之初，建议与临床充分沟通，介绍高频超声的优势与潜在的临床获益，必要时进行相关专题培训。同时可通过展板、电子屏、互联网、微信公众号等媒介进行科普，提高患者知晓度和接受度。

（六）出具报告

建议建立 picture archiving and communication systems（PACS）工作站，形成标准的皮肤超声报告模板。报告分为四部分，首先为患者的基本信息，用于患者身份的确认和检索；第二部分为超声描述，通过统一的超声术语记录疾病的完整信息；第三部分，综合所有信息给出一个或数个（可按优先级排序）可能的超声诊断，必要时提出临床建议；最后为检查者的署名及日期。此外，根据当地法规及临床需要，可以附图。

（七）其他建议

原则上每一个病灶应给予针对性详细描述，多个病灶若表现类似可以选择代表性病灶进行描述。若不同病灶的超声表现或最终诊断各不相同时，需要对病灶分别描述。若怀疑恶性，需要检查引流区淋巴结。

参考文献

[1] 冉梦龙，刘德华，张婧秋，等 . 20 MHz 与 50 MHz 超声皮肤成像与测量的比较研究 [J]. 中华皮肤科杂志，2017, 50(7): 482-486.
[2] Wortsman X. Sonography of dermatologic emergencies [J]. J Ultrasound Med, 2017, 36(9): 1905-1914.
[3] Mlosek RK, Malinowska S. Ultrasound image of the skin, apparatus and imaging basics [J]. J Ultrason, 2013, 13(53): 212-221.
[4] Kleinerman R, Whang TB, Bard RL, et al. Ultrasound in dermatology: principles and applications [J]. J Am Acad Dermatol, 2012, 67(3): 478-487.
[5] Schmid-Wendtner MH, Burgdorf W. Ultrasound scanning in dermatology [J]. Arch Dermatol, 2005, 141(2): 217-224.
[6] El-Zawahry MB, Abdel EEHM, Abd-El-Rahman RS, et al. Ultrasound biomicroscopy in the diagnosis of skin diseases [J]. Eur J Dermatol, 2007, 17(6): 469-475.
[7] Losquadro WD. Anatomy of the skin and the pathogenesis of nonmelanoma skin cancer [J]. Facial Plast Surg Clin North Am, 2017, 25(3): 283-289.

第三章

皮肤其他影像学检查

皮肤其他影像学检查包括皮肤病手工与电脑绘图、皮肤镜、光学相干层析成像（optical coherence tomography，OCT）、伍德灯、序列数码皮肤镜图像技术、VISIA 皮肤分析仪、皮肤在体共聚焦显微镜（confocal laser scanning microscope，CLSM）、计算机断层扫描成像（computed tomography，CT）、磁共振成像（magnetic resonance imaging，MRI）等。

第一节 · 皮肤镜

皮肤镜是目前临床应用最广泛的皮肤疾病无创检查技术。其本质为可以放大数十倍的皮肤显微镜，通过滤过偏振光加上光学放大作用来观察病灶的细微结构。检查者使用皮肤镜能够观察到肉眼看不见的病灶表面的细微轮廓和色彩（图 3-1-1）。研究表明，皮肤镜可作为术前评估基底细胞癌边缘情况的方法，使手术完整切除率明显提高。

皮肤镜能观察病灶表层的外观特征，可以获得病灶表面的横向尺度信息，但无法探测病灶深部的纵向深度信息，比如病灶浸润的深度、与周围组织的关系等。除此之外，皮肤很多疾病无明显的外观改变，如位于皮下软组织的深层肿物，此时皮肤镜难以提供

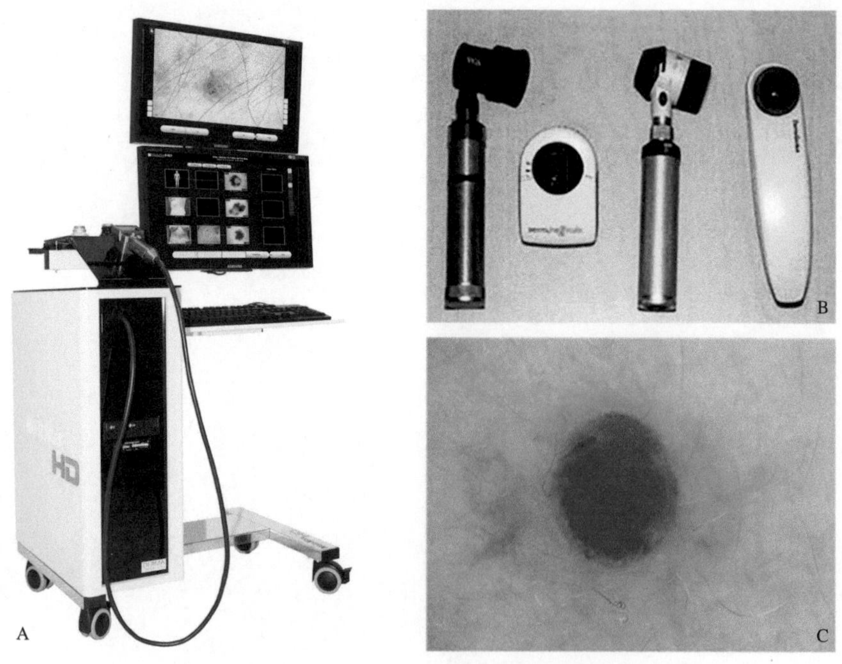

图 3-1-1　**皮肤疾病（肉芽肿性炎）的皮肤镜表现**

A. 台式皮肤镜仪器。B. 手持式皮肤镜仪器。C. 面部红斑样病灶的皮肤镜表现：圆形红斑，境界清楚，表面光滑，未见鳞屑

有价值的信息。

研究表明，在黑色素瘤中，相比肉眼视诊，皮肤镜检查可将敏感性从 71% 提高到 90%，特异性从 81% 提高到 90%。皮肤镜检查诊断皮肤恶性肿瘤的敏感性高，可减少不必要的皮肤病灶活检数量。然而，某些皮肤恶性肿瘤可能缺乏特定的皮肤镜特征，而且皮肤疾病的皮肤镜表现可能会根据年龄、皮肤类型、位置和日晒损伤程度而有所不同，因此仅凭皮肤镜检查无法直接诊断皮肤疾病。

第二节 · 皮肤光学相干层析成像

光学相干层析成像（OCT）是利用近红外弱光相干光照射待测组织，依据光的相干特性产生干涉，从而进行组织成像。OCT 是集光学、激光、超灵敏探测控制和计算机图像处理等技术为一体的新型、高清晰的断层扫描成像技术。自 1991 年被发明以来，OCT 在医学领域中最初应用于眼科，随后在皮肤科中的应用得到发展。OCT 的轴向分辨力高达 1.0~15.0 μm，穿透深度达 1.5~2.0 mm，可获得皮肤组织的纵断面图像，清晰显示皮肤表皮和真皮层的形态（图 3-2-1）。其不足之处是不能达到细胞水平成像，同时深度 2.0 mm 以上的病变也无法显示。在我国，OCT 尚未广泛应用于临床。

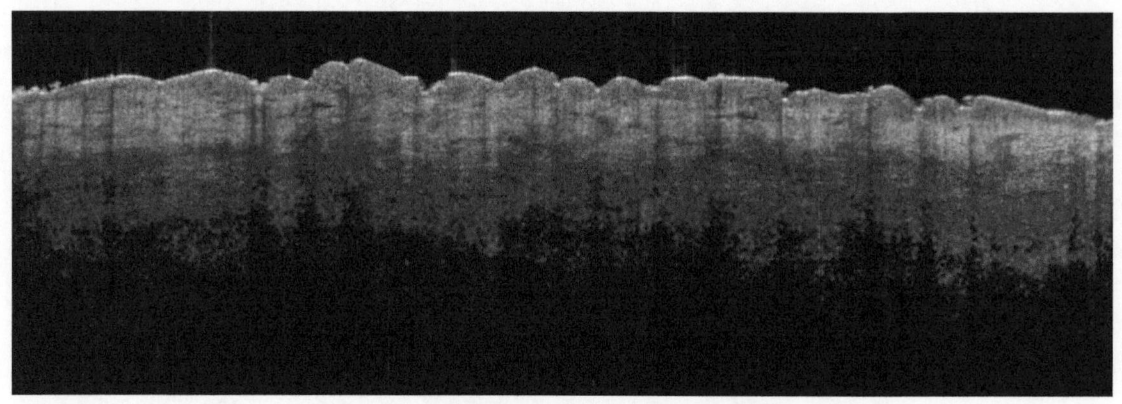

图 3-2-1　**正常皮肤（男性，手背）的 OCT 表现**

全视野厚度 =3.0 mm，显示厚度 =1.5 mm

第三节 · 皮肤共聚焦激光扫描显微镜

皮肤共聚焦激光扫描显微镜（CLSM）是新型的无创光学显微镜，又称皮肤 CT，是一种细胞生物学图像分析仪（图 3-3-1）。其成像原理是基于不同的细胞和组织对激光的反射和折射系数不同来实现细胞水平的成像，清晰显示细胞的细微结构。

CLSM 可以进行逐层细胞成像，可获得组织的冠状面图像，其图像可与组织学切片相媲美。除此之外，CLSM 还可以对病灶部位进行多次成像，具有实时、动态的优点，便于操作者观察病灶部位的细胞和组织学特征。

CLSM 的局限性在于它的探测范围受激光穿透组织的深度限制，只能到达真皮浅层部位。同时成像为病灶的冠状面，难以直观反馈病灶与皮肤重要分界线的关系，并且与病理标本的切片方向不一致。

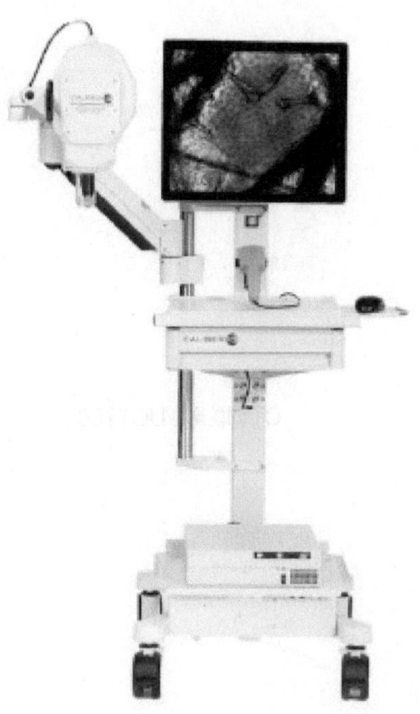

图 3-3-1　**皮肤 CT（Rochester：VivaScope 1500）**

第四节 · 计算机断层扫描成像

计算机断层扫描成像（CT）具有较高的空间分辨力，对骨质的显像优于其他影像学检查，因此也常作为一些侵犯范围较大的皮肤恶性肿瘤的术前评估方法（图 3-4-1）。

CT 不仅可以显示病变的位置、大小、边界、浸润深度及病变与周围组织的关系，还可以显示有无骨质的侵犯、周围淋巴结及远处器官转移。经常用于皮肤鳞癌和黑色素瘤等侵袭性较高肿瘤的全身评估。

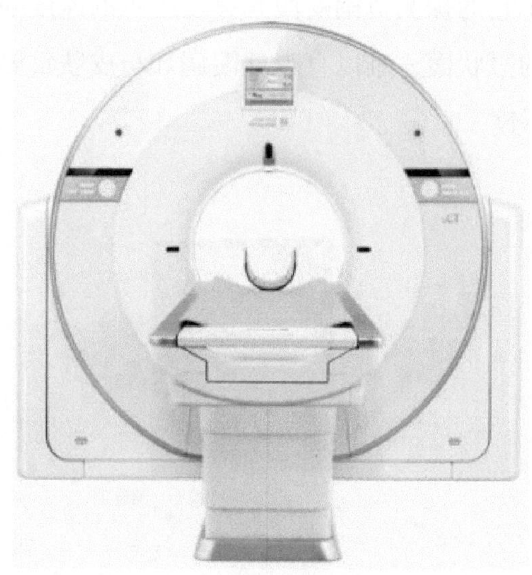

图 3-4-1 CT（联影：UCT780）

第五节 · 磁共振成像

磁共振成像（MRI）的优势是具有较高的软组织分辨力，无辐射，且能显示病变的位置、大小、边界、浸润深度及病变与周围组织的关系（图 3-5-1）。

MRI 也有局限性，比如其检查相对耗时，对骨质的显示不如 CT。此外，有金属植入物的患者无法进行 MRI 检查。由于大部分皮肤疾病位置表浅，MRI 在皮肤疾病中的应用相对较少。

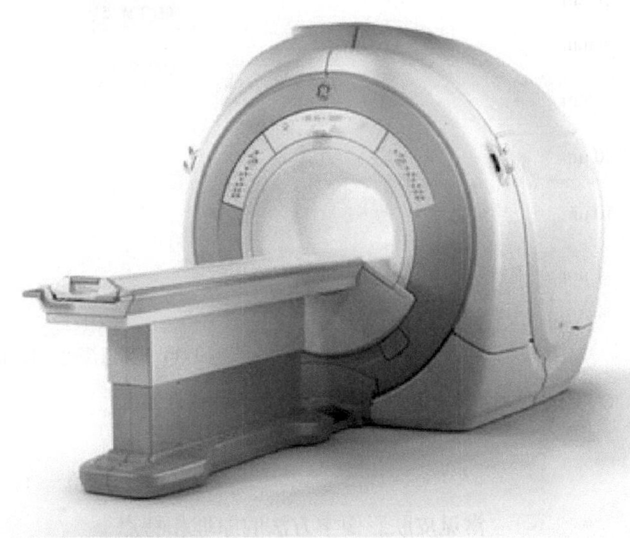

图 3-5-1　磁共振（GE：Brivo，MR355）

第六节 · 各种皮肤影像学技术的比较

不同皮肤影像学技术具有各自的优点，但通常难以在分辨力和穿透深度间取得平衡。如 CLSM 分辨力高达 1.0 μm，但成像深度不到 1.0 mm。普通 CT 或 MRI 成像深度较深，但分辨力较低。超声技术能在成像深度与分辨力两者间取得平衡，通过探头频率的调节，分辨力可跨越 μm 到 cm 的尺度，成像深度可跨越 mm 到 cm 的尺度（图 3-6-1），因此在皮肤疾病的诊断方面具有较大的潜力（表 3-6-1）。

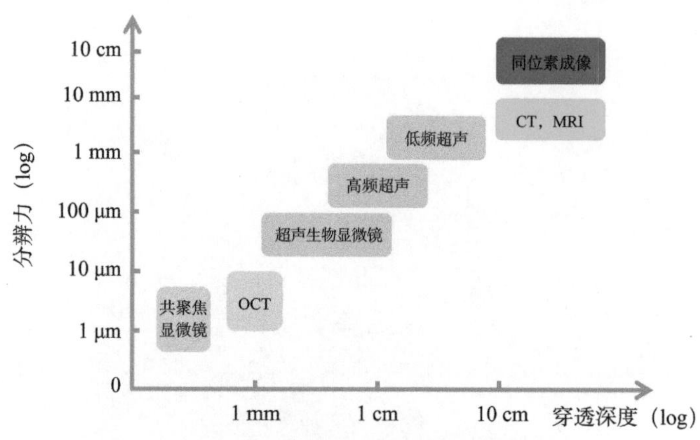

图 3-6-1 **各种皮肤成像方法的分辨力和成像深度**
OCT：光学相干层析成像

表 3-6-1 **常见皮肤影像学方法的原理和特点**

	皮肤镜	皮肤 CT	皮肤 OCT	皮肤超声
成像方式				
成像原理	光学	光学	光学	声学
成像深度	0 mm	0~350 μm	0~2 mm	1 mm~50 mm
横向分辨力	＜ 10 μm	150 μm	5~15 μm	40 μm~1 mm
成像方向	横向	横向	纵向	纵向
成像层次	表皮表面	表皮层	表皮 + 真皮浅层	表皮 + 真皮 + 皮下组织
示意图				

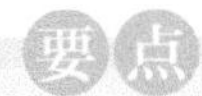

· 皮肤镜是目前皮肤科应用最广泛的无创检查设备，但无法获取疾病的深部信息。

· OCT 的轴向分辨力高达 1.0~15.0 μm，但深度 2.0 mm 以上的病变较难显示。

· 皮肤 CLSM 可实现细胞水平的成像，但深度只能到达真皮浅层。同时成像为冠状位，难以显示皮肤各层重要分界线。

· 由于大部分皮肤疾病位置表浅，CT 和 MRI 在皮肤疾病中的应用相对较少。

参考文献

[1] Yelamos O, Braun RP, Liopyris K, et al. Usefulness of dermoscopy to improve the clinical and histopathologic diagnosis of skin cancers[J]. J Am Acad Dermatol, 2019, 80(2):365-377.

[2] Reiter O, Mimouni I, Dusza S, et al. Dermoscopic features of basal cell carcinoma and its subtypes: a systematic review[J]. J Am Acad Dermatol, 2019. [Epub ahead of print]

[3] Carducci M, Bozzetti M, De Marco G, et al. Usefulness of margin detection by digital dermoscopy in the traditional surgical excision of basal cell carcinomas of the head and neck including infiltrative/morpheaform type [J]. J Dermatol, 2012, 39(4): 326-330.

[4] Carducci M, Bozzetti M, Foscolo AM, et al. Margin detection using digital dermatoscopy improves the performance of traditional surgical excision of basal cell carcinomas of the head and neck [J]. Dermatologic Surgery, 2011, 37(2): 280-285.

[5] MacFarlane D, Shah K, Wysong A, et al. The role of imaging in the management of patients with nonmelanoma skin cancer: diagnostic modalities and applications [J]. J Am Acad Dermatol, 2017, 76(4): 579-588.

[6] Kawaguchi M, Kato H, Matsuo M. CT and MRI features of scalp lesions [J]. Radiol Med, 2019, 124(10):1049-1061.

[7] Koustenis A Jr, Harris A, Gross J, et al. Optical coherence tomography angiography: an overview of the technology and an assessment of applications for clinical research [J]. Br J Ophthalmol, 2017, 101(1):16-20.

第四章

皮肤超声术语、观察指标、图像解读及伪像

皮肤疾病种类繁多，皮肤超声术语及观察指标也与常规超声有所不同。一般而言，皮肤疾病的超声检查时应着重从以下方面进行观察。

第一节 · 皮肤超声术语、观察指标、图像解读

一、灰阶超声

（一）外观

外观信息指肉眼观察下病灶在体表的空间位置及外形特征。上述信息对超声诊断及鉴别诊断具有显著意义。例如，会阴部位是乳房外 Paget 病的特征性好发部位；龟头是尖锐湿疣和鳞癌等疾病的好发部位；面部和手背是基底细胞癌和日光性角化病等疾病的好发部位。位于上述部位的病灶需要首先考虑相关高发疾病。

病灶外观的观察对超声检查也有重要提示作用。若存在明确的外观改变，如病灶表现为创面、溃疡、红斑，意味着病灶累积表皮，检查过程中优先采用最高频率探头以显示表层信息。若不存在外观改变，意味着病灶位置较深，可能并未累及真皮及表皮，通常选取频率较低的探头观察病灶。

（二）大小

病灶大小特指横向尺度上相互垂直断面上测量的病灶的两个最大径线。随着超声设备分辨力的提高，尤其是频率 ≥ 50 MHz 的超声探头的应用，空间分辨力达到亚毫米级别，可发现表皮及皮肤附属器等部位的细微病变。

（三）厚度

病灶厚度是指纵向尺度上的病灶最浅处到最深处的距离，是超声检查的重要内容。该指标可在超声图像上直接测量获取。测量前首先寻找病灶的最大面，保持探头稳定垂直于体表，在尽量清晰显示病灶的情况下进行测量。由于不同皮肤疾病病灶形态的变异较大，测量时可能会出现以下四种情况，相应的测量方法如下。

1. 形态规则

病灶最浅处和最深处一般位于一条垂直线上，直接测量两者连线的长度即病灶厚度(图 4-1-1A)。

2. 匍匐形

病灶厚度不均匀，需多点测量，给出厚度的范围，并注明最厚处的位置（图 4-1-1B）。

3. 形态不规则

测量病灶最浅部位水平面与最深部位水平面的垂直距离（图 4-1-1C）。

4. 边界不清

部分病灶的边缘模糊，难以准确测量。此时以病灶大致轮廓作为测量的起点，再根据病灶形态参考以上方法进行测量。但需要注意测值并非绝对精准（图 4-1-1D）。

测量时需注意，表面异常角化部分亦属于病灶，需要一并测量。基底部若出现伪足，需单独描述，不算在病灶整体范围内。

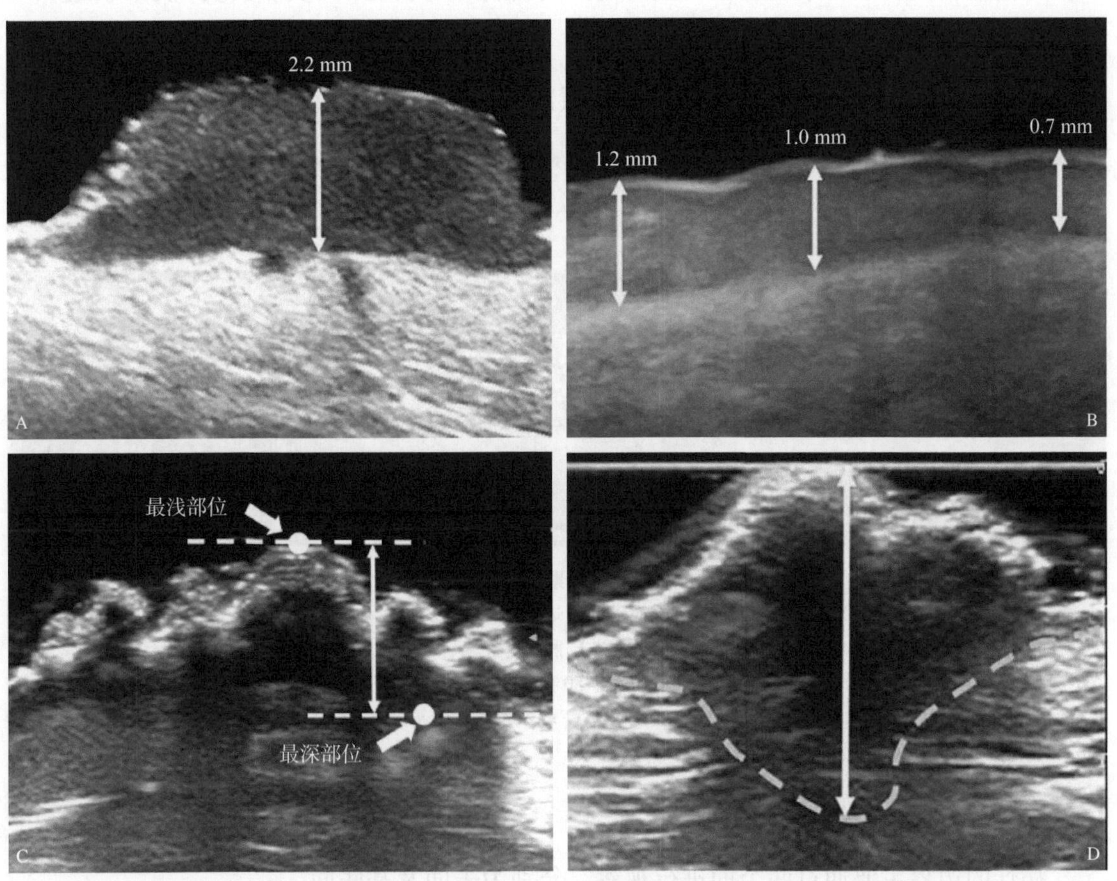

图 4-1-1 **厚度测量**

A. 形态规则病灶测量。B. 匍匐形病灶测量。C. 形态不规则病灶测量。D. 边界不清病灶测量

（四）回声

回声强度是病灶超声检查时需要描述的基本内容，一定程度上可以反映病灶的性质。根据国内外文献报道及权威超声图书习惯用语，在皮肤超声检查时，类似于常规超声，回声强度分为无回声、低回声、等回声、高回声及强回声。无回声多见于均质的液体，典型的单纯囊肿一般表现为无回声，如肝囊肿、肾囊肿等，但是表皮样囊肿超声表现不同于典型囊肿无回声的表现，因其内常充满黏稠干酪样内容物而表现为不同的回声。低回声可见于皮下脂肪。等回声类似于肝、脾实质回声。高回声可见于皮下的脂肪瘤。强回声可见于皮肤病灶表面异常角化，强回声后方往往伴声影。

（五）纵向累及层次

皮肤疾病的严重程度与纵向侵犯层次高度相关，突破疾病原发的层次意味着疾病进展。评估皮肤疾病纵向累及层次，主要是要判断病灶与表皮 / 真皮、真皮 / 皮下软组织两个关键分界线的关系（图 4-1-2）。

描述病灶时，需要指出病灶主体所在层次，累及哪几个层次，以及突破了哪几个分界线。当病灶边界模糊，无法确定是否突破某分界线时，可提示病灶边缘“到达”或“接触”某边界，给予临床医生足够的警示。

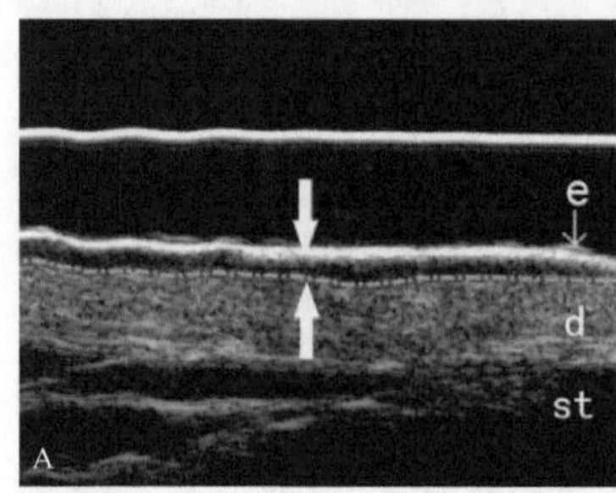

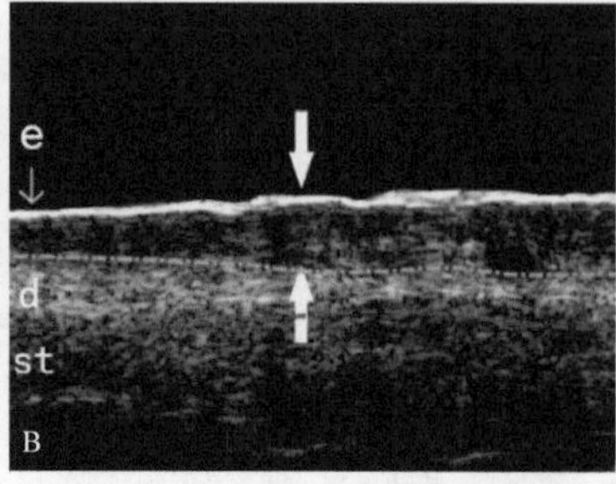

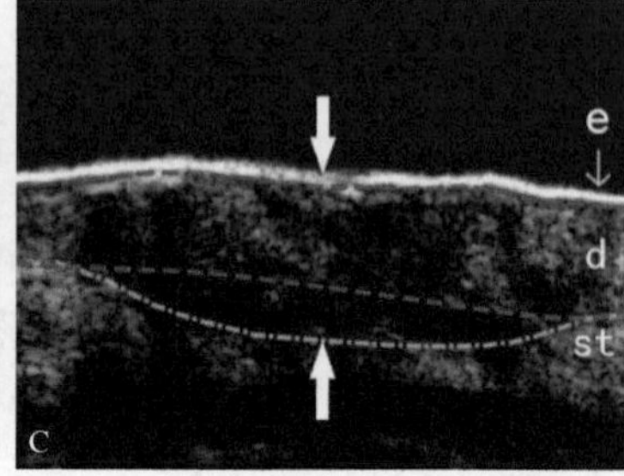

图 4-1-2 **病灶累及层次示意图**

A. 灰阶超声：病灶（箭头所指处）的基底部位（黄色虚线）达到表皮 / 真皮交界（上方红色虚线）(探头频率：50 MHz)。B. 灰阶超声：病灶（箭头所指处）的基底部（黄色虚线）累及真皮层，位于表皮 / 真皮交界处（上方红色虚线）与真皮 / 皮下软组织交界（下方红色虚线）之间（探头频率：50 MHz)。C. 灰阶超声：病灶（箭头所指处）的基底部（黄色虚线）突破真皮 / 皮下软组织交界（下方红色虚线)，达皮下软组织层（探头频率：50 MHz）[图片引自 Chen ST et al，J Ultrasound Med，2019，38（12)：3229−3237]

（六）表面

病灶的边界主要通过两个面进行观察，分别为表面及基底面。

表面形态一般以周围正常皮肤水平面作为参考，分为隆起型、平坦型、凹陷型和皱褶型四种形态（图 4-1-3)。

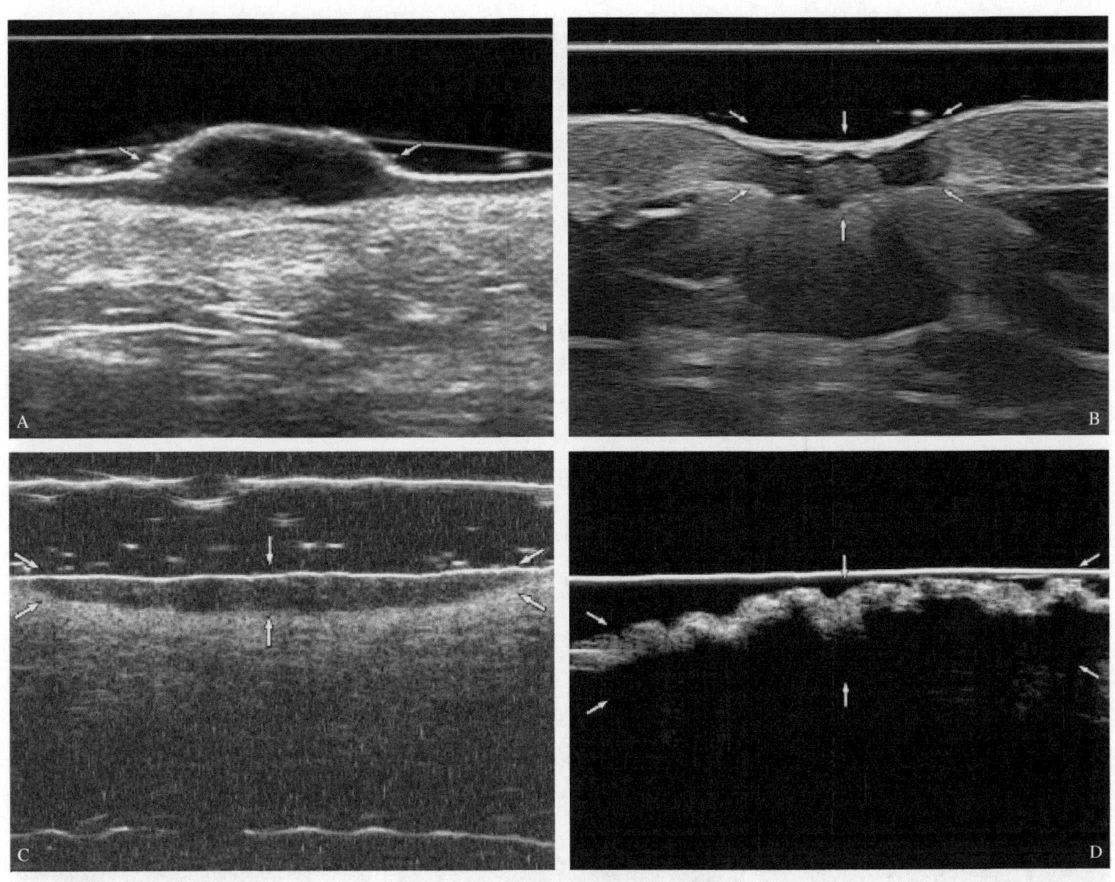

图 4-1-3　**病灶的表面形态分型**

A. 表面隆起型（基底细胞癌）。B. 表面凹陷型（皮肤纤维瘤）。C. 表面平坦型（基底细胞癌）。D. 表面皱褶型（鲍恩病）。箭头所指处为病灶

（七）基底面

基底面以病灶的自然形态为参考，分为隆起（向深部方向）、平坦、模糊等形态，反映了病灶对深部组织的累及程度（图 4-1-4）。

（八）角质层

表皮的最外层为角质层。生理状态下，角质层在高频超声上表现为一条连续、光滑、纤细的线状强回声带，后方无声影。当出现角化过度或者角化不全等异常角化状态时，上述强回声带可变厚，其表面转为粗糙或皱褶等不规则形态。强回声带的后方可伴有不同程度的声影，甚至严重影响病灶深部结构及彩色多普勒血流信号的显示。

角化过度或角化不全是许多皮肤疾病的特征，可为疾病诊断提供重要信息。因此不推荐为了排除声影而主动去除异常角化，否则会导致病灶原始形态的改变并造成创伤。

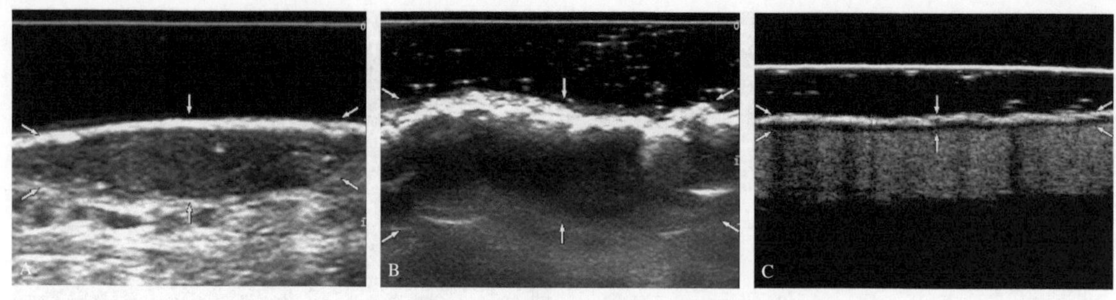

图 4-1-4 **病灶的基底面形态分型**

A. 基底隆起型（基底细胞癌）。B. 基底模糊型（皮肤鳞状细胞癌）。C. 基底平坦型（鲍恩病）。箭头所指处为病灶

此时，可通过寻找病灶边缘或在角质层间隙的“透声窗”以观察病灶内部情况。

另一方面，部分病灶表面可见线状强回声带消失的情况，这标志着角质层的局部缺失。一般出现在未愈合的创面或表皮切除术后状态。

需要指出的是，某些情况下最外层强回声增厚及声影形成并不意味着角化过度或角化不全，如凝血、毛发、瘢痕或皮肤皱褶的含气间隙等情况，亦会产生与病理性角化类似的声像图，此时需要结合体表肉眼观察加以鉴别（图 4-1-5）。

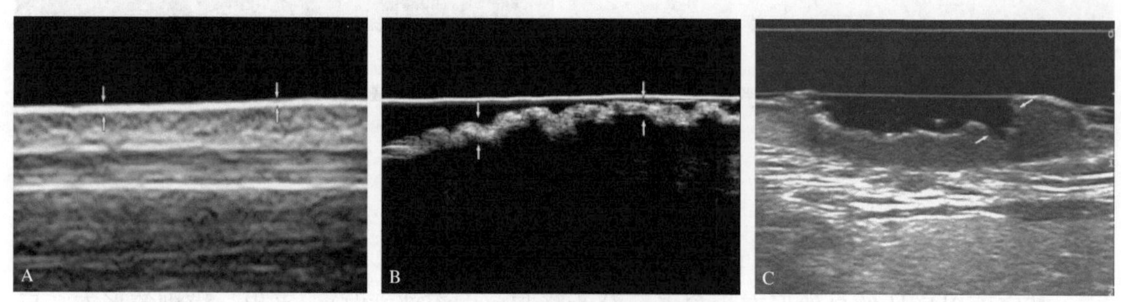

图 4-1-5 **病灶角质层状态**

A. 正常角质层（正常皮肤）。B. 角质层增厚（鲍恩病）。C. 角质层缺失（皮肤鳞状细胞癌）。箭头所指处为角质层位置

（九）形状

常见半圆形、椭圆形、匍匐形和不规则形。半圆形特指基底部平坦而表面隆起的形态，常见于脂溢性角化病、表皮痣等疾病。椭圆形常见于真皮或皮下软组织来源的良性病变。匍匐形一般局限于表皮，表现为平行于体表的狭窄低回声带，纵向尺度显著小于横向尺度，呈扁平形态，是皮肤疾病特有的一种形态，常见于银屑病、鲍恩病和乳房外 Paget 病等。不规则形即缺乏典型的几何形状，表现为边界不规则，呈分叶状或呈角状凸

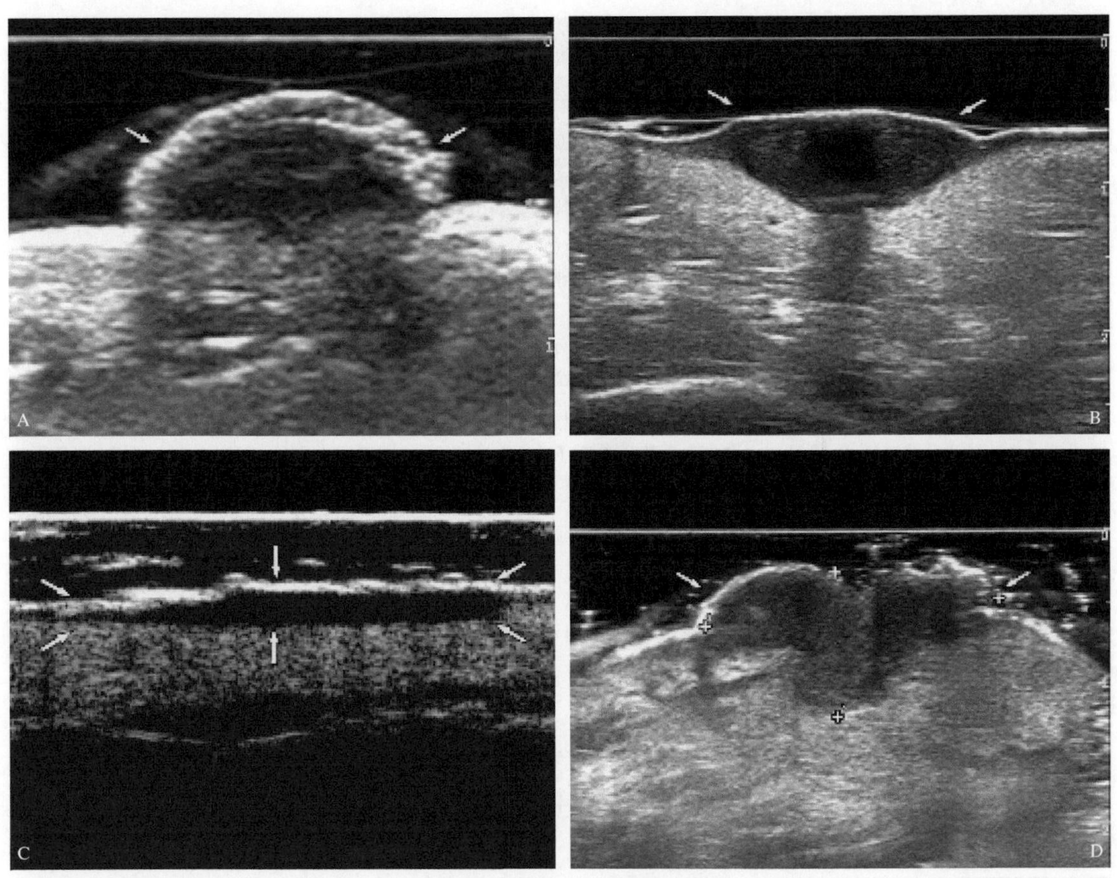

图 4-1-6 **病灶整体形态分型**

A. 半圆形（皮内痣）。B. 椭圆形（皮肤鳞状细胞癌）。C. 匍匐形（脂溢性角化病）。D. 不规则形（皮肤鳞状细胞癌）。箭头所指处为病灶

起，如鳞癌等（图 4-1-6）。

（十）内部构成

内部构成指病灶的成分，分为囊性、实性、及囊实混合性（图 4-1-7）。

对于实性病灶，需要描述其内部回声水平，如高、等或低回声，以及回声的分布是否均匀。

对于囊性病灶及囊实混合性病灶的囊性部分，需要描述其无回声部分的透声程度。一般而言，透声好的无回声，意味着内部液体清亮。反之，透声差可呈低回声或高回声，意味着内部液体浑浊甚至呈胶冻状。

对于囊实混合性病灶的实性部分，需要描述其具体形态，如乳头状、结节状或分隔状，结节状的实性部分应按照实性结节的要求进一步描述。

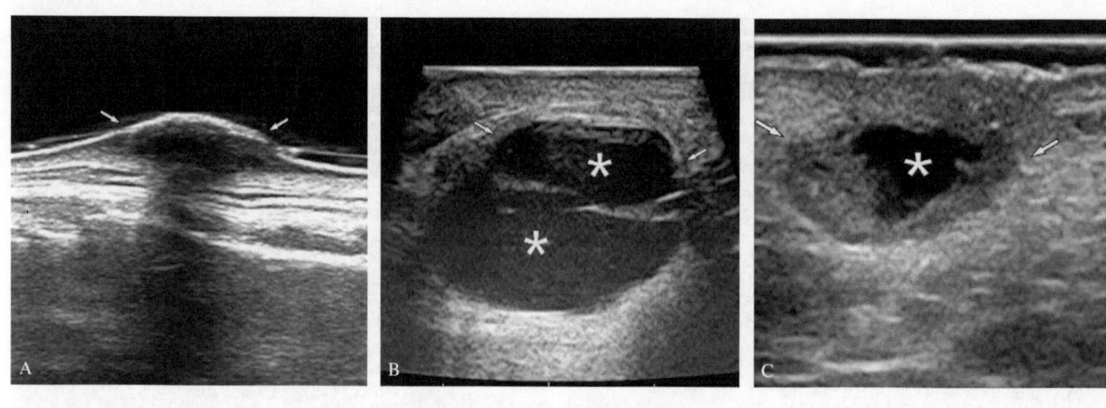

图 4-1-7　病灶内部构成分型

A. 实性（皮肤鳞状细胞癌）。B. 囊性，内部可见条带状分隔（慢性炎性病变）。C. 囊实混合性（皮肤鳞状细胞癌）。箭头所指处为病灶，* 处为囊性部分

（十一）特殊征象

部分皮肤疾病具有特殊的超声表现。如毛母质瘤浅部可存在弧形的近似无回声带的特征性改变，表现为“帽状征”（图 4-1-8A）。鲍恩病可见特征性的“波浪征”——强回声皱褶（图 4-1-8B）。囊性变是结节囊肿型基底细胞癌的特征。部分病灶存在窦道和异物等特殊征象。以上特殊征象均可为临床提供丰富的诊断信息。

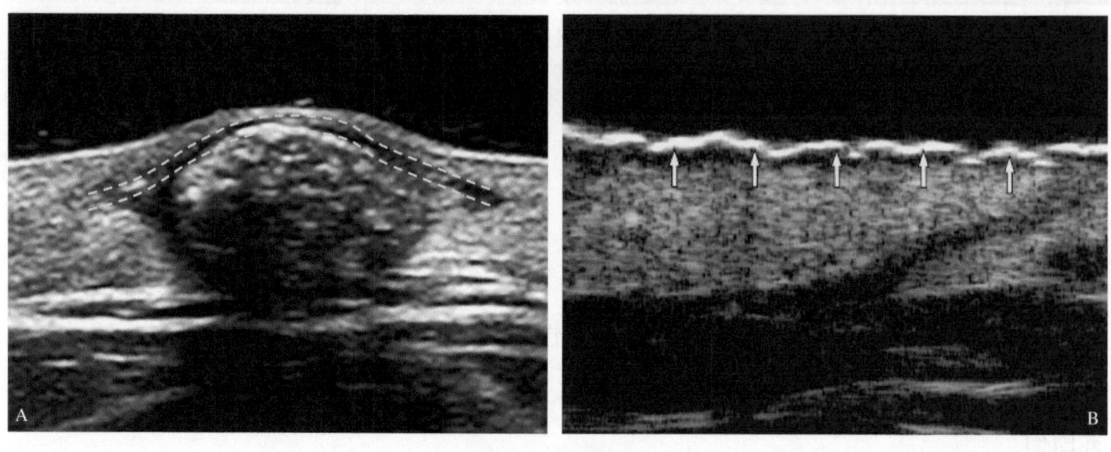

图 4-1-8　特殊征象

A.“帽状征”（虚线描迹处）。B.“波浪征”（箭头所指处为角化过度）

二、彩色多普勒超声

依据血流信号的丰富程度，分为无血流、稀疏血流和丰富血流。无血流表现为病灶内部无彩色多普勒血流信号；稀疏血流表现为病灶内分布短线状、点状且不连续的血流

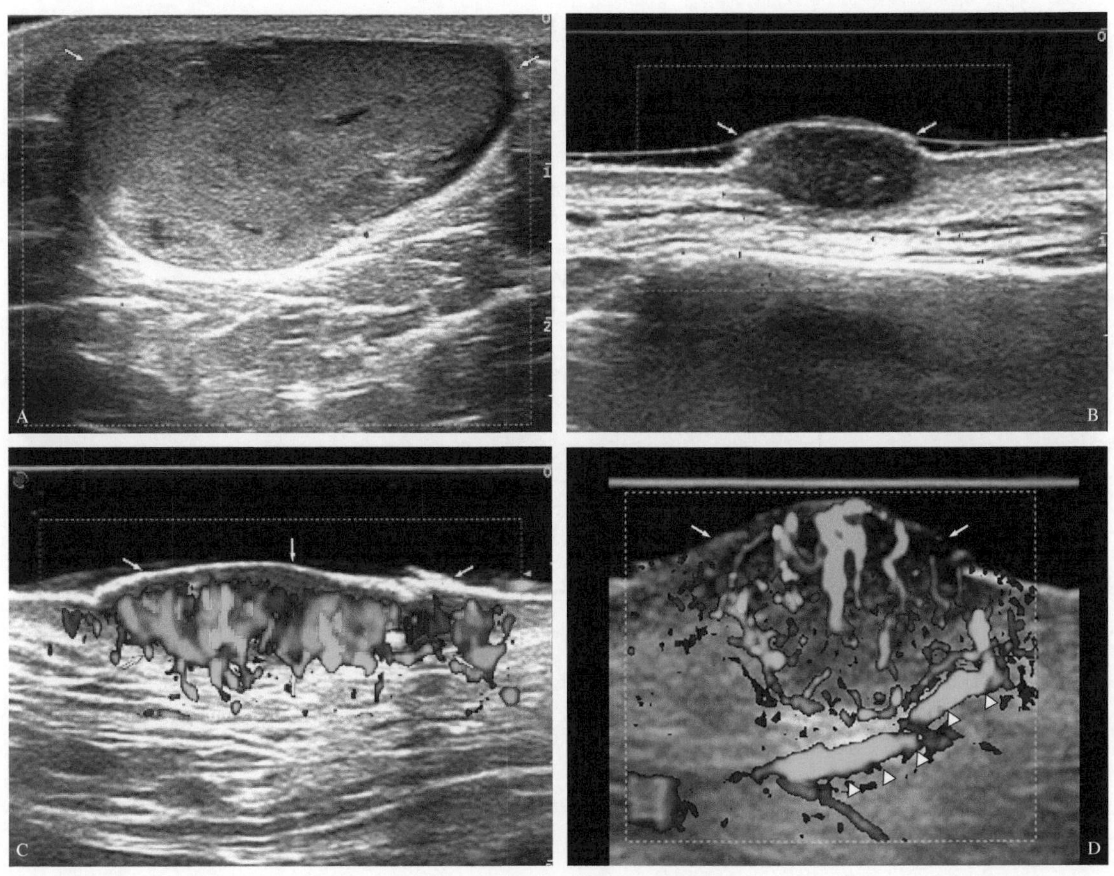

图 4-1-9 **病灶内部血流信号程度分型**

A. 病灶内部无血流信号（表皮样囊肿）。B. 病灶内部稀疏血流信号（复合痣）。C. 病灶内部丰富血流信号，血流信号自病灶基底部向内部呈放射状分布（日光性角化病合并皮肤鳞状细胞癌）。D. 病灶内部丰富血流信号，血流信号主要位于病灶内部，并可见粗大滋养血管（基底细胞癌）。箭头所指处为病灶，△所指处为粗大滋养血管

信号；丰富血流表现为病灶内分布密集、饱满的彩色血流信号，甚至可见病灶周边粗大的滋养血管（图 4-1-9）。

三、脉冲多普勒超声

根据频谱图定量测量血流速度时，临床工作中比较常用的血流参数有收缩期峰值流速（V_s）、舒张末期流速（V_d）、时间平均峰值速度、阻力指数（resistive index，RI）、搏动指数（pulsatility index，PI）和收缩 / 舒张比值（S/D）。

V_s 和 V_d 可在频谱图中直接测出。时间平均峰值速度指一个完整心动周期中受检血管取样容积的空间最高血流速度的时间平均值，可用仪器直接计算出。RI 及 PI 反应了血液在血管内流动时所遇到的阻力，其值越大，表示血液流动时遇到的阻力越大。S/D

多用在产科超声中评价胎盘功能，目前皮肤超声中应用较少。

RI、PI、S/D 可根据 V_s、V_d 和 V_{mean}（即一个心动周期内的平均血流速度）计算出，公式（6）（7）（8）如下：

$$\mathrm{RI}=\frac{V_s-V_d}{V_s} \tag{6}$$

$$\mathrm{PI}=\frac{V_s-V_d}{V_{mean}} \tag{7}$$

$$\mathrm{S/D}=|V_s/V_d| \tag{8}$$

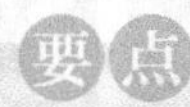

· 皮肤超声图像解读时要描述普通超声图像的一般特征，如病灶大小、边界、内部构成、内部血流信号等。

· 皮肤超声图像解读时同时要描述皮肤专科的特征，如病变所在层次、表面情况、生长形态、角化、基底部情况等。

第二节 · 皮肤超声伪像

超声伪像是指超声声像图表现与其相对应的解剖断面图像之间存在的任何不实际的差异。超声诊断工作中伪像是普遍存在的，皮肤超声也不例外。临床常见的皮肤超声伪像主要包括灰阶超声伪像和多普勒超声伪像。

一、灰阶超声伪像

（一）声影（acoustic shadow）

超声波在传播过程中，遇到密度较大的介质时，如结石、骨骼或瘢痕等，因声阻抗大，超声波被部分或完全反射，其后方的回声低弱，甚至消失。声影提示病变具有高衰减或强反射特征。如病灶表面异常角化可致使病灶后方伴有声影。

（二）混响伪像（reverberation artifact）

超声波垂直照射到平滑大界面上时，声波在探头与界面之间往复反射，也称多次反射伪像（multiple reflection artifacts）。可见于皮肤较大囊肿的前壁。

（三）旁瓣伪像（side lobe artifact）

超声波束分为主瓣和旁瓣。一般位于声源中心、轴线与声源表面垂直的是主瓣，用于超声扫查和成像。旁瓣是对称分布在主瓣周围的数对小瓣，由内向外依次为第一旁瓣、第二旁瓣、第三旁瓣……由第一旁瓣成像重叠于主瓣上产生的重叠效应，称为旁瓣伪像，常出现在液性暗区内，如膀胱结石强回声两侧呈现的薄纱状弧形带。

（四）部分容积效应（partial volume effect）

当病灶尺寸小于超声束宽度，或者虽然大于声束宽度，但仅部分处在声束内时，处在超声束内的正常组织和病灶回声重叠显示在同一图像中，产生部分容积效应。部分容积效应会对病灶显像产生干扰，尤其多见于体积较小的液性病灶。

（五）后方回声增强（posterior acoustic enhancement）

声波通过一个声衰减值低于假定的声衰减值的介质时发生后方回声增强的现象，多见于囊肿后方。

（六）镜像效应 (mirror effect)

镜像效应又称镜面折返虚像。声束遇到深部的平滑镜面时，反射回声如测及离镜面较接近的目标后，按入射途径折返回探头，此时声像图上显示为镜面深部与目标对称的声像图，这种现象称为镜像效应。镜像效应必须在大而平滑的界面上产生。

二、多普勒超声伪像

（一）彩色血流信号“外溢”

由于 PRF 设置过低或彩色增益调节过高，引起彩色血流信号从血管腔“外溢”。通过正确设置 PRF 并适当降低彩色增益，可减少彩色“外溢”。

（二）彩色多普勒快闪伪像（twinkling artifact）

彩色多普勒快闪伪像多见于结石、钙化、肠道气体等的干扰。通过屏住呼吸或探头加压的方式可减少快闪伪像。

（三）闪烁伪像（flash artifact）

闪烁伪像是由心脏、大血管强烈的机械搏动与呼吸运动引起的搏动性彩色信号干扰。利用造影谐波成像可消除闪烁伪像。

（四）混叠伪像（aliasing artifact）

多普勒频移如超过 1/2 PRF（Nyquist 极限），超过阈值限度的部分将发生反转。正确使用适当的 PRF 可避免混叠现象发生。

以上超声伪像在皮肤超声诊断工作中较为常见。了解超声伪像的各种表现，有利于准确识别病灶特征，避免误诊或漏诊。

参考文献

[1] 郭万学 . 超声医学 [M]. 6 版 . 北京 : 人民军医出版社 , 2011.
[2] Harald L, Elisabetta B. WHO manual of diagnostic ultrasound[M]. 2nd. ed. Malta: Gutenberg Press Ltd, 2011.
[3] Kremkau FW. Sonography principles and instruments[M]. 8th ed. St. Louis: W.B. Saunders company, 2010.
[4] Rukavina B, Mohar N. An approach of ultrasound diagnostic techniques of the skin and subcutaneous tissue [J]. Dermatologica, 1979, 158(2): 81-92.

第五章

皮肤肿瘤性病变的超声诊断

第一节 · 良性皮肤肿瘤的超声诊断

一、表皮样囊肿

（一）临床与病理

表皮样囊肿（epidermoid cyst）又称角质囊肿、包涵囊肿、植入性囊肿，是一种真皮内含有角质的囊性肿瘤，其壁由表皮构成，是最常见的皮下肿物之一。本病是由皮肤外伤或手术将表皮细胞碎片植入皮下引起，或为胚胎发育时上皮残留并逐渐增殖发育形成。本病多发于人体皮脂腺分布密集的部位，如头、面、背部等。病灶多呈半球形隆起或无明显外观改变，生长缓慢，质软（图 5-1-1）。患者一般无明显不适，多因触及质软或波动感肿物前来就诊。

病理检查：表皮样囊肿一般为有囊壁的囊腔，其囊壁由成层的内含角质透明蛋白颗粒的鳞状上皮细胞组成，囊内充满表皮角化物或白色颗粒油脂样物，偶有钙化。

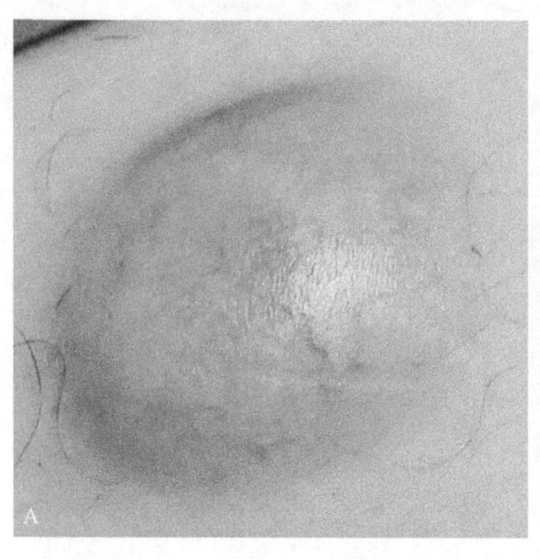

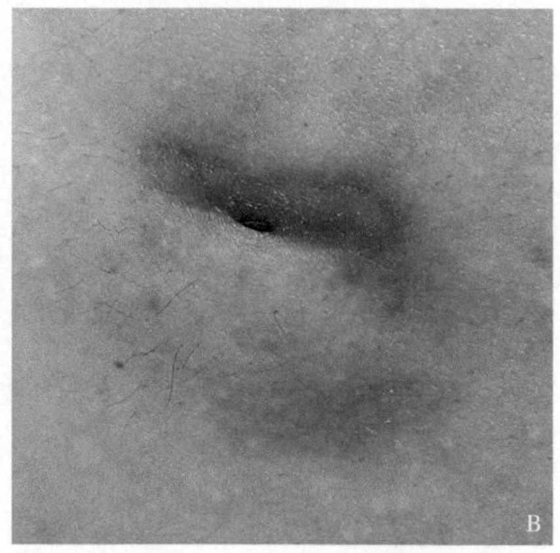

图 5-1-1　**表皮样囊肿肉眼观**

A. 病灶肉眼观：右侧大腿后方见一肉色半球形性隆起，直径约 38.0 mm，边界清晰，表面光滑。B. 病灶肉眼观：右侧肩背部见肉色肿物，略隆起。肿物边缘见一直径约 20.0 mm 的红色瘢痕（患者半个月前行肿物切开引流术）

（二）高频超声

1. 灰阶超声

灰阶超声常表现为位于皮下软组织内的混合回声结构，形态规则，呈结节状生长，表面隆起、光滑。因具有囊壁，故声像图显示病灶与周围组织分界清晰。病灶的两侧可见后方声影，即“侧方回声失落”现象。病灶内部回声一般为弥漫性强弱相间，可见特征性的无或低回声“裂隙”，后方回声增强。病灶常通过窦道与体表相连，一般窦道处于闭合状态（图 5-1-2、图 5-1-3）。

表皮样囊肿有时由于外力可发生破溃，进而引起内容物外泄，此时囊壁的张力消失而塌陷。病灶因此可表现为不规则的低回声结构，与周围组织粘连，分界不清。同时伴有周边软组织增厚、分布紊乱、回声增高等炎性表现。体表可见病灶红肿、破溃。此时需结合患者病史，如曾经触及肿物，破溃后流出豆渣样内容物等来进行诊断（图 5-1-4）。

2. 彩色多普勒超声

病灶内部常无血流信号。若囊壁破裂伴异物肉芽肿性炎症时，病灶内部及周边可测

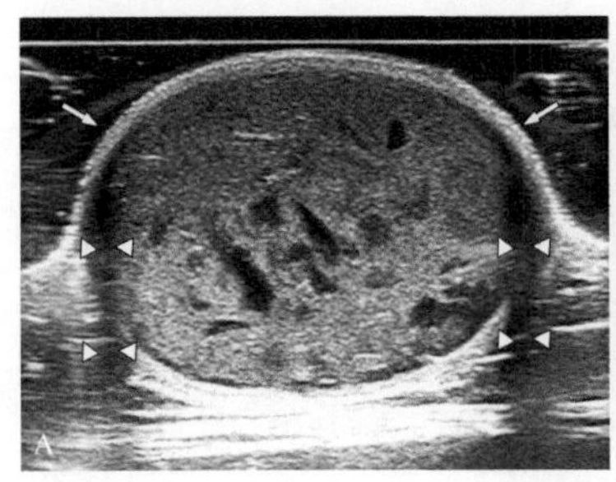
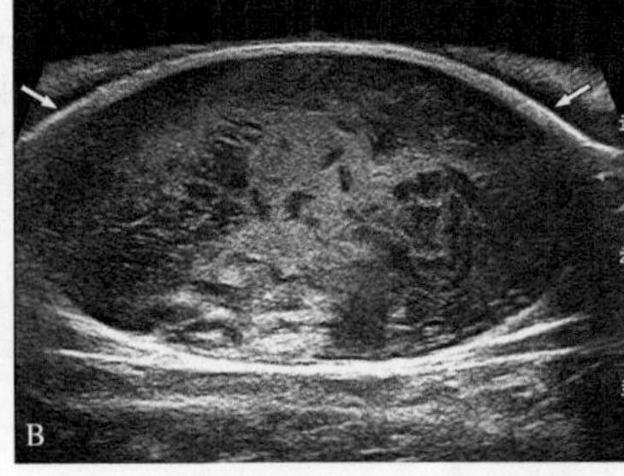
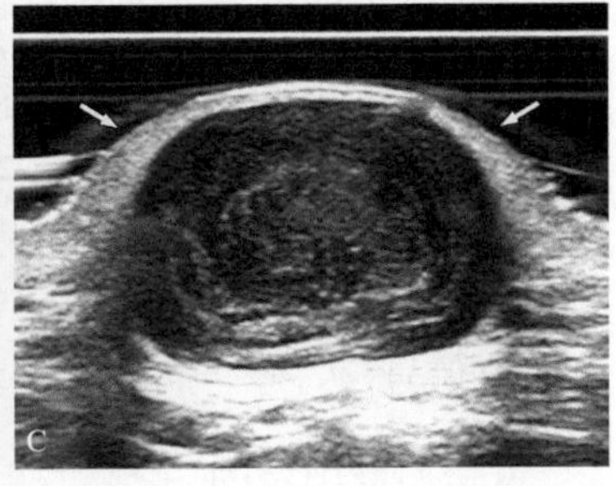

图 5-1-2　**表皮样囊肿典型灰阶超声表现**

A. 灰阶超声：皮下软组织内见一个混合回声结构（箭头所指处），约 31.0 mm×30.0 mm，厚 28.2 mm。表面隆起、光滑，形态呈椭圆形，边界清晰。病灶内部见“裂隙样”无回声区，后方回声增强（探头频率：22 MHz）。B. 灰阶超声：皮下软组织内见一个低回声结构（箭头所指处），约 46.2 mm×37.0 mm，厚 23.0 mm。表面隆起、光滑，形态呈椭圆形，边界清晰。病灶内部回声不均匀，后方回声增强（探头频率：22 MHz）。C. 灰阶超声：皮下软组织内见一个低回声结构（箭头所指处），直径约 20.4×18.5 mm，厚 12.2 mm。表面隆起、光滑，形态呈椭圆形，边界清晰。病灶内部回声不均匀，呈“洋葱皮样”改变，后方回声增强（探头频率：22 MHz）

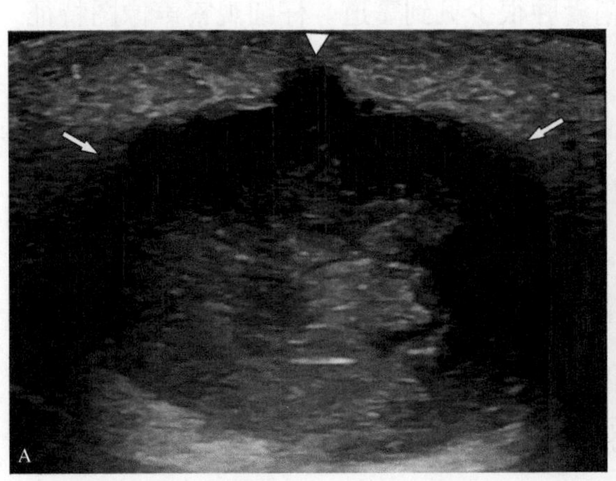
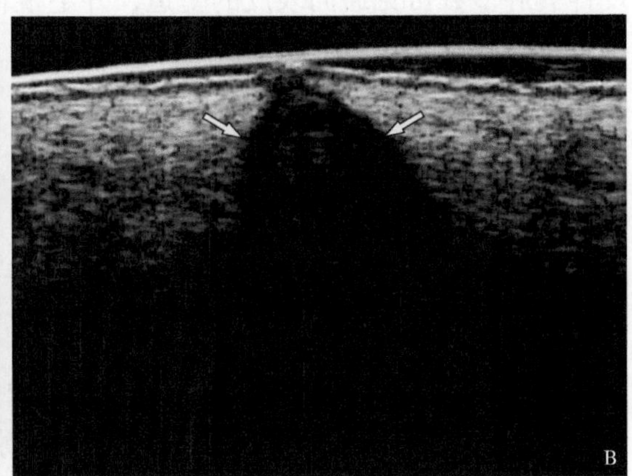

图 5-1-3　**表皮样囊肿伴窦道形成**

A. 灰阶超声：皮下软组织内见一个混合回声结构（箭头所指处），约 20.2 mm×18.5 mm，厚 16.6 mm。形态呈椭圆形，内部回声不均匀，后方回声增强。病灶通过一低回声窦道与体表相通（▽所指处）（探头频率：22 MHz）。B. 灰阶超声：病灶仅部分显示（箭头所指处），但可清晰的显示病灶通过窦道与体表相连（探头频率：50 MHz）

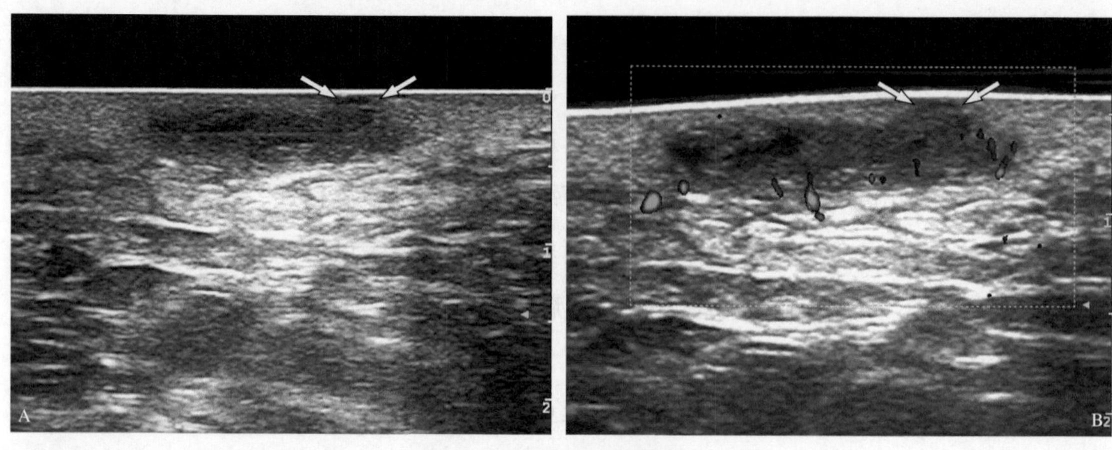

图 5-1-4 **表皮样囊肿破裂**

A. 灰阶超声：皮下软组织内见一个低回声结构，约 17.1 mm × 11.5 mm，厚 4.1 mm。形态尚规则，边界模糊，内部回声不均匀，后方回声增强。病灶左侧边缘通过窦道与表皮相连（箭头所指处）（探头频率：22 MHz）。B. 彩色多普勒超声：病灶内部测出稀疏血流信号（探头频率：22 MHz）

出血流信号。

（三）鉴别诊断

1. 外毛根鞘囊肿

本病好发于头皮等毛发浓密处，而表皮样囊肿好发于头颈和躯干等裸露部位。灰阶超声上，表皮样囊肿内部常可见点片状、条索状强回声和 / 或小片状、不规则裂隙样无回声，具有一定的特异性。而外毛根鞘囊肿多出现特征性的“靶环”征。除此之外，表皮样囊肿多数可见通向表皮的窦道，外毛根鞘囊肿很少见到窦道。仔细观察声像图特征，两者可以鉴别。

2. 皮样囊肿

发病部位可作为两者的鉴别点。皮样囊肿是先天性的疾病，最常见的部位是眶周，而表皮样囊肿常位于头颈和躯干等裸露部位。皮样囊肿超声表现为皮下软组织层内圆形或椭圆形的囊性结构，内部呈无回声，部分可见絮状回声。表皮样囊肿典型者呈“洋葱皮样”改变，病灶内部见点状、片状、条索状强回声和 / 或小片状、不规则裂隙样无回声具有一定的特征性。仔细观察两者较易鉴别。

（四）诊断要点

（1）表皮样囊肿可发生于全身，常位于头颈和躯干等裸露部位。肉眼观多为隆起的半圆形结节。边界清晰，表面光滑，质软，生长缓慢。患者无明显不适。

(2) 超声表现为皮下软组织内圆形或椭圆形混合回声结构。其内部见点状、片状、条索状强回声和 / 或小片状、不规则裂隙样无回声具有一定的特征性。典型者呈“洋葱皮样”改变。病灶常见窦道。以上特征均有助于与其他肿物鉴别。

(3) 破溃时内容物流失，病灶会失去结节形态而呈塌陷形态，甚至表现为不规则形。周边软组织也随之肿胀、回声不均匀，表现出炎性症状。

(4) 病灶内部常无血流信号。

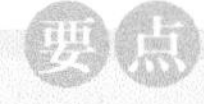

· 表皮样囊肿常位于头颈和躯干等裸露部位，边界清晰，表面光滑，质软，生长缓慢。

· 超声多表现为囊实混合性回声，不规则裂隙样无回声，“洋葱皮样”改变，窦道等具有一定特征性。

二、指 / 趾黏液囊肿

(一) 临床与病理

指 / 趾黏液囊肿 (digital mucous cyst) 又称黏液样囊肿，是指发生于指 / 趾部位的黏液性囊肿，于 1883 年首次被描述为皮肤的滑膜病变。目前本病发生机制尚不明确，多数认为是由邻近关节纤维囊、滑膜组织的退变或真皮、皮下组织黏液样退变引起。指 / 趾黏液囊肿可分为两种类型：①黏液型 (浅表型)：真皮成纤维细胞化生，导致透明质酸过量生成所致。此型与关节腔不通，被认为是局部皮肤黏蛋白沉积症。②腱鞘囊肿型 (深型)：透明质酸从退变关节处通过蒂样结构向外流出。

本病多位于指 / 趾远端指间关节背侧或指甲皱襞处。病灶多为单发的半透明状的隆起，生长缓慢，质软，可有波动感，破溃后流出黏液。多见于中老年患者，患者一般无明显不适，多因于指 / 趾处触及质软肿物前来就诊。多数患者伴有关节背侧面骨赘形成，骨赘形成与发展致关节内滑液增加可能是指 / 趾黏液囊肿形成的因素。本病复发率高，文献报道囊肿单纯切除后复发率为 25%~50%。

病理检查：可见纤维囊内有假囊腔，囊内有黏液样基质和成纤维细胞，其内壁无真正上皮细胞。

（二）高频超声

1. 灰阶超声

（1）黏液型：常表现为位于皮下软组织内孤立的无回声结构，与邻近关节无联系。病灶表面隆起、光滑，多数呈圆形或椭圆形，边界清晰，内部透声佳，后方回声增强。

（2）腱鞘囊肿型：较黏液型指 / 趾黏液囊肿位置略深，常表现为关节处的无回声结构，与关节腔相通。病灶表面隆起、光滑，形态规则或不规则，边界清晰，内部透声佳，后方回声增强。

2. 彩色多普勒超声

病灶内部无血流信号（图 5-1-5）。

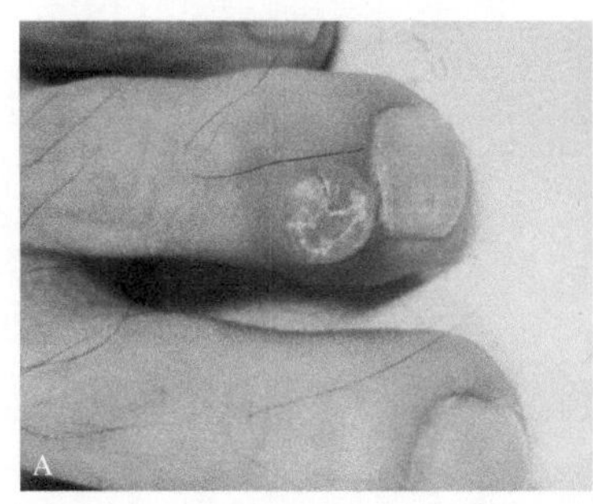
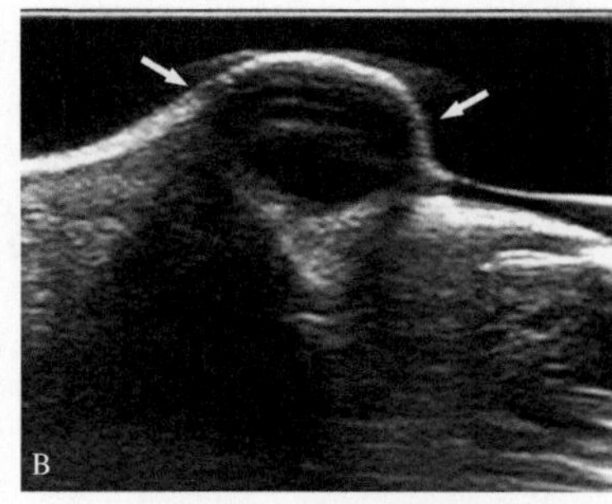
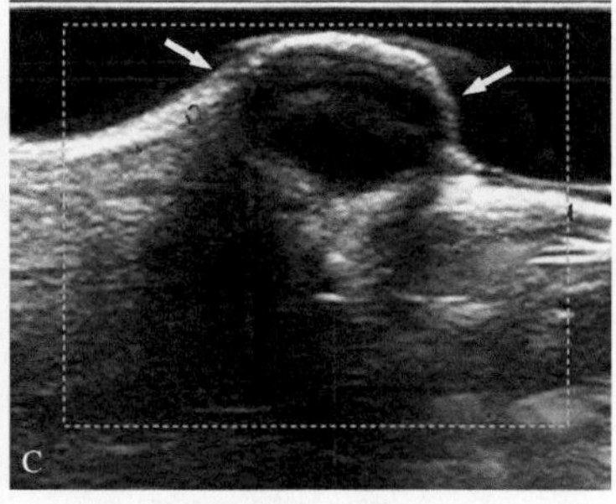

图 5-1-5 **趾黏液样囊肿**

A. 病灶肉眼观：左足第三趾见一约 6.0 mm × 4.0 mm 的半透明状的隆起，边界清晰，表面欠光滑。B. 灰阶超声：皮下软组织内见一个无回声结构（箭头所指处），约 5.8 mm × 4.2 mm，厚 2.5 mm，表面隆起、欠光滑，形态规则呈椭圆形，边界清晰。病灶内部透声佳，后方回声增强（探头频率：22 MHz）。C. 彩色多普勒超声：病灶内部未见血流信号（探头频率：22 MHz）。

（三）鉴别诊断

1. 表皮样囊肿

首先，发病年龄及部位有助于两者鉴别，表皮样囊肿可发生于任何年龄，常见于头颈和躯干等裸露部位，很少发生于指 / 趾端；而指 / 趾黏液囊肿好发于中老年患者，特征性部位为指 / 趾远端指间关节背侧或指甲皱襞处，病灶体积多数较小。灰阶超声上，表皮样囊肿内部常可见点片状、条索状强回声和 / 或小片状、不规则裂隙样无回声，具有一定的特异性；而指 / 趾黏液囊肿表现为皮下的无回声结构，内部透声佳，可与关节腔相通，常伴有骨关节炎。

2. Heberden 结节

Heberden 结节是指位于手指远端指间关节背面两侧的骨性膨大，被认为是骨关节炎的特征性标志，可伴有局部压痛。灰阶超声上两者较易鉴别，Heberden 结节表现为骨皮质粗糙，局部外凸，可见骨赘形成；而指 / 趾黏液囊肿表现为皮下的无回声结构，可与关节腔相通，内部透声佳，后方回声增强，但本病常伴有骨关节炎。

（四）诊断要点

(1) 好发于中老年，特征性部位为指 / 趾远端指间关节背侧或指甲皱襞处。

(2) 病灶多为单发的半透明状的隆起，体积一般较小。

(3) 超声表现为皮下的无回声结构，可与关节腔相通，内部透声佳，后方回声增强。

(4) 常伴有骨关节炎。

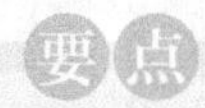

- 指 / 趾黏液囊肿的特征性部位为指 / 趾远端指间关节背侧或指甲皱襞处，外观呈半透明状的小结节。
- 超声表现为皮下的无回声结构，内部透声佳，后方回声增强。
- 本病常伴有骨关节炎，需与 Heberden 结节鉴别。

三、外毛根鞘囊肿

（一）临床与病理

外毛根鞘囊肿（trichi lemmal cyst）为起源于毛囊外根鞘细胞的良性病变，属于皮肤附属器肿瘤，又称毛囊峡部 – 退行期囊肿、毛发囊肿，是一种较少见的皮肤囊肿，女性好发，病程缓慢。偶表现为常染色体显性遗传。本病可能会变化为良性增殖性肿瘤，还可能转变为恶性增殖性外毛根鞘肿瘤，恶变后可能会浸润到周围组织甚至发生远处转移。

本病好发于毛囊密集的区域，90% 出现在头皮，而面部、躯干、腹股沟和四肢发病率较低。患者常因发现皮肤肿物就诊，多数无明显不适，极少数有轻微压痛。病灶多呈半球形隆起或无明显外观改变。通常缓慢生长，光滑可推动。病灶可因创伤发生破裂，引起炎症反应。

（二）高频超声

1. 灰阶超声

病灶为皮肤真皮层或皮下软组织内的低回声结节，形态规则，一般呈椭圆形，边界清晰。病灶内部回声可分为以下三种类型。

(1)“中心靶环”型：表现为病灶周边呈低回声，中央为相对高回声，后方回声增强(图 5-1-6)。

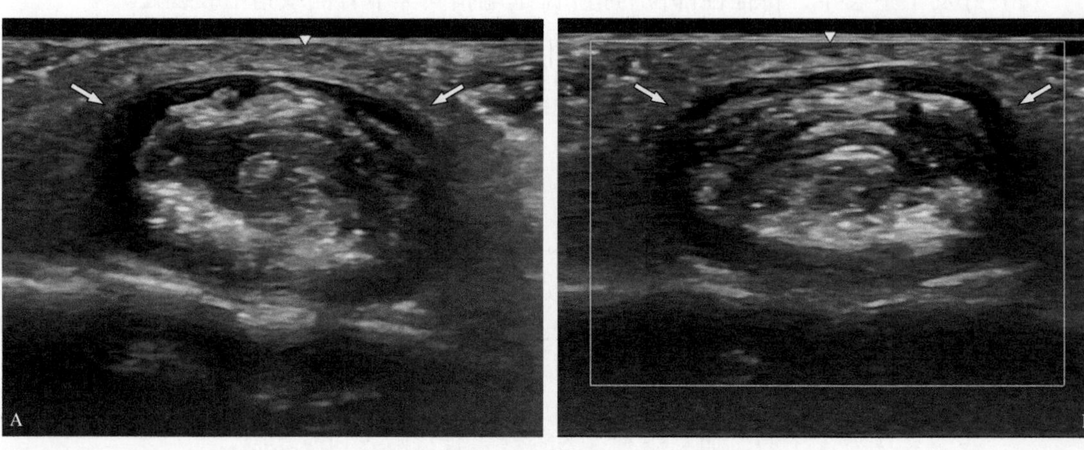

图 5-1-6 **外毛根鞘囊肿“中心靶环”型**

A. 灰阶超声：病灶为位于皮下软组织内的混合回声结构（箭头所指处），约 14.2 mm × 15.2 mm，厚 8.1 mm。形态规则呈椭圆形，边界清晰。病灶周边呈低回声，中央呈高回声，后方回声稍增强（探头频率：22 MHz）。B. 彩色多普勒超声：病灶内部未测出血流信号（探头频率：22 MHz）

(2)“偏心靶环”型：病灶表现为混合回声区，内部以无回声为主，内见偏心结节状高回声区（图 5-1-7）。

(3) 低回声型：少见。病灶表现为不均匀的低回声，内伴点状钙化，没有特征性“靶环”表现（图 5-1-8）。当囊壁局部破裂伴异物肉芽肿反应时，病灶形态欠规则，边界不清晰。

2. 彩色多普勒超声

病灶内部无血流信号；若病变周围存在肉芽组织或囊壁破裂时，周边可测出血流信号。

（三）鉴别诊断

1. 表皮样囊肿

本病好发于头颈和躯干等裸露部位，而外毛根鞘囊肿好发于头皮等毛发浓密处。灰

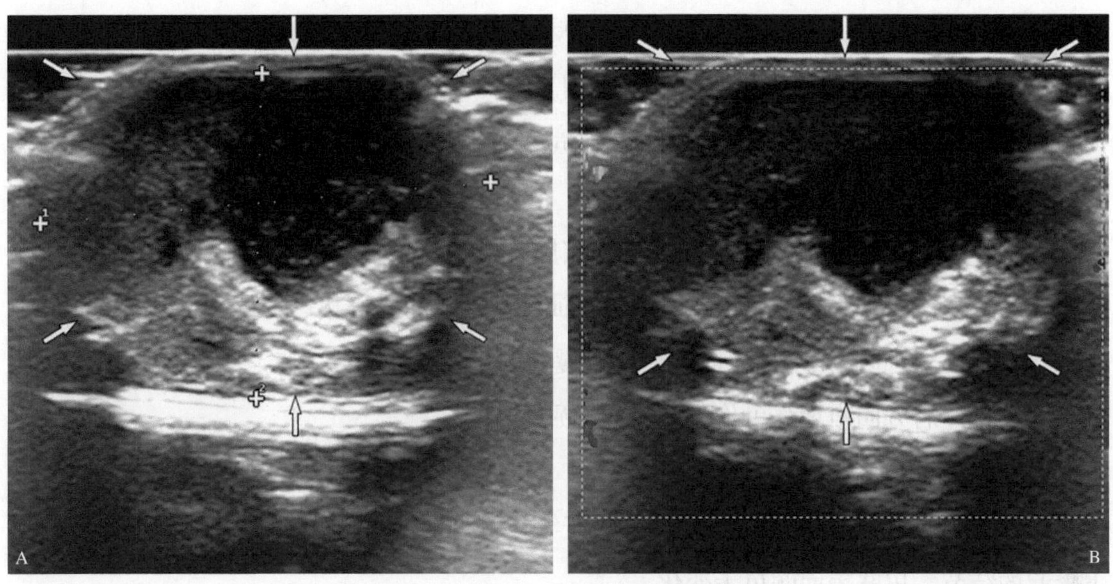

图 5-1-7　外毛根鞘囊肿"偏心靶环"型

A. 灰阶超声：病灶为位于皮下软组织内的混合回声结构（箭头所指处），约 17.6 mm×12.5 mm，厚 9.2 mm。形态规则呈结节状生长，边界清晰。病灶内部回声不均匀，可见无回声区及偏心分布的高回声区，后方回声增强（探头频率：22 MHz）。B. 彩色多普勒超声：病灶内部未测出血流信号（探头频率：22 MHz）

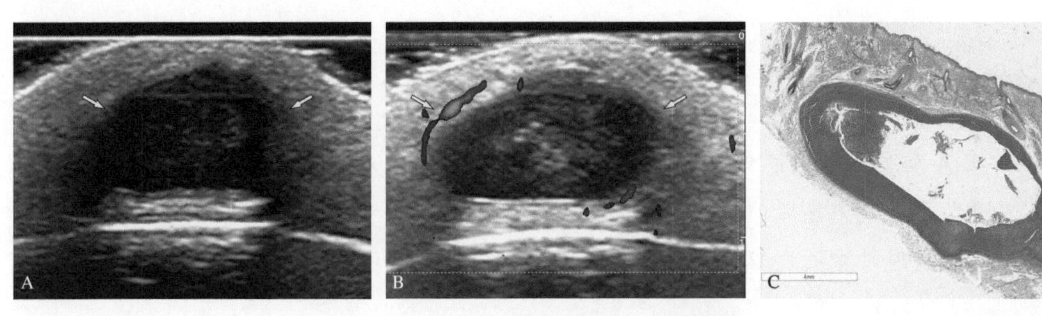

图 5-1-8　外毛根鞘囊肿，低回声型

A. 灰阶超声：病灶为位于皮下软组织内的低回声结构（箭头所指处），约 12.2 mm×9.8 mm，厚 5.7 mm。形态规则呈椭圆形，边界清晰。病灶内部回声不均匀，内见点状高回声结构，后方回声增强（探头频率：22 MHz）。B. 彩色多普勒超声：病灶内部未测出血流信号，周边测出稀疏血流信号（探头频率：22 MHz）。C. 组织病理学（HE 染色，全景扫描）：真皮内可见一囊肿，囊壁由鳞状上皮构成，未见颗粒层，近囊腔处细胞较大，胞质淡染，见外毛根鞘式角化，囊内容物为均一红染致密排列的角质物

阶超声上，表皮样囊肿内部常可见点片状、条索状强回声和 / 或小片状、不规则裂隙样无回声，具有一定的特异性。而外毛根鞘囊肿常出现特征性的"靶环"征。除此之外，表皮样囊肿多数可见通向表皮的窦道，而外毛根鞘囊肿很少见窦道。

2. 皮样囊肿

发病部位可作为两者的鉴别点。皮样囊肿是先天性的疾病，最常见的部位是眶周，

而外毛根鞘囊肿常位于头皮。皮样囊肿超声表现为皮下软组织层内圆形或椭圆形囊性结构，内部呈无回声，可见絮状回声。此时和“偏心靶环”型的外毛根鞘囊肿超声表现相似，超声鉴别存在困难，需结合病史及发病部位综合考虑。

3. 毛母质瘤

好发于儿童和青少年，临床上表现为皮肤外观呈正常肤色或呈红斑样、蓝色的质硬结节。灰阶超声表现为实性结节，内可见特征性的点、片或块状钙化，部分表面可见“帽状征”，病灶后方回声无增强。而外毛根鞘囊肿的皮肤外观呈正常肤色，灰阶超声上病灶内部无钙化，后方回声增强可作为两者的鉴别要点。

（四）诊断要点

（1）本病发病部位具有特征性，好发于毛发浓密处，90% 的病灶位于头皮。多为皮下隆起的结节，皮肤表面颜色无变化。

（2）灰阶超声表现为皮下圆形或椭圆形低回声，或透声差的无回声结节，后方回声增强。病灶内部回声呈“中心靶环”型及“偏心靶环”型具有一定的特异性。

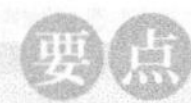

· 外毛根鞘囊肿为起源于毛囊外根鞘细胞的良性病变，可能会变化为良性增殖性肿瘤甚至恶性增殖性外毛根鞘肿瘤。

· 好发于毛发浓密处，90% 的病灶位于头皮。

· 超声表现“中心靶环”征及“偏心靶环”征等具有一定特征性。

四、浅表脂肪瘤

（一）临床与病理

脂肪瘤（lipoma）是一种临床常见的由成熟脂肪细胞构成的软组织良性肿瘤。各种年龄均可发病，多见于 40~60 岁的中年人，儿童较少见。脂肪瘤可发生于身体任何有脂肪的部位，好发于胸腹壁、肩胛及四肢等部位。按病灶所在的深度不同，脂肪瘤分为浅表脂肪瘤和深部脂肪瘤。浅表脂肪瘤主要生长在皮下。深部脂肪瘤见于肢体深部和肌间，多沿肌肉生长，可深达骨膜，但很少侵犯骨骼。浅表脂肪瘤边界清晰，质地较软。当病灶位于较表浅的部位时，外观可隆起（图 5-1-9）。患者常因无意中触及体表包块就诊，

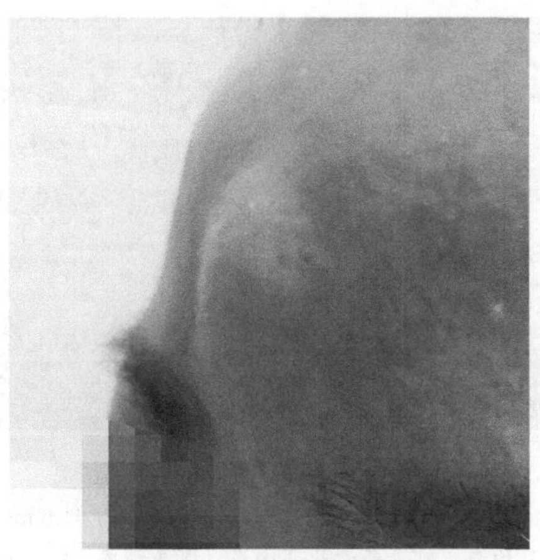

图 5-1-9 **浅表脂肪瘤肉眼观**

病灶肉眼观：前额隆起型的椭圆形结节，约 25.0 mm × 20.0 mm，皮肤表面颜色无变化

多数患者无明显临床症状，部分可有局部的酸胀和疼痛。脂肪瘤很少恶变，手术易切除。

（二）高频超声

1. 灰阶超声

表现为皮下脂肪层内的低、等或高回声的实性结构。病灶呈纺锤形、椭圆形或类圆形等，边界清晰。表现为低回声的脂肪瘤常单发，多数位置较深，体积较大。病灶内部可见短线状、条索状高回声，可见包膜。表现为高回声的脂肪瘤常多发，多数位置较浅，体积较小。病灶后方回声无增强（图 5-1-10~ 图 5-1-12）。

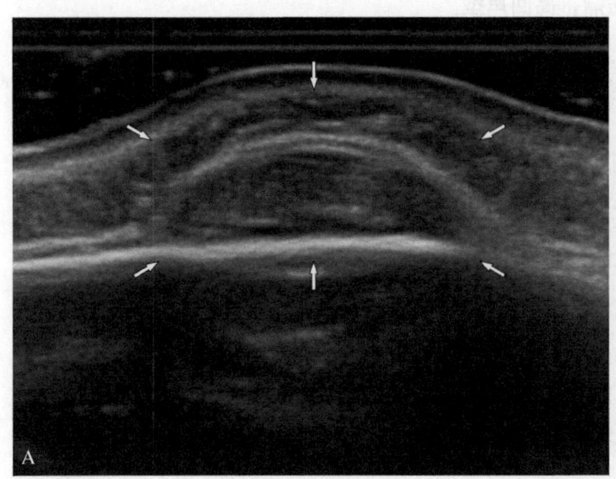

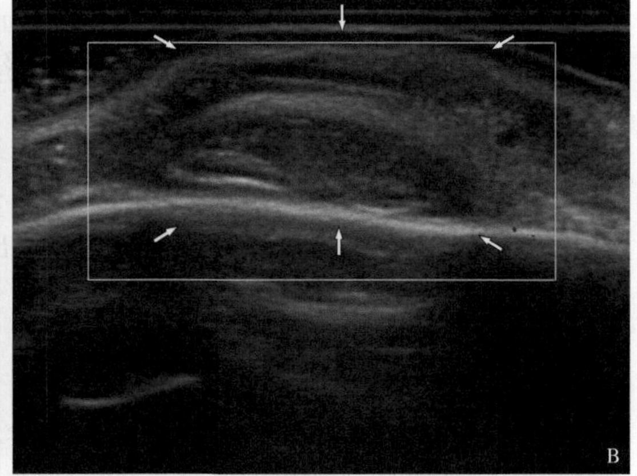

图 5-1-10 **脂肪瘤，低回声型**

A. 灰阶超声：皮下脂肪层内见一个椭圆形的低回声结构（箭头所指处），约 22.5 mm × 19.2 mm，厚 10.2 mm。形态规则，边界清晰，可见包膜。病灶内部回声欠均匀，可见短线状高回声（探头频率：18 MHz）。B. 彩色多普勒超声：病灶内部未测出血流信号（探头频率：18 MHz）

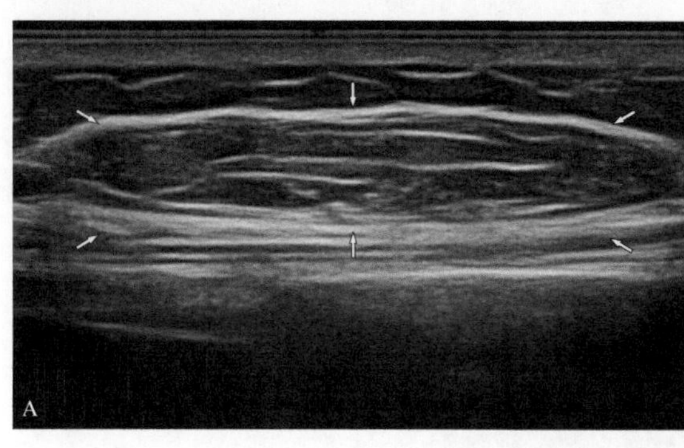

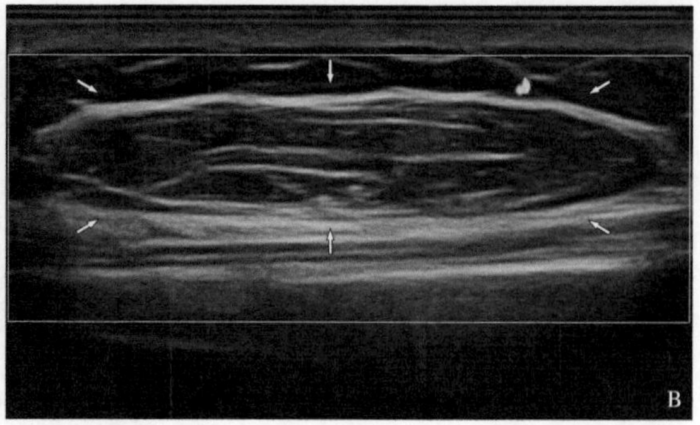

图 5-1-11 **脂肪瘤，等回声型**

A. 灰阶超声：皮下脂肪层内见一个纺锤形的等回声结构（箭头所指处），约 41.6 mm × 39.0 mm，厚 16.2 mm。形态规则，边界清晰，可见包膜。病灶内部回声欠均匀，可见条索状高回声（探头频率：18 MHz）。B. 彩色多普勒超声：病灶内部未测出血流信号（探头频率：18 MHz）

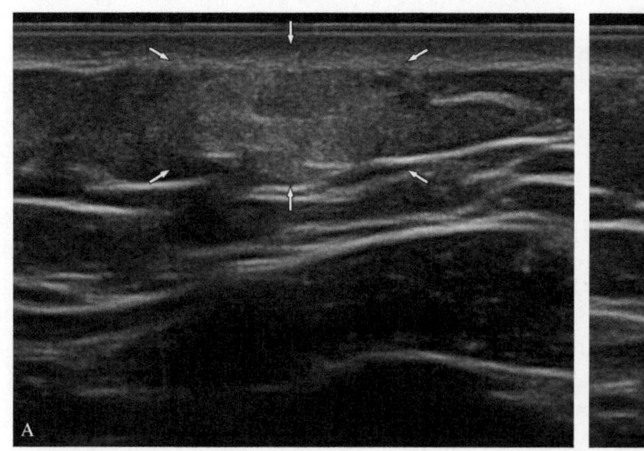

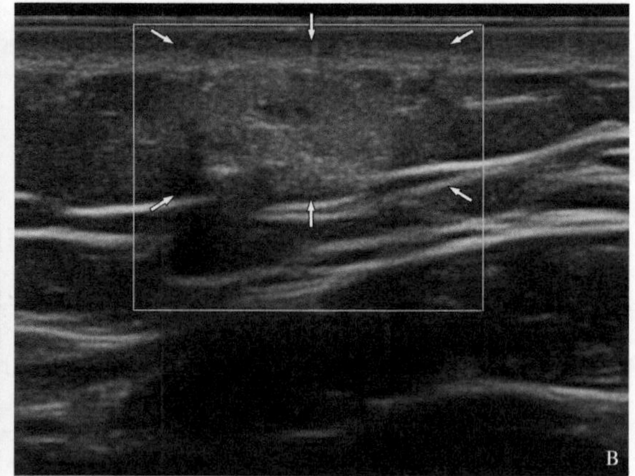

图 5-1-12 **脂肪瘤，高回声型**

A. 灰阶超声：皮下脂肪层内见一个椭圆形的高回声结构，约 15.4 mm × 13.2 mm，厚 11.5 mm。形态规则，边界欠清晰，未见包膜。病灶内部回声均匀（探头频率：18 MHz）。B. 彩色多普勒超声：病灶内部未测出血流信号（探头频率：18 MHz）

2. 彩色多普勒超声

病灶周边及内部未测出血流信号或仅测出稀疏血流信号。

（三）鉴别诊断

1. 脂肪肉瘤

患者多因触及无痛性肿块就诊，临床症状和浅表脂肪瘤相似。脂肪肉瘤病灶多体积较大、形态不规则、边界不清晰、短期生长迅速。超声表现多样，依据其分化程度的不同，超声可表现为高回声、高低不等的混合回声、低回声结构，内部可见纤细分隔。彩色多普勒超声检查病灶内多可测出丰富血流信号。而脂肪瘤多生长缓慢，超声表现为良性肿瘤的特征，如形态规则、边界清晰等。

2. 皮肤纤维瘤

两者从病灶外观和超声表现方面均易鉴别。皮肤纤维瘤的病灶外观呈正常肤色或呈黄褐色、黑褐色的质硬小结节，外凸。而浅表脂肪瘤皮肤肤色正常，可呈局部隆起的结节，质软。灰阶超声上，皮肤纤维瘤位于真皮层内，边界不清晰，无包膜，病灶内部回声均匀。而浅表脂肪瘤位于脂肪层内，边界清晰，可见包膜，病灶内部回声不均匀，可见条索状高回声。

（四）诊断要点

（1）多数病灶表现为可触及的质软肿物。病灶所在处的皮肤表面无颜色改变。大部分患者无临床症状，部分患者病灶所在处伴有酸胀或轻微压痛。

（2）病灶位于皮下脂肪层内，呈纺锤形、椭圆形或类圆形的结节。以高回声型居多，低回声型者内部可见短线状、线状高回声。病灶周边及内部未见彩色血流信号或仅测出稀疏血流信号。

要点

- 脂肪瘤是临床常见的软组织良性肿瘤，多生长缓慢、形态规则、边界清晰。
- 脂肪瘤根据位置深浅和部位可表现为不同的回声。位置较浅者多为高回声，多发；位置较深者多为低回声，单发。

五、色素痣

（一）临床与病理

色素痣（pigmented nevus），通常也被称为黑素细胞痣（melanocy nevus）、细胞痣（cellular nevus）、痣细胞痣（nevocellular nevus），是由痣细胞所构成的皮肤良性肿瘤。临床上比较常见，体表各部位均可发病。婴幼儿到老年人均可发生，往往从青春期开始，随年龄增长病灶数目逐渐增加。女性较男性多发，白人较黑人多发。

由于痣细胞中色素的含量不同，病灶外观可呈黑色、褐色、蓝黑色，少数呈肤色或淡红色。病灶表面粗糙，呈细小颗粒样改变（图 5-1-13）。色素痣的发病机制为黑素细胞由神经嵴向表皮移动时，受到意外原因的影响，导致黑素细胞聚集而形成。痣细胞巢由

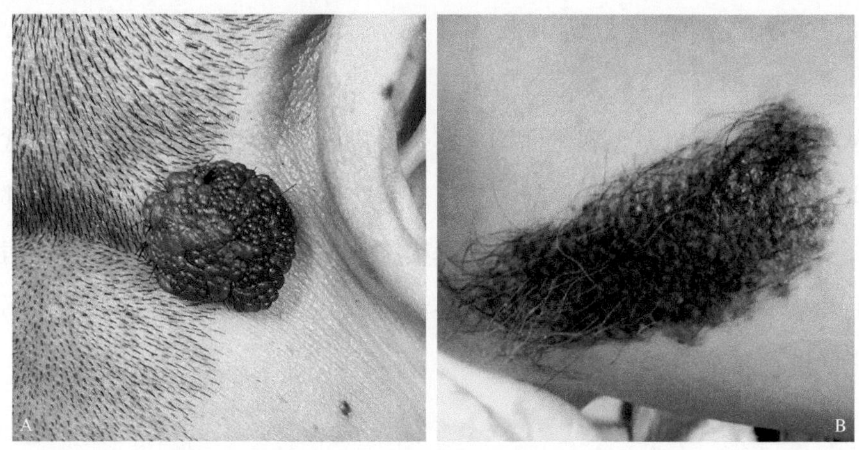

图 5-1-13 **色素痣肉眼观**

A. 病灶肉眼观：右耳后见一褐色肿物，呈球形凸起，约 25.0 mm × 25.0 mm，表面粗糙呈细小颗粒样。B. 病灶肉眼观：右大腿见一黑色片状皮肤改变，范围约 40.0 mm × 25.0 mm，表面粗糙呈细小颗粒样，同时见较多黑色毛发

基底层向真皮层移动的过程，也是痣细胞成熟的过程，通常认为越成熟的色素痣发生恶变的概率越低。

根据组织学上痣细胞的位置不同，将色素痣分为三种：①交界痣：痣细胞巢主要位于皮肤的表皮和真皮之间，形态规则，与周边细胞有明显的界线。②皮内痣：痣细胞巢仅存在于真皮层内，表皮正常。③混合痣：包含交界痣和皮内痣的双重特点。

（二）高频超声

1. 灰阶超声

病灶表现为位于表皮和 / 或真皮层内的低回声结构，表面隆起或整体外凸，无明显角化，可因细小裂隙呈锯齿状起伏，由于裂隙之间的气体影响可形成不规则的声影。病灶形态规则或不规则，呈结节状生长，边界清晰，基底部平坦。病灶内部回声不均匀，可见条索状高回声。

2. 彩色多普勒超声

病灶内部可测出血流信号（图 5-1-14~ 图 5-1-16）。

（三）鉴别诊断

1. 脂溢性角化病

色素痣多呈黑色或褐色的凸起，表面粗糙呈细小颗粒样改变。脂溢性角化病后期病灶变得粗糙，呈黑褐色，表面粗糙、不光滑，典型者呈“脑回样”改变。当病灶表现不典型时与色素痣鉴别困难。

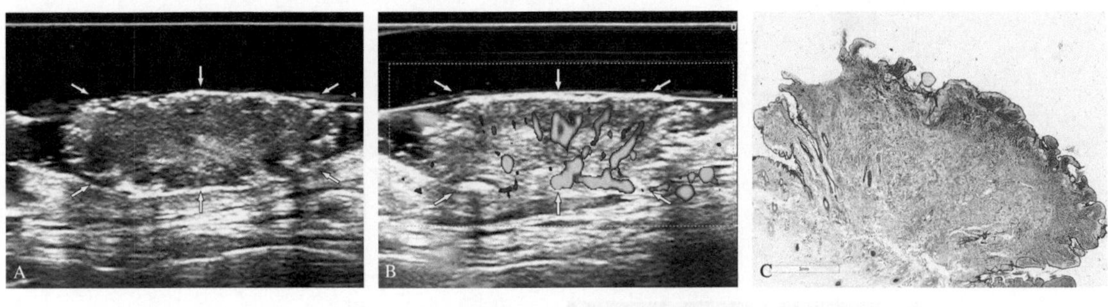

图 5-1-14 **皮内痣**

男性，45 岁。A. 灰阶超声：病灶呈一个椭圆形的低回声结构（箭头所指处），约 23.2 mm × 20.5 mm，厚 8.2 mm。形态规则，整体向皮肤外凸出，边界清晰，基底部位于真皮层。病灶内部回声不均匀，周边可见点、块状的强回声，部分后方见声影，为病灶表面裂隙内空气的声像图表现（探头频率：22 MHz）。B. 彩色多普勒超声：病灶内部测出丰富血流信号（探头频率：22 MHz）。C. 组织病理学（HE 染色，全景扫描）：表皮大致正常，真皮内大量痣细胞增生，成巢及散在分布，有成熟现象，浅层部分痣细胞含色素颗粒

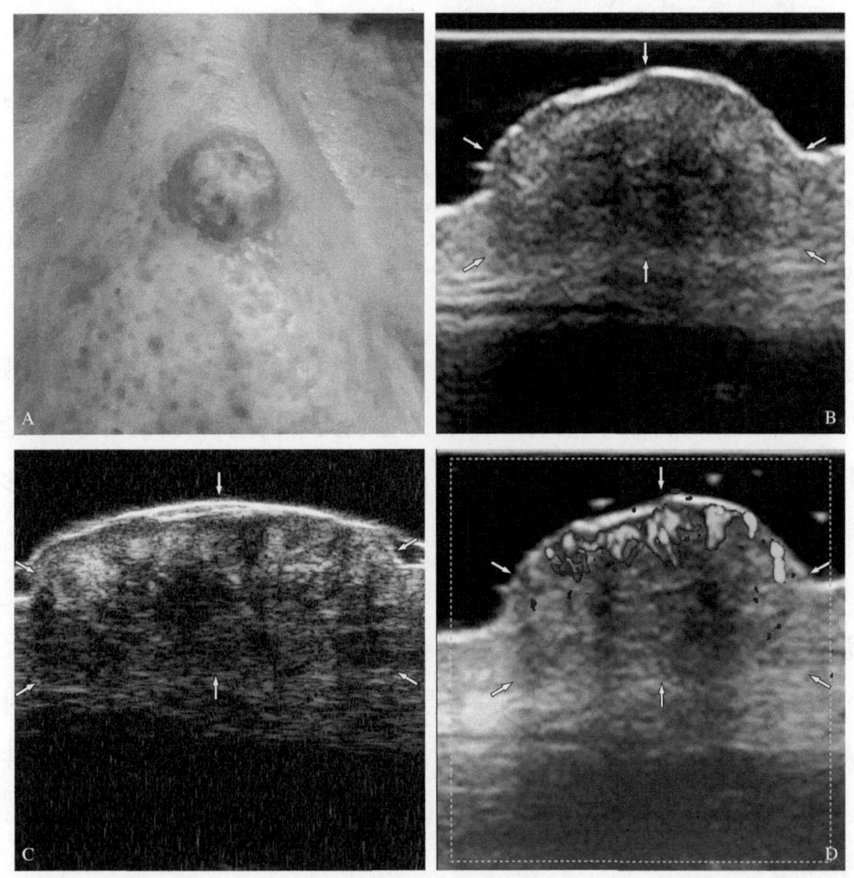

图 5-1-15 **皮内痣**

男性，56 岁。A. 病灶肉眼观：鼻中部见一黄豆大小的半球形肿物，表面为正常肤色，无破溃，边界清晰。B. 灰阶超声：真皮层内见一个稍低回声结构（箭头所指处），约 9.6 mm × 8.2 mm，厚 5.2 mm。表面隆起、光滑，形态规则呈结节状生长，边界清晰，基底部位于真皮/皮下软组织交界处。病灶内部回声不均匀（探头频率：22 MHz）。C. 灰阶超声：更清晰地显示病灶基底部累及的层次（探头频率：50 MHz）。D. 彩色多普勒超声：病灶内部测出丰富血流信号（探头频率：22 MHz）

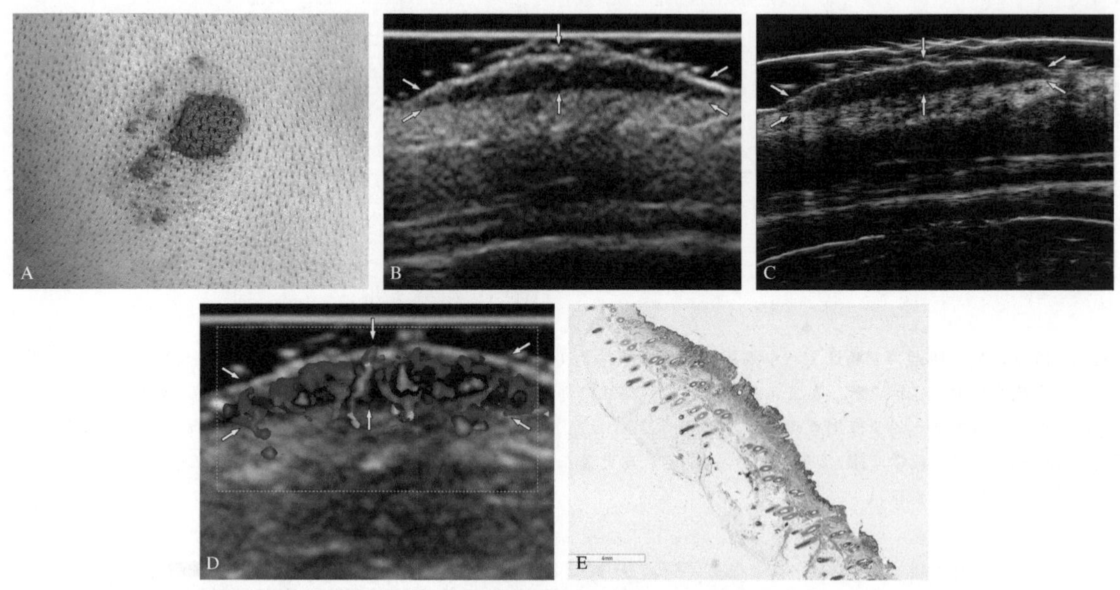

图 5-1-16 **复合痣**

女性，7 岁。A. 病灶肉眼观：右侧头皮见一蚕豆大小的黑色丘疹，外凸，边界清晰。其边缘见散在数个米粒大小黑色斑疹。B. 灰阶超声：表皮层内见一个低回声结构（箭头所指处），约 15.2 mm × 13.2 mm，厚 5.4 mm。表面隆起、粗糙、无异常角化，形态规则呈结节状生长，边界清晰，基底部位于表皮 / 真皮交界处。病灶内部回声均匀（探头频率：22 MHz）。C. 灰阶超声：更清晰地显示病灶基底部所在部位（探头频率：50 MHz）。D. 彩色多普勒超声：病灶内部测出丰富血流信号（探头频率：22 MHz）。E. 组织病理学（HE 染色，全景扫描）：表皮大致正常，基底层及真皮内痣细胞散在或成巢分布，可见成熟现象，浅层痣细胞含色素颗粒

灰阶超声上，脂溢性角化病表现为局限于表皮层内的低回声结构，形态规则，呈结节状生长，表面见过度角化，后方伴声影，是鉴别两者的重要特征。因声影遮挡，彩色多普勒超声检查病灶内部无明显血流信号。而色素痣表面无异常角化，彩色多普勒超声检查病灶内部见血流信号。

2. 恶性黑色素瘤

皮肤恶性黑色素瘤可由色素痣恶变产生。若原有的黑痣突然迅速长大，并出现色素不均匀或较前加深、外形不规整的特点，应高度怀疑黑痣恶变。若同时灰阶超声上，病灶表现为形态不规则、边界不清晰、内部回声不均匀，则更支持恶性黑色素瘤的诊断。

（四）诊断要点

（1）病灶肉眼观多为黑色或深褐色的斑疹、丘疹，呈疣状或乳头状。病灶形态规则、边界清晰、色泽均匀，表面可见裂隙样结构。

（2）色素痣超声表现多样，缺乏特征性表现。主要表现为表皮和 / 或真皮内的低回

声结构，表面隆起、粗糙，形态规则，呈结节状或匍匐形，边界清晰。病灶内部回声均匀或不均匀。

(3) 彩色多普勒超声检查病灶内部测出血流信号。

（五）临床价值

组织学上根据痣细胞部位的不同，将色素痣分为交界痣、皮内痣和混合痣，但目前高频超声尚无法鉴别其分类。高频超声表现可明确病灶基底部累及的层次。在高频超声特征中，表面有无异常角化有助于鉴别色素痣和脂溢性角化病。对于色素痣来说，最重要的是警惕其恶变。病灶的临床体征变化（迅速长大、色素不均或较前加深、外形不规整）及超声特征变化（形态不规则，边界不清晰）有助于临床判断其是否恶变。

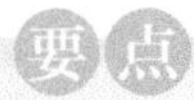

- 色素痣分为交界痣、皮内痣和混合痣。超声表现多样，缺乏特征性表现。
- 高频超声特征中，表面有无异常角化及彩色多普勒超声血流信号有助于鉴别色素痣和脂溢性角化病。
- 病灶的临床体征变化（迅速长大、色素不均或较前加深、外形不规整）及超声特征变化（形态不规则，边界不清晰）有助于临床判断其是否恶变。

六、脂溢性角化病

（一）临床与病理

脂溢性角化病（seborrheic keratosis，SK），又名老年疣，是一种角质形成细胞成熟迟缓所致的皮肤良性肿瘤。文献报道 SK 可能存在潜在的癌变倾向。病灶多单发，早期呈淡黄色或褐色斑片，小而扁平，边界清楚，表面光滑或略呈乳头瘤状。后期随着病程延长，病灶逐渐增大，形状多数规则呈乳头瘤样改变，表面逐渐粗糙呈“脑回样”（图 5-1-17）。SK 可发生于身体的任何部位，患者多数无临床症状，部分伴有瘙痒或疼痛感。病理组织学分为 5 型：角化过度型、棘层肥厚型、腺样型、刺激型和克隆型。SK 病理分型较多，但高频超声表现相似。

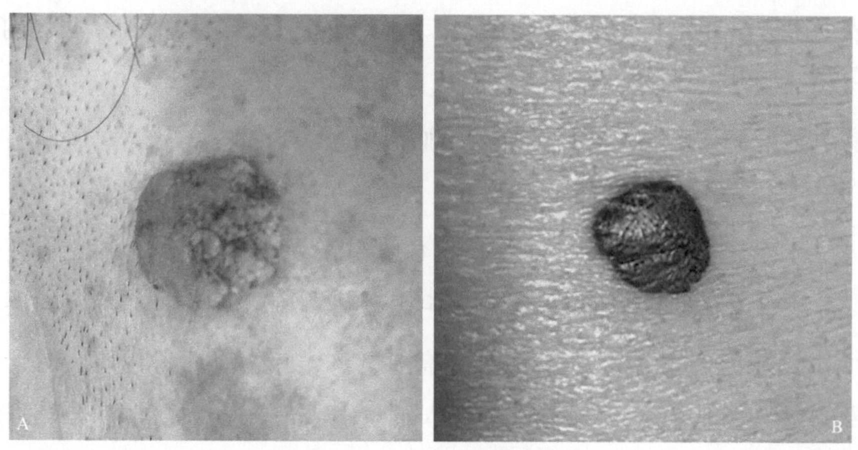

图 5-1-17　**脂溢性角化病肉眼观**

A. 病灶肉眼观：右侧颞部见一直径约 10.0 mm 的褐色斑片样丘疹，边界清楚，表面粗糙。B. 病灶肉眼观：左侧肩背部见一直径约 8.0 mm 的黑褐色丘疹，呈乳头瘤样，表面粗糙呈“脑回样”改变

（二）高频超声

1. 灰阶超声

SK 为局限于表皮层内的低回声结构，典型形态为一弧形隆起，表面可见强回声，后方伴不同程度的声影。但由于 SK 表面存在“脑回样”皱褶，其表面在弧形隆起的基础上，局部呈“锯齿状”改变。SK 的基底部边界清晰、平坦，不突破表皮 / 真皮交界，但由于异常角化产生的声影，基底部显示不清。

2. 彩色多普勒超声

病灶内部可测出血流信号，但异常角化会影响血流信号的显示（图 5-1-18、图 5-1-19）。

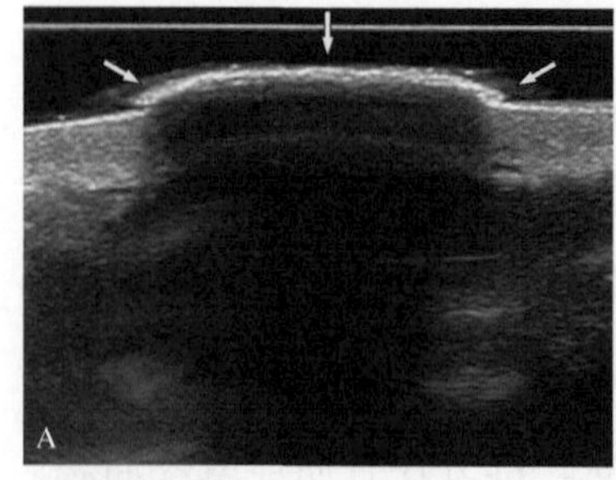

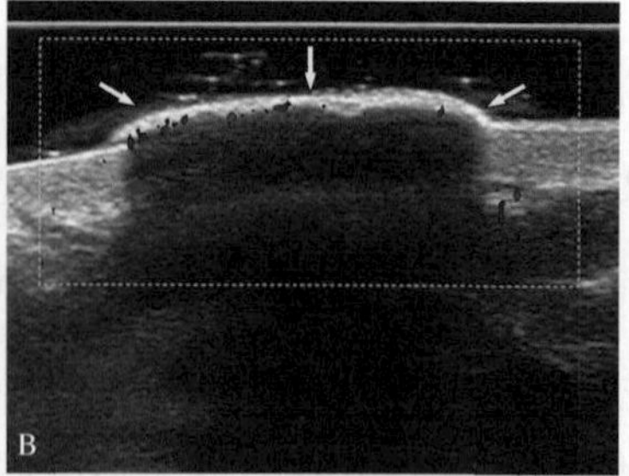

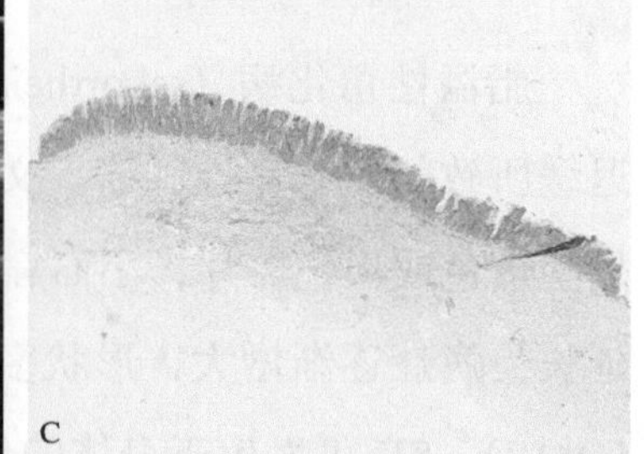

图 5-1-18　**脂溢性角化病**

A. 灰阶超声：病灶形态呈弧形隆起（箭头所指处），约 18.2 mm × 15.2 mm，厚 3.1 mm。表面呈粗线状强回声结构，后方伴声影。基底部因角化过度声影遮挡致显示不清（探头频率：22 MHz）。B. 彩色多普勒超声：病灶内未测出血流信号（探头频率：22 MHz）。C. 组织病理学（HE 染色，全景扫描）：病变外生性生长，基底较平齐，与两端正常表皮大致处于同一水平，显著角化过度，棘层增生，增生细胞为基底样细胞和鳞状细胞，可见角囊肿，有色素颗粒，真皮浅层淋巴细胞浸润

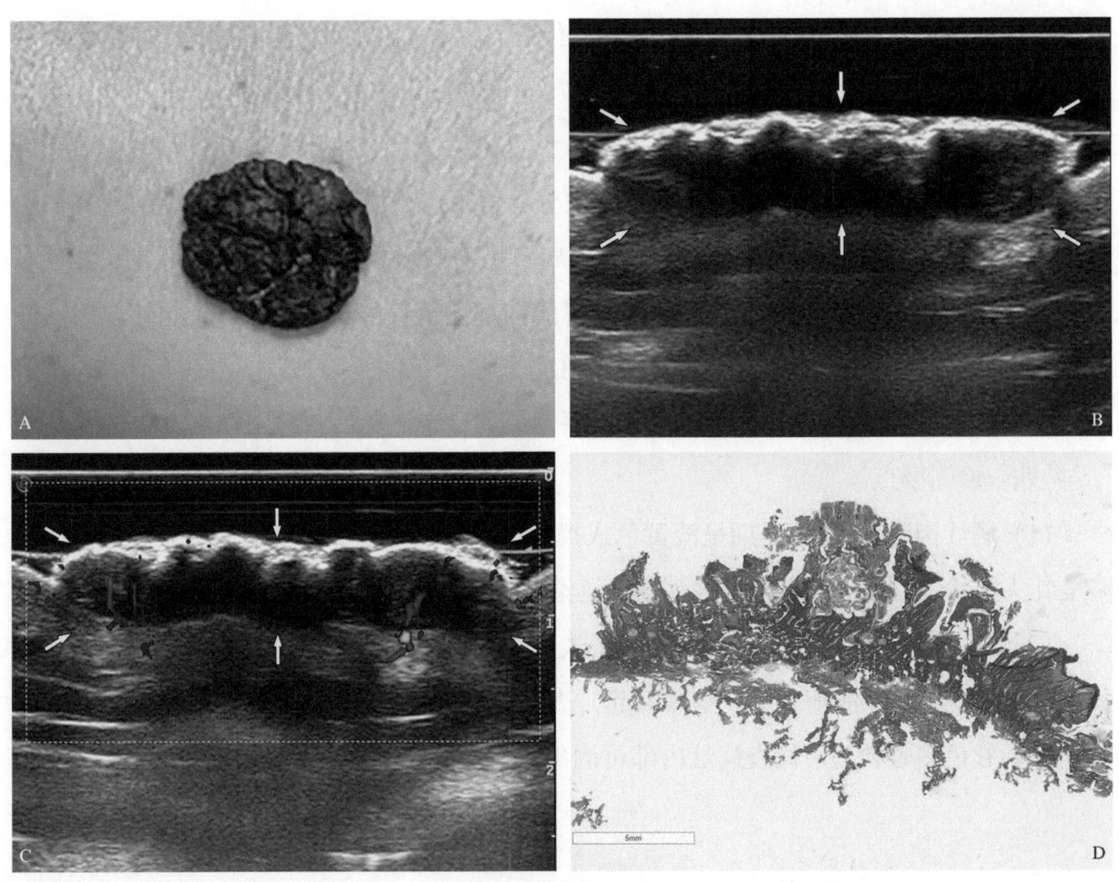

图 5-1-19 **脂溢性角化病**

男性，67 岁。A. 病灶肉眼观：左侧臀部见一直径约 40.0 mm 的黑色丘疹，表面粗糙，可见“脑回样”裂隙。B. 灰阶超声：表皮层内见一个低回声结构（箭头所指处），约 40.2 mm × 39.4 mm，厚 7.5 mm。表面隆起呈皱褶样，可见高低不平的粗线状强回声，形态不规则，基底部清晰，基本位于同一水平面，病灶下方真皮回声减低。病灶内部回声尚均匀（探头频率：22 MHz）。C. 彩色多普勒超声：病灶内部测出稀疏血流信号（探头频率：22 MHz）。D. 组织病理学（HE 染色，全景扫描）：病变外生性生长，基底较平齐，与两端正常表皮大致处于同一水平，显著角化过度，棘层增生，增生细胞为基底样细胞和鳞状细胞，可见角囊肿，有色素颗粒，真皮浅层淋巴细胞浸润

（三）鉴别诊断

1. 日光性角化病

病变早期，两者病灶外观均可为黑色小斑片，肉眼鉴别困难。随病程进展，SK 可呈特征性的“脑回样”改变，有助于两者鉴别。灰阶超声表现：两者均有角化过度，但 SK 基底部位于表皮层，病灶整体隆起，表面的强回声呈均匀的锯齿或分叶状；而日光性角化病基底部可达真皮层，病灶隆起程度较低，表面强回声不均匀、不规则。

2. 基底细胞癌

基底细胞癌位于表皮和 / 或真皮层内。表面平坦或隆起，但比较光滑，多数无异常

角化。而SK局限于表皮层内，表面粗糙，伴有不同程度的角化过度。基底细胞癌内部血流信号较SK丰富。

3. 鲍恩病

两者均局限于表皮层内，基底部与真皮分界清晰。表面均可见不同程度的角化，后方伴声影。但SK呈整体隆起的形态，鲍恩病多呈匍匐形，表面呈皱褶状隆起。彩色多普勒超声对于两者鉴别有一定的帮助，鲍恩病内部血流信号较SK丰富。此外，病灶外观也有助于两者鉴别，鲍恩病外观多为淡红色或暗红色的丘疹或斑片，表面可有鳞屑；SK外观早期呈淡黄色或褐色斑片，小而扁平，后期呈特征性的“脑回样”改变。

（四）诊断要点

（1）病灶肉眼观，SK早期呈淡黄色或褐色斑片，小而扁平，境界清楚。表面光滑或略呈乳头瘤状。后期病灶逐渐增大，表面逐渐干燥、粗糙，呈“脑回样”改变。

（2）灰阶超声上，病灶表现为局限于表皮层内的低回声结构，形态规则或不规则，基底部与真皮层分界清晰。病灶整体隆起，表面见分叶状或锯齿状强回声，后方伴声影。

（3）彩色多普勒超声检查病灶内部可测出血流信号。

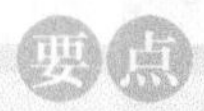

- 脂溢性角化病是一种皮肤良性肿瘤，有潜在癌变倾向。肉眼观表面“脑回样”改变具有特征性。
- 典型者超声表现为局限于表皮层内的弧形隆起。表面可见强回声，局部呈“锯齿状”改变，后方伴不同程度的声影。基底部边界清晰，不突破表皮/真皮交界。
- 主要应与日光性角化病、基底细胞癌、鲍恩病等鉴别。

七、毛母质瘤

（一）临床与病理

毛母质瘤（pilomatricoma）又称钙化上皮瘤，来源于毛囊的毛基质细胞，是一种发生于真皮或皮下组织的良性肿瘤。本病好发于儿童和青少年，常位于头部、颈部和四肢。临床上常单发，偶多发，外观表现为正常肤色、红斑样或蓝色的质硬结节，稍外凸，生长缓慢。患者多无明显临床症状。组织学上肿瘤由细胞成分和钙质构成，可有结缔组织包膜，恶变罕见。

（二）高频超声

1. 灰阶超声

典型灰阶超声表现为真皮或皮下组织内的椭圆形实性病灶。病灶周边见环状低回声，内部见片状或散在点块状强回声，为病灶内的钙质沉着所致，后方伴不同程度的声影。研究显示有 68%~80% 的病灶内可见点状钙化（图 5-1-20、图 5-1-21）。部分病灶内可见

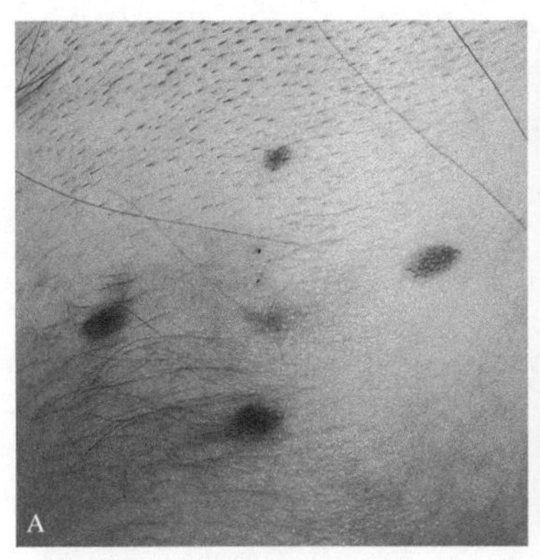
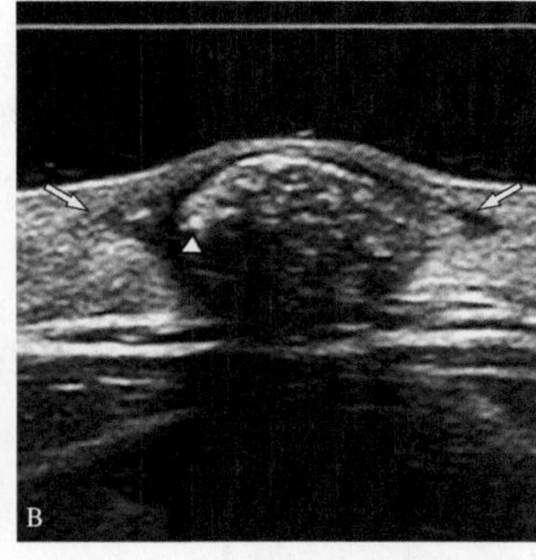
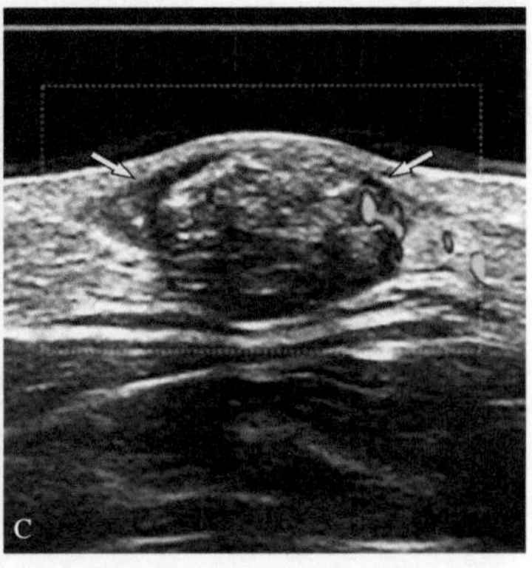

图 5-1-20　**毛母质瘤典型超声表现**

女性，7 岁。A. 病灶肉眼观：左颈后可见一直径约 15.0 mm 的病灶，表面略隆起、无红肿。B. 灰阶超声：皮下软组织内见一个椭圆形的低回声结构（箭头所指处），约 16.2 mm × 14.5 mm，厚 7.5 mm。形态规则呈结节状生长，边界清晰。病灶内部回声不均匀，见多发点状强回声（▽所指处），后方见淡声影。病灶周边见环状低回声，表面见“帽状”低回声（虚线描迹处）（探头频率：22 MHz）。C. 彩色多普勒超声：病灶内部测出稀疏血流信号（探头频率：22 MHz）

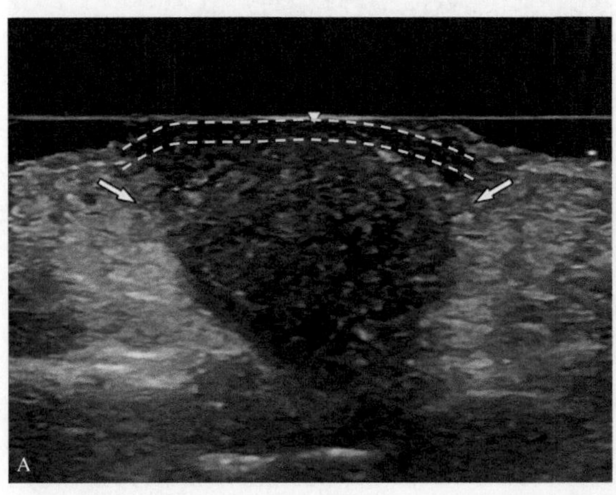
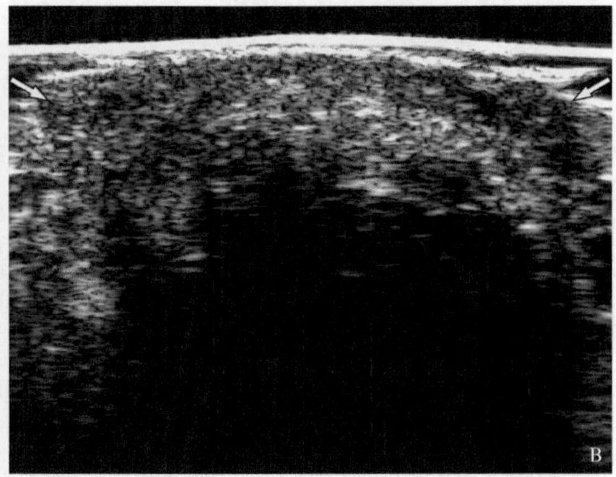

图 5-1-21　**毛母质瘤典型超声表现**

男性，32 岁。A. 灰阶超声：皮下软组织内见一个低回声结构（箭头所指处），约 11.5 mm × 9.2 mm，厚 9.6 mm。形态规则呈椭圆形，边界清晰。病灶内部回声不均匀，内见多发点状强回声，后方见淡声影。病灶表面见“帽状”低回声（虚线描迹处）（探头频率：22 MHz）。B. 灰阶超声：仅见部分病灶及内部的点状强回声，后方见宽大声影。不能完整显示病灶的全貌（探头频率：50 MHz）。C. 彩色多普勒超声：病灶内部测出血流信号（探头频率：22 MHz）。D. 组织病理学（HE 染色，全景扫描）：病灶位于真皮，境界清楚，由大量含丰富嗜酸性胞质的大细胞及少量嗜碱性基底样小细胞构成，可见过渡细胞、影细胞、角化及局部钙化灶（见后页）

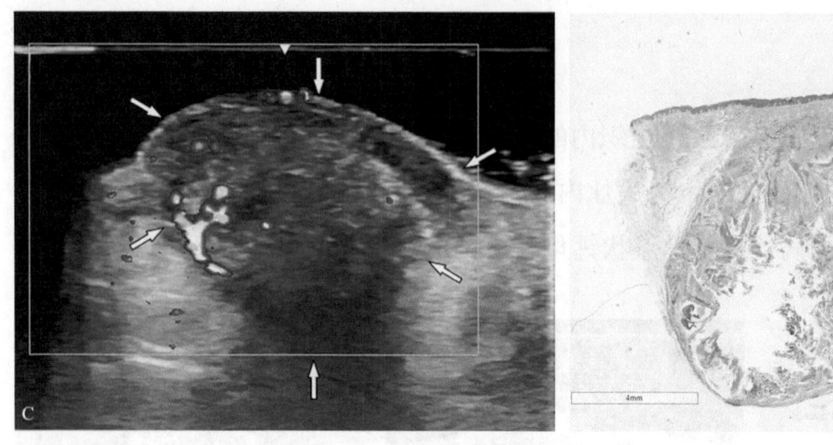

图 5-1-21 （续）

无回声区，为病灶内出血或无核细胞聚集而未出现钙质沉积所致（图 5-1-22）。病灶与周围组织分界清晰。

2. 彩色多普勒超声

病灶内部可测出丰富血流信号，当钙化较多时会影响血流信号的显示。

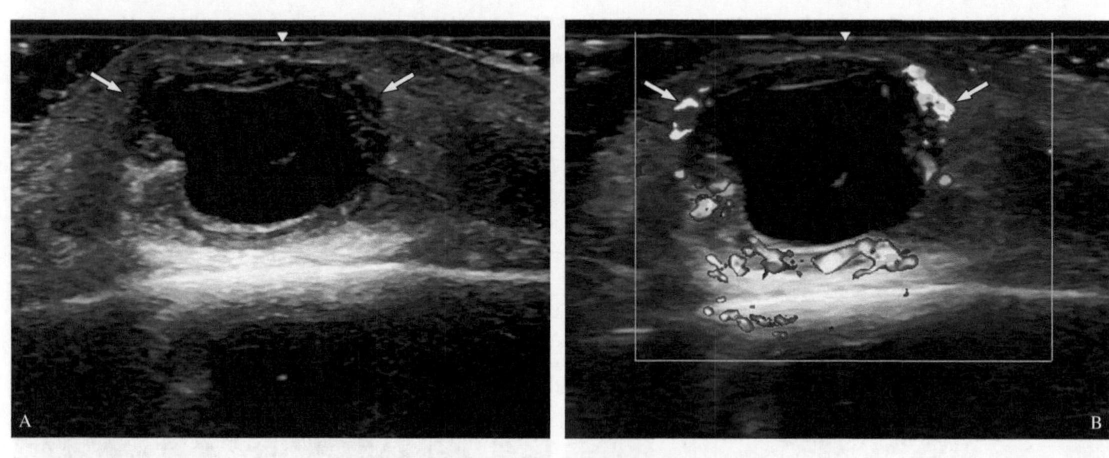

图 5-1-22 **不典型毛母质瘤超声表现**

男性，24 岁。A. 灰阶超声：皮下软组织内见一个无回声结构（箭头所指处），约 14.5 mm × 13.5 mm，厚 10.7 mm。形态规则呈椭圆形，边界清晰。病灶内部透声好，后方回声增强，周边见环状低回声（探头频率：22 MHz）。B. 彩色多普勒超声：病灶周边测出环形血流信号，内部未测出血流信号（探头频率：22 MHz）

（三）鉴别诊断

1. 浅表淋巴结

浅表淋巴结是颈部最常触及的浅表肿物，灰阶超声表现为皮下的低回声结构，内可见淋巴门；彩色多普勒超声检查可显示“门型”血流信号。而典型的毛母质瘤无上述表现，内部多见点状强回声，后方伴淡声影；病灶周边见环状低回声，表面见“帽状”低回声。若单个淋巴结合并钙化时则不易与之鉴别，需结合病史进行诊断。

2. 表皮样囊肿

表皮样囊肿需要与不典型的毛母质瘤鉴别。表皮样囊肿超声表现为皮下混合回声结构，内部回声不均匀，可见裂隙样、斑片状无回声，或点状、短线状高回声。病灶后方回声增强。不合并感染时其内部无血流信号。而不典型毛母质瘤周边可见环形低回声，可测出环形血流信号。

3. 血管瘤伴钙化

毛母质瘤内测出丰富血流信号时需与血管瘤鉴别。此时两者灰阶超声均表现为皮下低回声结构，内见强回声。但血管瘤质地软，探头加压可变形，形态不规则，无明显结节感。频谱多普勒超声检查血管瘤多呈静脉频谱，而毛母质瘤内动静脉频谱均可测出。以上特征有助于两者鉴别。

（四）诊断要点

（1）儿童及青少年多见，病灶肉眼观呈正常肤色、红斑样或蓝色结节，质硬。

（2）灰阶超声表现为皮下软组织内的低回声结构，内部见片状或散在点块状钙化，周边“环状”或“帽状”低回声为其特征性表现。当病灶内为无回声时，诊断存在一定的困难。

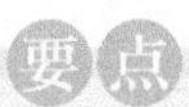

·毛母质瘤是发生于真皮或皮下组织的良性肿瘤，好发于儿童和青少年，常位于头部、颈部和四肢，质硬。

·典型者超声表现为皮下低回声结构，内部见片状或散在点块状钙化，周边见“环状”或“帽状”低回声，为其特征性表现。

八、瘢痕

（一）临床与病理

皮肤瘢痕是人类真皮内特有的纤维代谢性疾病。皮肤损伤愈合的过程中，由于胶原合成代谢机能失常，持续处于亢进状态，以致纤维过度增生，又称为结缔组织增生症。

皮肤瘢痕的病理改变为真皮层内纤维母细胞大量增生和胶原的过度沉积。组织学上可分为：①表浅型瘢痕：发生于表皮或真皮层，局部平坦，一般不引起功能障碍。②增生型瘢痕：发生于真皮深层，凸出于体表，但局限于原有损伤范围。③萎缩型瘢痕：发生于皮肤软组织并可累及皮肤全层，具有很大的收缩性，可牵拉邻近的组织、器官，造成严重的功能障碍。④瘢痕疙瘩：大部分瘢痕疙瘩常发生在局部损伤的1年后。一般表现为突出体表的红色质硬肿块。病灶形状多样，一般不会自然消退，可伴有瘙痒或疼痛。

（二）高频超声

1. 灰阶超声

病灶呈结节状或不规则隆起。依据损伤深度，可能依次出现表皮与真皮、真皮与皮下软组织两条分界线的模糊或者消失。若局限于表皮，超声无特殊改变。若累及真皮，可见真皮层显著增厚，内见絮状、斑片状或云雾状的不规则低回声带，无明显结节感，附属器结构常消失。累及皮下软组织时，上述表现向深部延伸。

2. 彩色多普勒超声

大多数瘢痕内部可呈无或稀疏血流信号（图 5-1-23、图 5-1-24）。

（三）鉴别诊断

本病依据临床病史即可诊断。但从病灶外观上，仍需和隆突性皮肤纤维肉瘤鉴别。

两者病灶均可表现为突出体表的红色质硬肿块。灰阶超声表现有助于两者鉴别。灰阶超声上，隆突性皮肤纤维肉瘤主要位于皮下软组织内，病灶内部可见条带状高回声与低回声相间隔，周边可见特征性的低回声“伪足”伸向脂肪组织，形成特征性的“漩涡征”。而瘢痕表现为真皮层显著增厚，内见絮状、斑片状或云雾状的不规则低回声带，无明显结节感。

（四）诊断要点

（1）具有明确的临床病史，肉眼观可为高出正常皮肤、形状不规则、色红、质硬的结节，也可为平坦的淡红色斑片。

（2）病灶表皮角质层仍连续，但不规则隆起。真皮层增厚，局部回声减低，边界不清晰，无明显结节感。

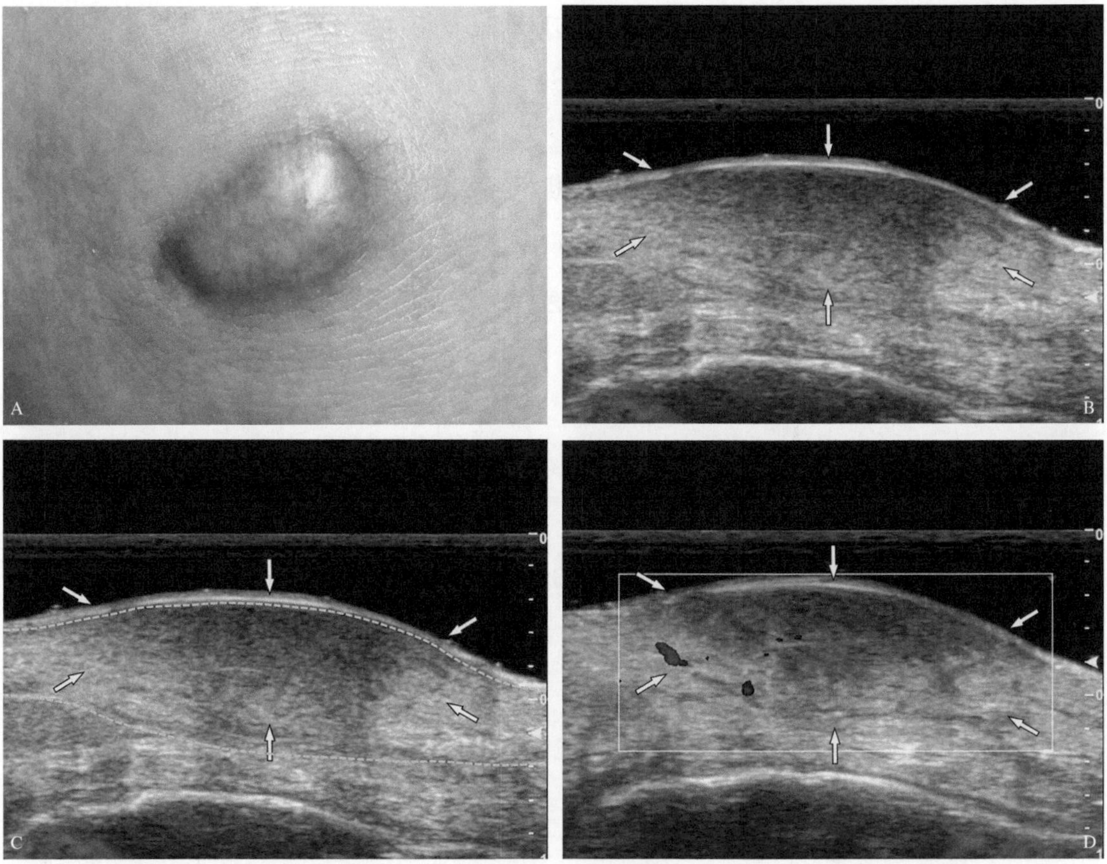

图 5-1-23 **瘢痕疙瘩**

女性，35 岁。A. 病灶肉眼观：左膝可见一直径约 15.2 mm 的淡红色病灶，肉眼可见其轻度隆起，表面光滑。B. 灰阶超声：该病灶所在部位真皮层显著增厚，厚度为 7.3 mm（相邻正常真皮层厚 3.0 mm）。病灶内部回声不均匀，中央可见不规则的低回声区（箭头所指处），范围 6.2 mm × 5.2 mm，厚 3.4 mm。病灶所在处的表皮层光滑完整，无明显异常角化（探头频率：34 MHz）。C. 该病灶边界不清晰，无明显结节感，全部位于真皮层内，其表面及基底面分别与表皮 / 真皮分界及真皮 / 皮下软组织分界自然延续（黄色虚线处）（探头频率：34 MHz）。D. 彩色多普勒超声：病灶内部及周边可见稀疏血流信号（探头频率：34 MHz）

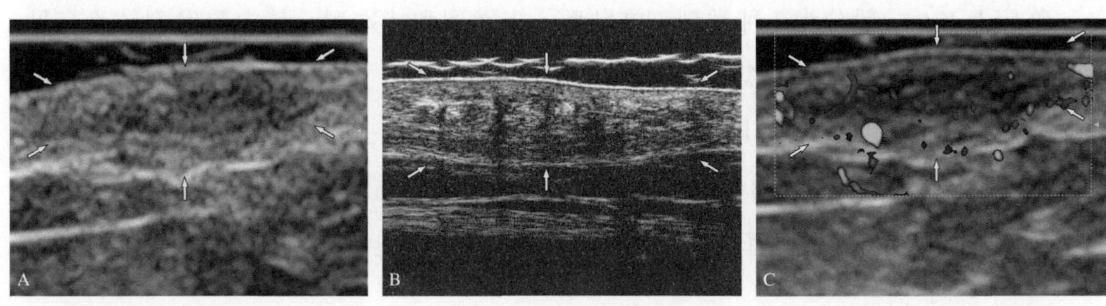

图 5-1-24 **表浅型瘢痕**

女性，20 岁。A. 灰阶超声：真皮层增厚，内见一中等偏低回声结构（箭头所指处），约 20.5 mm × 16.4 mm，厚 4.2 mm。形态不规则，边界不清晰，无明显结节感。病灶内部回声不均匀（探头频率：22 MHz）。B. 灰阶超声：真皮层增厚，病灶形态不规则，边界不清晰，无明显结节感。病灶内部回声不均匀，可见高回声及片状低回声，后方见条带状声影（探头频率：50 MHz）。C. 彩色多普勒超声：病灶内部测出稀疏血流信号（探头频率：22 MHz）

(3) 彩色多普勒超声上病灶内部多数无血流信号，部分见稀疏血流信号。瘢痕疙瘩内多测出丰富血流信号。

（五）临床价值

临床病史及病灶外观有助于瘢痕的诊断。而高频超声可提供瘢痕的大小、厚度及血流信号等信息，评价其治疗效果。Huang SY 等报道剪切波弹性成像在评估瘢痕疙瘩恢复程度方面有重要的作用，是评估瘢痕疙瘩的硬度信息及其治疗效果的一种理想的方法。

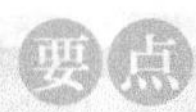

- 瘢痕多有明确的病史，质地较硬。
- 典型者超声表现为真皮层增厚，局部回声减低，边界不清晰，无明显结节感。
- 主要应与隆突性皮肤纤维肉瘤鉴别。

九、角化棘皮瘤

（一）临床与病理

角化棘皮瘤（keratoacanthoma，KA）是一种比较少见的皮肤良性肿瘤。目前被认为来源于皮肤毛囊漏斗部。本病生长迅速，具有自愈倾向，部分也会发生恶变，进展为鳞癌。本病多见于中老年人，好发生于人体曝光部位。目前认为可能与病毒感染、紫外线暴露有关。

临床上 KA 一般分为 3 种类型：单发型、多发型和特殊型，其中单发型较为多见。病灶常表现为半球形隆起的淡红色结节，质硬，边界清楚。病灶中心充以角质栓，剥离角质后中央呈“火山口样”，周边有毛细血管扩张。KA 有三个发展阶段：增生期、成熟期和消退期。多数病灶 6 个月内可自行脱落仅遗留瘢痕。临床上，KA 误诊率较高，单发型 KA 在临床特征和组织病理学上均易误诊为皮肤鳞状细胞癌。

（二）高频超声

1. 灰阶超声

灰阶超声表现为表皮及真皮内低回声结构。病灶表面隆起，可见特征性的中央过度角化区，形成后方“倒三角形”的声影，对病灶内部及基底部的观察造成影响。避开声影，可见病灶基底部向深部隆起。病灶形态规则，呈结节状生长，边界清晰。

2. 彩色多普勒超声

病灶内部及周边可测出丰富血流信号，但由于角化过度的影响，位于声影区域病灶内的血流信号可能难以显示（图 5-1-25、图 5-1-26）。

（三）鉴别诊断

1. 皮肤鳞状细胞癌

KA 在临床上和组织病理学上均易与鳞癌混淆。KA 病灶中央溃疡相对规则，而且有自愈趋势。而鳞癌病灶中央也可见溃疡，其边缘可呈菜花状，但实际临床鉴别仍存

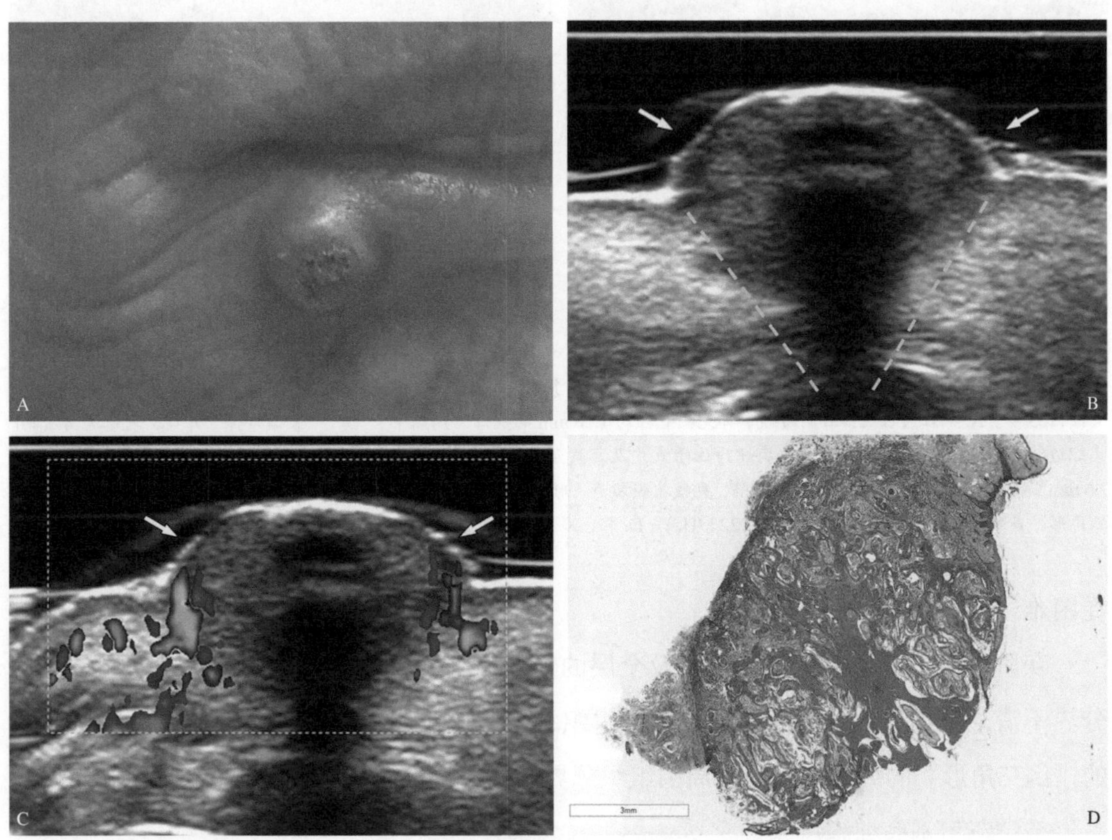

图 5-1-25 **角化棘皮瘤**

女性，63 岁。A. 病灶肉眼观：下唇处见一直径约 13.0 mm 的半球状淡红色病灶，表面中央见结痂。B. 灰阶超声：病灶为位于表皮及真皮层内的低回声结构（箭头所指处），约 13.2 mm × 12.6 mm，厚 8.5 mm。表面隆起，中央可见细线状强回声，后方见“倒三角形”的声影（虚线描记处）。病灶形态规则，呈结节状生长，边界清晰，内部回声均匀（探头频率：22 MHz）。C. 彩色多普勒超声：由于表面局部角化过度的影响，病灶基底部的血流未显示，仅在病灶周边测出丰富血流信号（探头频率：22 MHz）。D. 组织病理学（HE 染色，全景扫描）：病灶无明显边界，由不规则鳞状上皮团块组成，可见大量角化过度现象，间质内可见淋巴细胞为主的炎细胞浸润，并见多核巨细胞。肿瘤细胞有明显异型性，部分区域呈浸润性生长

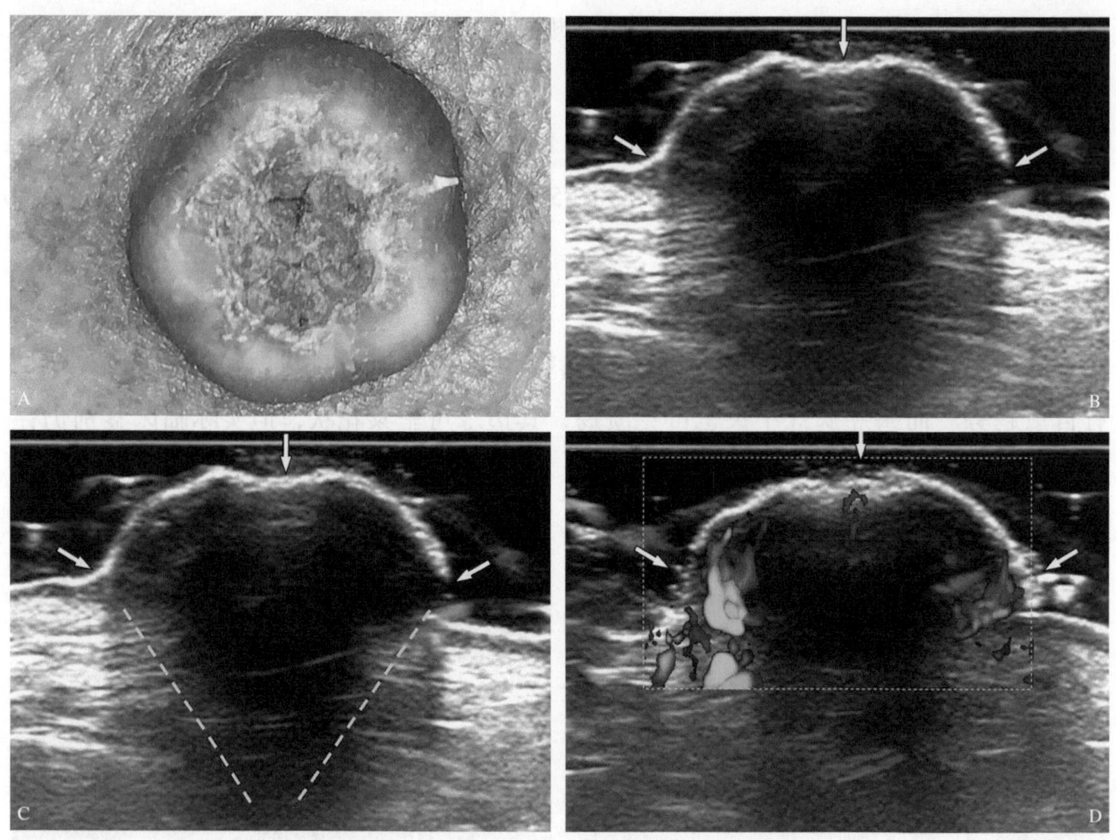

图 5-1-26 **角化棘皮瘤**

女性，63 岁。A. 病灶肉眼观：右侧面颊中部见一直径约 12.0 mm 的病灶。病灶中央见一“火山口样”开口，内填满角质物。病灶边缘呈堤状隆起。B. 灰阶超声：病灶为位于表皮及真皮层内的低回声结构（箭头所指处），约 12.2 mm × 10.5 mm，厚 7.6 mm。病灶整体隆起，表面中央轻微凹陷，见线状强回声。形态规则呈结节状生长，内部回声欠均匀。C. 强回声后方伴“倒三角形”声影（虚线描记处）（探头频率：22 MHz）。D. 彩色多普勒超声：病灶周边测出丰富血流信号（探头频率：22 MHz）

在困难。

灰阶超声上，鳞癌表现为可累及全层的低回声结构，内部回声不均匀，与周围组织分界不清，范围更大；病灶常累及深层组织，可至皮下软组织。而 KA 形成后方特征性的“倒三角形”的声影，并且与周围组织分界清晰，病灶基底部一般不累及皮下软组织。

2. 结节型基底细胞癌

结节型基底细胞癌的病灶呈浅褐色或珍珠样丘疹，部分呈斑片样。而角化棘皮瘤常表现为半球形隆起的淡红色结节，中心充以角质栓，剥离角质后中央呈“火山口样”。

灰阶超声上，结节型基底细胞癌与角化棘皮瘤均可表现为位于表皮和真皮层内低回声结构。形态规则，边界清晰。角化棘皮瘤由于病灶中心充以角质栓，形成特征性的“倒三角形”的声影。大部分结节型基底细胞癌内部可见点状强回声和 / 或无回声区，表面无异常角化。两者灰阶超声表现各具特征性，容易鉴别。

（四）诊断要点

(1) 病灶肉眼观为隆起的半球形淡红色结节，表面粗糙，中心充以角质栓，可见结痂。剥离角质后，病灶中央呈“火山口样”，边界清晰。病灶可自行脱落仅遗留瘢痕。

(2) 灰阶超声上病灶表现为表皮及真皮层内低回声结构，表面隆起，可见特征性的中央过度角化区，形成后方特征性的“倒三角形”的声影。

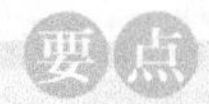

- 角化棘皮瘤是一种少见的皮肤良性肿瘤，生长迅速，具有自愈倾向，部分可发生恶变进展为鳞癌。
- 病灶肉眼观为隆起的半球形淡红色结节，中心充以角质栓，可见结痂。剥离角质后，病灶中央呈“火山口样”。
- 典型者超声表现为表皮及真皮层内低回声结构，表面可见特征性的中央过度角化区，后方可见特征性的“倒三角形”声影。
- 主要应与皮肤鳞状细胞癌、结节型基底细胞癌等鉴别。

十、皮肤纤维瘤

（一）临床与病理

皮肤纤维瘤（dermatofibroma）又称皮肤纤维性组织细胞瘤，是以真皮内局灶性的胶原纤维和成纤维细胞增生为特征的皮肤良性肿瘤。其病因及发病机制不明，有研究认为本病是外伤导致成纤维细胞反应性增生的炎症改变，但其常无自然消退趋势，故认为其本质还是一种肿瘤。

男女均可发病，常见于中青年，常位于四肢伸侧。病灶常单发，也可多发。临床表现为皮肤外观呈正常肤色或呈黄褐色、黑褐色的质硬小结节，外突，呈扁球形或纽扣状。病灶可推动，生长缓慢。患者多无明显临床症状，部分患者可有瘙痒，轻微疼痛等不适。

（二）高频超声

1. 灰阶超声

病灶位于真皮层内，表面稍隆起，表皮角质层连续，无异常角化。形态规则呈椭圆形，结节状生长，基底部边界不清晰。病灶呈低回声，内部回声较均匀。

2. 彩色多普勒超声

病灶内部无血流信号或测出稀疏血流信号（图 5-1-27、图 5-1-28）。

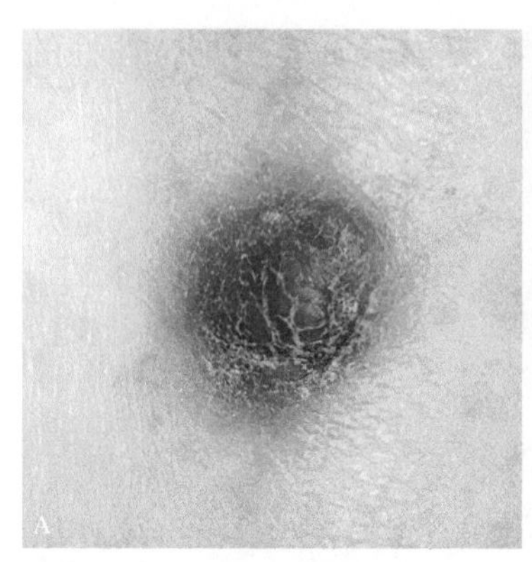

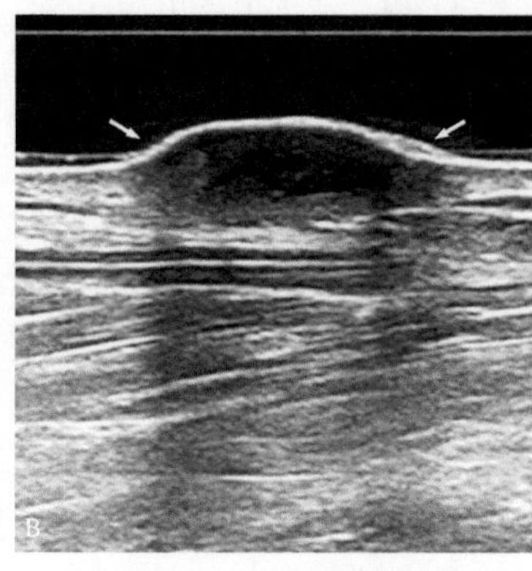

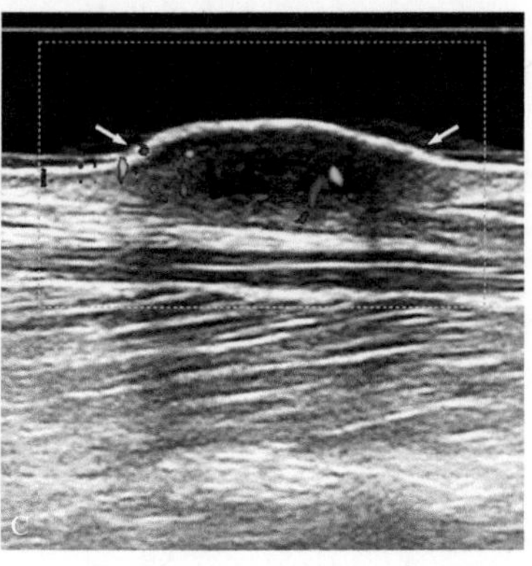

图 5-1-27　**皮肤纤维瘤**

女性，64 岁。A. 病灶肉眼观：左胫前见一约 15.0 mm × 14.0 mm 的黑褐色斑块，突出体表，边界较清。B. 灰阶超声：病灶为位于真皮层内的低回声结构（箭头所指处），约 13.2 mm × 12.5 mm，厚 7.8 mm。病灶表面隆起，角质层连续，无异常角化。形态规则呈结节状生长，基底部边界欠清晰，内部回声欠均匀（探头频率：22 MHz）。C. 彩色多普勒超声：病灶内部测出稀疏血流信号（探头频率：22 MHz）

（三）鉴别诊断

1. 隆突性皮肤纤维肉瘤

病灶多为皮下无痛性结节，呈棕红色、淡红色。可出现短时间内迅速增大。高频超声下，病灶内部可见条带状高回声与低回声相间隔，周边可见特征性的低回声“伪足”伸向脂肪组织，形成“漩涡征”。而皮肤纤维瘤病灶多呈褐色外突的质硬小结节，高频超声下虽与周围组织分界不清晰，但无“伪足”伸向脂肪组织。

2. 海绵状血管瘤

常在出生后或出生后不久出现，好发于头皮、面部及口腔黏膜。病灶表现为高出体表的圆形或不规则的结构，质软。病灶所在部位的肤色正常或呈鲜红色、青紫色，病变累及层次深，范围广。皮肤纤维瘤的病灶多呈黄褐色、黑褐色外突的质硬小结节。

彩色多普勒超声特征可用来鉴别两者。海绵状血管瘤具有特征性的高频超声表现：探头挤压病灶，内部可见一过性增强的血流信号；随后病灶内血流信号变稀少甚至消失；探头压力瞬间解除后，血流信号一过性增多，随后表现出探头加压前状态。而皮肤纤维瘤内部一般无或仅有稀疏血流信号。

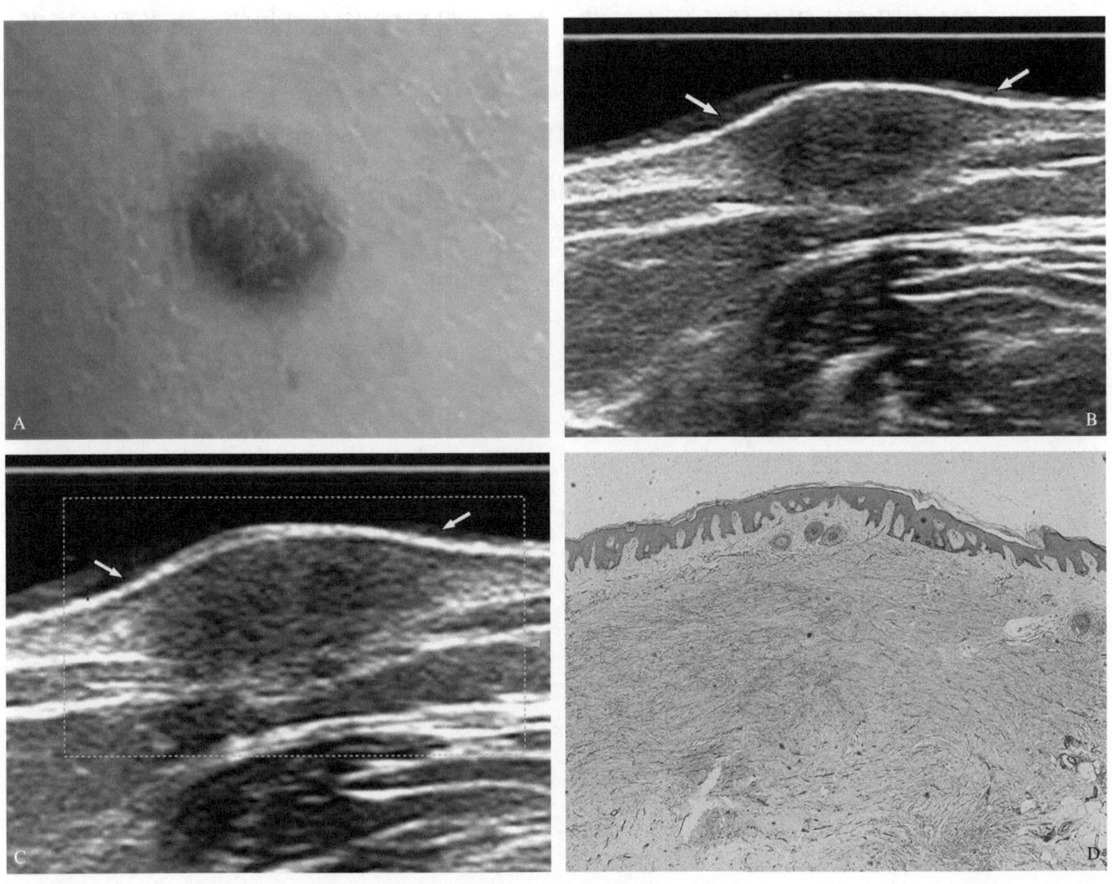

图 5-1-28　皮肤纤维瘤

女性，44 岁。A. 病灶肉眼观：右小腿下段见一黄豆至硬币大小的灰褐色丘疹，呈扁球形。表面光滑，无渗血渗液。B. 灰阶超声：病灶为位于真皮层内的低回声结构（箭头所指处），约 11.2 mm × 9.5 mm，厚 4.5 mm。病灶表面隆起，角质层连续，无异常角化。形态规则呈结节状生长，基底部边界不清晰，基底部达真皮 / 皮下软组织交界处，内部回声均匀（探头频率：22 MHz）。C. 彩色多普勒超声：病灶内部未测出血流信号（探头频率：22 MHz）。D. 组织病理学（HE 染色，全景扫描）：表皮增生，皮突延长，基底层色素增加，真皮中下部大量成纤维细胞及胶原纤维增生，相互交织排列，可见胶原窗，与周围组织分界清楚

3. 疣状痣

疣状痣又名线形表皮痣，因表皮局限性发育异常所致。常出生时就有，偶有幼年发病。病灶呈淡褐色至深褐色丘疹，表面角化粗糙呈疣状。而皮肤纤维瘤的病灶多呈黄褐色、黑褐色外突的质硬小结节。高频超声下，疣状痣为位于表皮内的低回声结构，表面不规则隆起，角化过度，后方伴显著声影。而皮肤纤维瘤位于真皮层内，表面弧形隆起，并且无角化过度。

（四）诊断要点

(1) 病灶肉眼观为褐色的质硬小结节。外突，呈扁球形或纽扣状。患者可有瘙痒、轻微疼痛等不适。

(2) 高频超声表现为真皮层内椭圆形的低回声结构，其表面的角质层完整，但基底部与周边组织分界不清晰。病灶内部无血流信号或可测出稀疏血流信号。

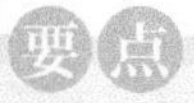

· 皮肤纤维瘤是以真皮内局灶性胶原纤维和成纤维细胞增生为特征的皮肤良性肿瘤。

· 超声表现为真皮层内椭圆形低回声结构，表面的角质层完整，基底部与周边组织分界不清晰。血流信号不丰富。

· 主要应与隆突性皮肤纤维肉瘤、海绵状血管瘤、疣状痣等鉴别。

十一、神经纤维瘤（病）

（一）临床与病理

神经纤维瘤（neurofibromatosis）起源于外周神经鞘膜细胞，是较为常见的周围神经源性良性肿瘤。可位于真皮、皮下软组织或肌层内。病灶常单发，称为孤立性神经纤维瘤。若为多发，则称为Ⅰ型神经纤维瘤病（neurofibromatosis type Ⅰ），即 Von Recklinghausen 病，是一种常染色体显性遗传病。Ⅰ型神经纤维瘤病除了多发周围神经纤维瘤，还伴有皮肤颜色的变化，特征性的改变为牛奶 - 咖啡斑。

神经纤维瘤常位于颈部和四肢，显著隆起，多数生长缓慢。大部分患者以发现无痛性包块就诊，当病灶增大压迫神经时，患者可出现局部酸痛、肢体麻木等症状。

（二）高频超声

1. 灰阶超声

依据病灶形态，神经纤维瘤可分为以下类型。

(1) 隆起型：病灶位于真皮层内，表面隆起、光滑，形态规则呈椭圆形，结节状生长，边界清晰。病灶内部呈低回声，通常较其他皮肤肿瘤回声分布更均匀（图 5-1-29、

图 5-1-30)。

(2) 蕈伞型：病灶显著隆起呈外凸形态，整体呈“蕈伞样”，可分为皮外的外凸部分和皮内的基底部分，两部分通过蒂样结构相连 (图 5-1-31)。皮外的外凸部分与孤立性神经纤维瘤表现相似；皮内部分位于真皮层内，边界不清，无明显结节感。由于真皮层内神经分支极细，病灶一般不表现为“鼠尾征”。

当病灶位置更深，位于皮下软组织或肌层内时，一般无皮肤外观改变，两端可见与低回声的神经相连，形成“鼠尾征”。神经纤维瘤病的单个病灶与孤立性神经纤维瘤的超声表现相似。

2. 彩色多普勒超声

内部可测出不同程度的血流信号。当病灶显著隆起呈整体外凸形态时，蒂样结构内

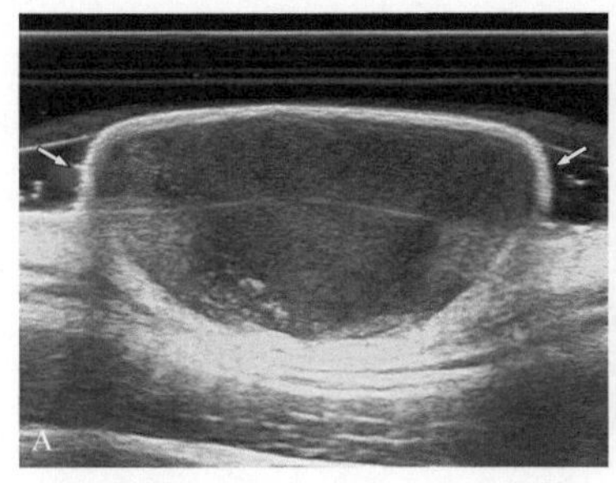

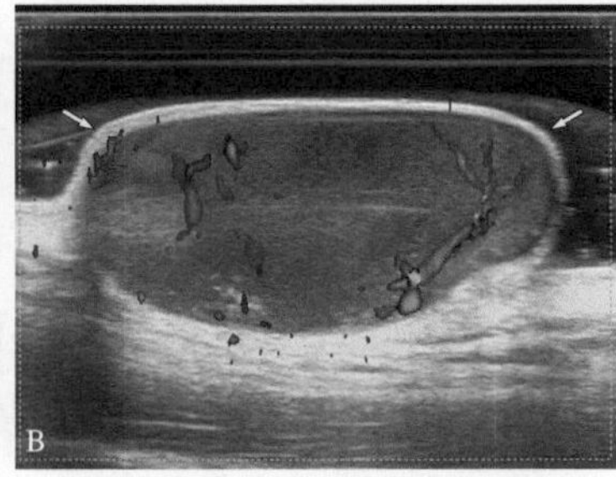

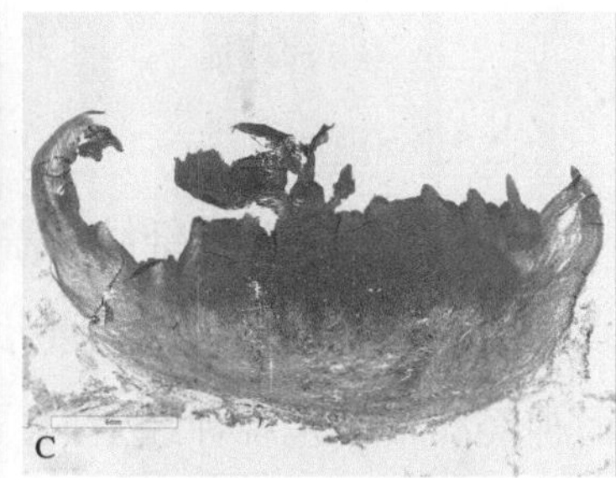

图 5-1-29　**神经纤维瘤，隆起型**

A. 灰阶超声：真皮层内见一个低回声结构 (箭头所指处)，约 38.6 mm × 35.2 mm，厚 5.4 mm。表面隆起，形态规则呈椭圆形，边界清晰。病灶内部回声均匀 (探头频率：22 MHz)。B. 彩色多普勒超声：病灶内部测出较丰富的血流信号 (探头频率：22 MHz)。C. 组织病理学 (HE 染色，全景扫描)：病灶位于真皮层内，边界清楚，无包膜，瘤体由大量胞核呈短梭形，胞质淡染的细胞构成，其间可见少许肥大细胞

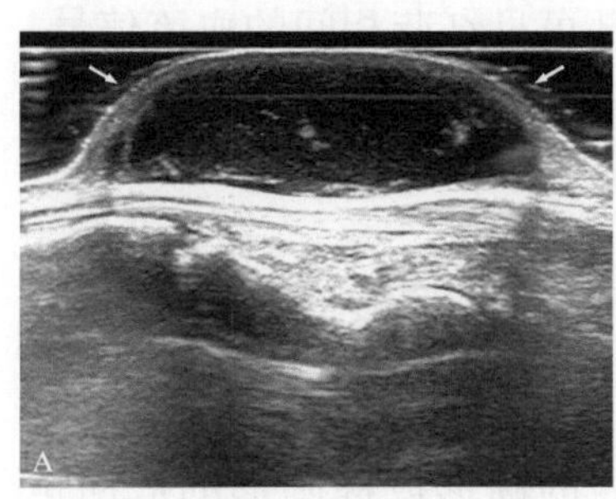

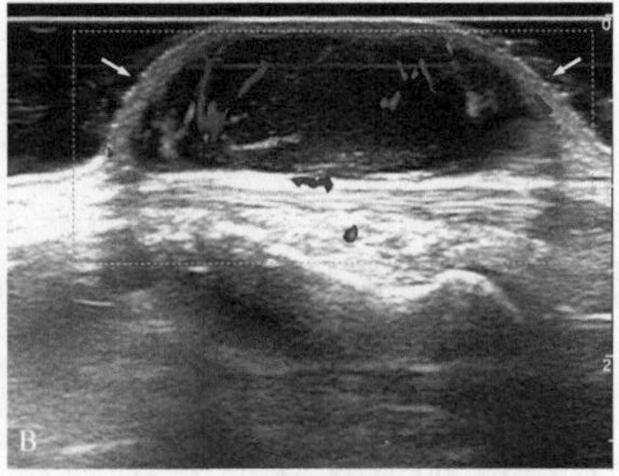

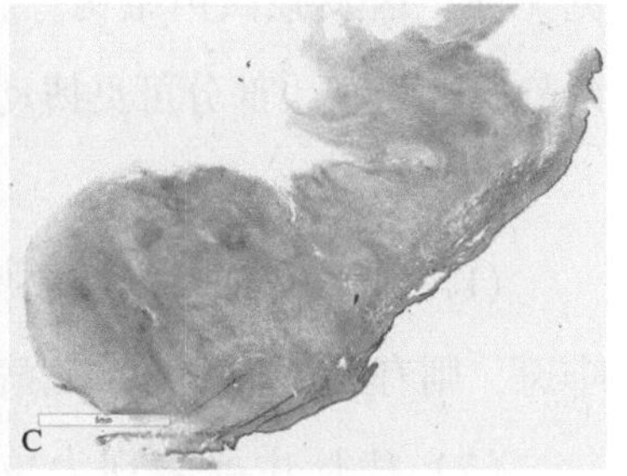

图 5-1-30　**神经纤维瘤，隆起型**

A. 灰阶超声：真皮层内见一个低回声结构 (箭头所指处)，约 31.2 mm × 25.7 mm，厚 7.5 mm。表面隆起，形态规则呈半圆形，边界清晰，基底部位于真皮 / 皮下软组织交界处，内部回声均匀 (探头频率：22 MHz)。B. 彩色多普勒超声：病灶内部测出较丰富的血流信号 (探头频率：22 MHz)。C. 组织病理学 (HE 染色，全景扫描)：病灶位于真皮内，边界清楚，无包膜，瘤体由大量胞核呈短梭形，胞质淡染的细胞构成，其间可见少许肥大细胞

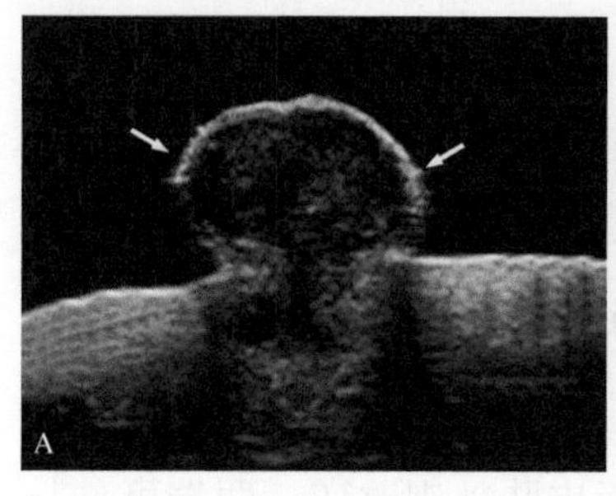

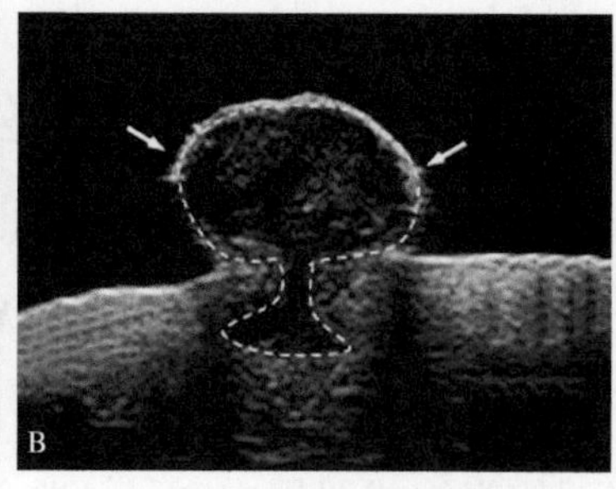

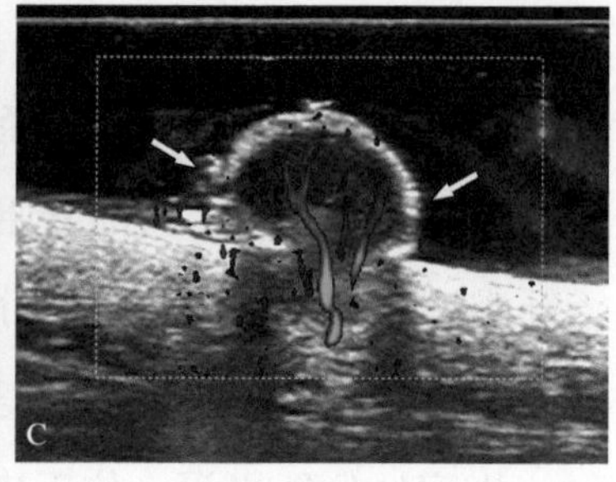

图 5-1-31 **神经纤维瘤“蕈伞型”**

A. 灰阶超声：病灶显著隆起呈外凸形态，整体呈“蕈伞型”（箭头所指处），约 8.6 mm × 8.8 mm，厚 7.6 mm。形态不规则呈蕈伞样，边界不清晰，基底部位于真皮层，内部回声欠均匀（探头频率：22 MHz）。B. 病灶分为皮外的外凸部分和皮内的基底部分，两部分通过蒂样结构相连（黄色虚线）。皮内部分位于真皮层内，边界不清，无明显结节感。C. 能量多普勒超声：病灶内部测出血流信号，可见发自基底部通过蒂部进入外凸部分的滋养血管（探头频率：22 MHz）

可见滋养血管。

（三）鉴别诊断

1. 神经鞘瘤

位置较深的神经纤维瘤需与神经鞘瘤鉴别。灰阶超声上，两者均可见“鼠尾征”，鉴别困难。但是神经鞘瘤主要沿神经呈偏心性生长，病灶内部常见囊性变、坏死及出血。而神经纤维瘤包绕神经生长，横断面呈同心圆表现，少见囊性变、坏死及出血，以上特点可供两者鉴别。但临床工作中两者鉴别仍存在困难，确诊需活检。

2. 血管瘤

当神经纤维瘤内部血流较丰富时，需与血管瘤鉴别。灰阶超声上，血管瘤内部可见筛网状或蜂窝状无回声，部分病灶内部可见强回声的静脉石形成。而神经纤维瘤内部少见无回声区及强回声结构。彩色多普勒超声上，血管瘤内部可见红蓝相间的血流信号，以静脉性为主，部分可见搏动性动脉血流信号。

（四）诊断要点

(1) 神经纤维瘤常位于颈部和四肢，常表现为隆起的无痛性结节。若皮肤出现牛奶－咖啡斑，则有助于神经纤维瘤病的诊断。

(2) 病灶主要表现为位于真皮和 / 或皮下软组织层内的圆形或椭圆形的低回声结构，表面隆起，形态规则，边界清晰，内部回声相对其他疾病较为均匀。外凸形态的病灶可见蒂样结构，内见滋养血管。由于真皮层内神经分支极细，病灶一般无“鼠尾征”。

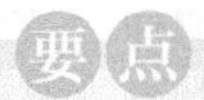

· 神经纤维瘤是较为常见的周围神经源性良性肿瘤。单发者称为孤立性神经纤维瘤，多发者称为Ⅰ型神经纤维瘤病，后者是一种常染色体显性遗传病。

· 超声表现依据病灶形态可分为隆起型和蕈伞型，其中蕈伞型较有特征性。病灶内部一般血供较丰富。

十二、血管平滑肌瘤

（一）临床与病理

血管平滑肌瘤（angiomyolipoma）是一种少见的软组织良性肿瘤。本病起源于小动脉或小静脉内壁的平滑肌细胞，由血管和平滑肌组成。肿瘤内成熟的平滑肌束位于血管周围或穿插分布于血管之间，组织学上分为 3 型：①实体型：瘤体内有多数大小不同的裂隙样厚壁血管与管周平滑肌束交织在一起。②静脉型：在一个较大静脉壁基础上形成的平滑肌性结节。③海绵样型：由多数扩张的血管腔和较少的平滑肌成分所组成，此型最少见。

本病好发于成年女性，多见于下肢。病灶常单发，质硬，体积一般较小，皮肤无明显改变。患者多有病灶部位的自发性疼痛。

（二）高频超声

1. 灰阶超声

病灶常单发，一般体积较小，主要位于皮下软组织内。病灶表面一般无明显异常表现。形态规则，多呈椭圆形，边界清晰。病灶多呈低回声，少数呈混合回声，部分病灶内部见强回声。

2. 彩色多普勒超声

多数病灶内部可测出丰富血流信号，少数病灶内部血流信号稀疏（图 5-1-32）。

（三）鉴别诊断

1. 血管球瘤

两者均可有患处疼痛感。血管球瘤多位于甲下，皮肤外观多呈青紫色、黑色。而血管平滑肌瘤多位于下肢，病灶处皮肤外观正常，质硬。

血管球瘤的超声表现为甲下或皮下椭圆形或圆形的低回声结构，内部回声不均匀，可见条状或蜂窝状无回声区。彩色多普勒超声下，病灶内部可测出丰富血流信号，探头

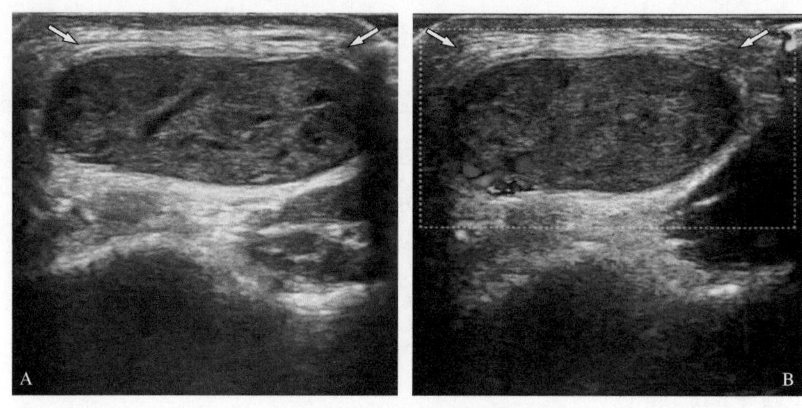

图 5-1-32 **血管平滑肌瘤**

A. 灰阶超声：皮下软组织内见一个低回声结构（箭头所指处），约 15.2 mm × 16.2 mm，厚 8.4 mm。形态规则呈椭圆形，边界清晰。病灶内可见条状无回声区（探头频率：15 MHz）。B. 彩色多普勒超声：病灶内部测出稀疏血流信号（探头频率：15 MHz）。手术病理证实为血管平滑肌瘤

加压，其内血流信号明显增多，呈“彩球状”。

2. 表皮样囊肿

表皮样囊肿质软，部分可触及波动感。病灶超声表现为圆形或类圆形的混合回声结构，内部可见特征性的“低回声裂隙”，有时可见病灶通过窦道与体表相通。病灶后方回声增强。彩色多普勒超声检查，病灶内部常无血流信号。而血管平滑肌瘤多为质硬的小结节，超声表现为相对均匀的低回声结构，后方无回声增强。彩色多普勒超声检查病灶内可测出血流信号。

（四）诊断要点

（1）本病好发于女性，当患者于下肢发现生长缓慢的质硬结节，并伴有自发性疼痛时，应首先考虑血管平滑肌瘤。

（2）高频超声下，病灶主要表现为位于皮下软组织内的低回声结构，内部回声多均匀。病灶形态规则多呈椭圆形，边界清晰。血流信号一般较丰富。高频超声表现无特异

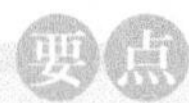

要点

- 血管平滑肌瘤是一种少见的软组织良性肿瘤，好发于女性，多见于下肢，生长缓慢，质硬，伴自发性疼痛。
- 超声表现为良性皮肤肿瘤的特征，但无特异性。诊断需结合临床特征。
- 主要应与血管球瘤、表皮样囊肿等鉴别。

性，需结合临床症状综合评估。

十三、汗孔瘤

（一）临床与病理

汗孔瘤（eccrine poroma），由 Goldman 等人于 1956 年首次报道。本病为起源于表皮内汗腺导管的一种少见的良性肿瘤。汗孔瘤多数体积比较小，直径一般不超过 10.0 mm。病灶常单发，多表现为灰黑色或正常肤色的半球形结节，表面光滑。本病好发于头面部、手掌和足部，可发生于任何年龄。

汗孔瘤组织学上为位于表皮内并向真皮扩展的均匀一致的细胞团，境界清楚。根据瘤细胞浸润的部位不同分为 4 种亚型：①单纯性汗腺棘皮瘤：病变完全位于表皮层；②小汗腺汗孔瘤：病变累及表皮及真皮层；③真皮导管瘤：病变完全位于真皮层；④透明细胞汗腺瘤：病变位于真皮层，也可与表皮相连。其中最常见的为小汗腺汗孔瘤。

（二）高频超声

1. 灰阶超声

病灶位于表皮和 / 或真皮层内，表面隆起，一般无异常角化。形态规则，结节状生长，边界清晰。病灶呈低回声，内部回声欠均匀。

2. 彩色多普勒超声

病灶内部可测出丰富血流信号（图 5-1-33、图 5-1-34）。

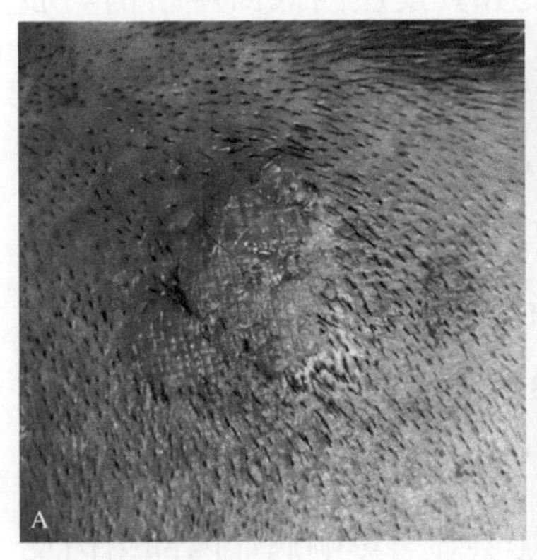

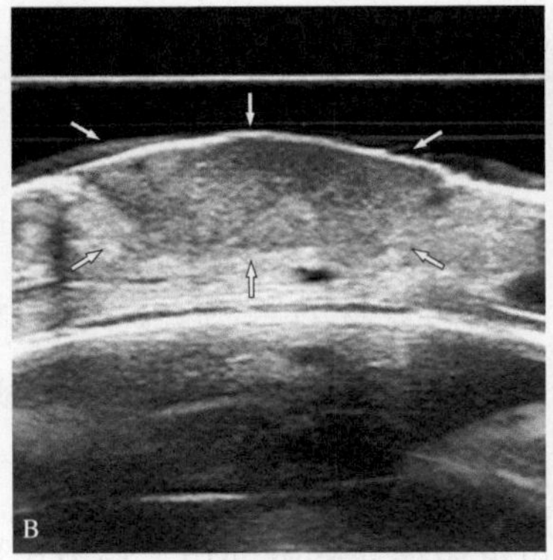

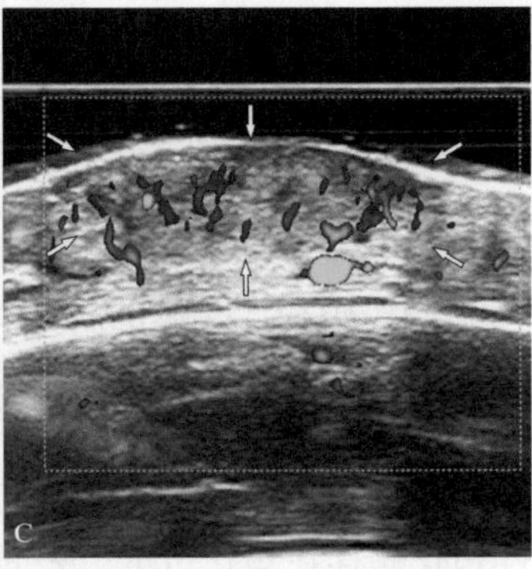

图 5-1-33 **顶泌汗腺汗孔瘤**

男性，65 岁。A. 病灶肉眼观：右侧头皮见一个直径约 22.0 mm 的暗红色半球形病灶。表面呈颗粒状伴轻微渗出及结痂，边界清晰。B. 灰阶超声：表皮及真皮层内见一个稍低回声结构（箭头所指处），约 23.1 mm × 21.4 mm，厚 7.3 mm。表面稍隆起。形态规则，结节状生长，边界清晰。病灶内部回声欠均匀（探头频率：22 MHz）。C. 彩色多普勒超声：病灶内部测出丰富血流信号（探头频率：22 MHz）

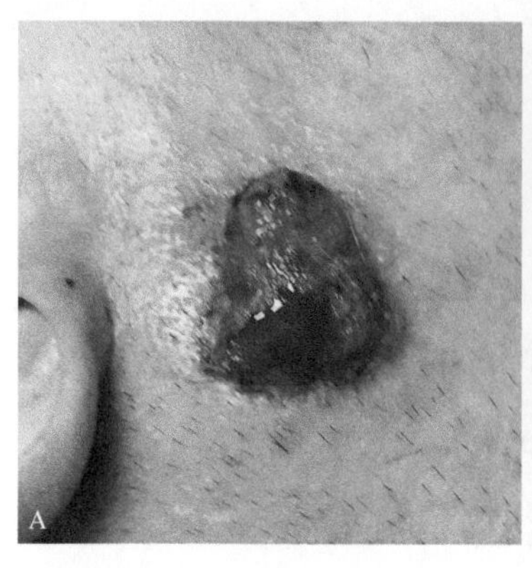

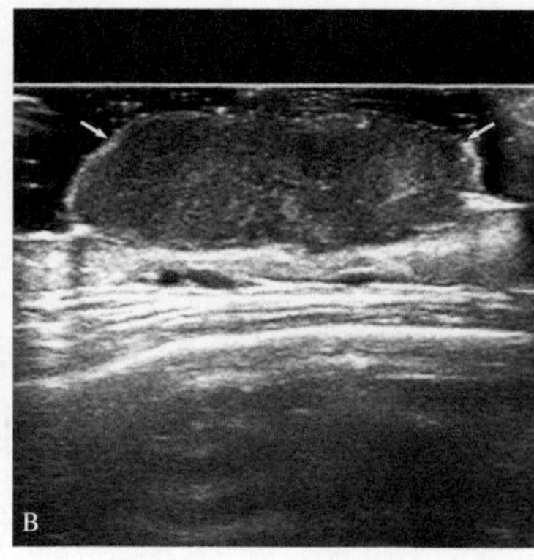

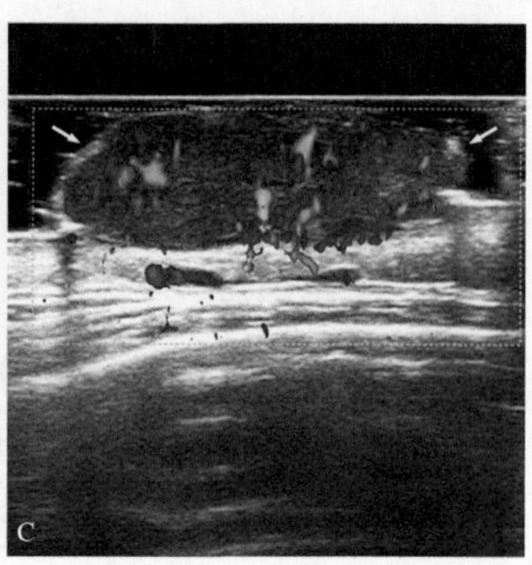

图 5-1-34 **汗孔瘤**

女性，87 岁。A. 病灶肉眼观：左侧颞部见一个约 24.0 mm × 26.0 mm 的肉红色病灶，可见少许渗血，未见脓性分泌物，形态不规则，边界清晰。B. 灰阶超声：病灶呈低回声结构（箭头所指处），约 26.2 mm × 20.8 mm，厚 8.5 mm。表面隆起，角质层缺失。形态规则呈结节状隆起生长，边界清晰，基底部位于真皮浅层。病灶内部回声均匀（探头频率：22 MHz）。C. 彩色多普勒超声：病灶内部测出丰富血流信号（探头频率：22 MHz）

（三）鉴别诊断

1. 汗孔癌

汗孔癌来源于汗孔瘤恶变。高频超声检查可见汗孔瘤形态规则，边界清晰。若病灶短期内迅速长大，边界不清晰，则需要注意病灶恶变的可能。彩色多普勒超声检查两者血流信号均较丰富，难以对两者进行鉴别。

2. 结节型基底细胞癌

病灶呈浅褐色或珍珠样丘疹，部分呈斑片样。而汗孔瘤多表现为灰黑色的丘疹。灰阶超声上，结节型基底细胞癌与汗孔瘤均可表现为位于表皮和真皮层内低回声结构。形态规则，边界清晰。但大部分结节型基底细胞癌内部可见点状强回声和 / 或无回声区，此特征可作为两者的鉴别要点。

3. 脂溢性角化病

该疾病和汗孔瘤的病灶外观均可表现为黑色结节，但脂溢性角化病表面以“脑回样”分布的角化过度为特征，而汗孔瘤的病灶表面可见溃疡或渗血，一般光滑而无异常角化。高频超声上两者均可表现为表皮层内隆起的低回声结构，结节状生长，边界清晰。但脂溢性角化病存在角化过度，表面可见粗线状的强回声，后方声影会显著影响病灶内部结构及彩色血流信号显示。而汗孔瘤表面无粗线状强回声，内部的结构及血流信号均能显示清晰。

（四）诊断要点

超声表现无特异性，并且极易与基底细胞癌与角质脱落的鳞癌相混淆。病灶主要累及表皮或真皮层，一般不会突破真皮基底部。形态规则，边界清晰。病灶外观可为诊断提供帮助，多呈红色、蓝色或黑色结节，部分病灶表面可见渗血及溃疡。

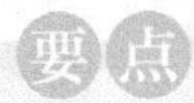

· 汗孔瘤为起源于表皮内汗腺导管的一种少见的良性肿瘤，体积较小，好发于头面部、手掌和足部。

· 超声表现为良性皮肤肿瘤的特征，但无特异性。诊断需结合临床特征。

· 主要应与汗孔癌、基底细胞癌、角质脱落的鳞癌等鉴别。

十四、腹壁子宫内膜异位症

（一）临床与病理

腹壁子宫内膜异位症是子宫手术特别是剖宫产手术的并发症之一。目前多认为其病因是手术中具有活性的子宫内膜组织种植于腹壁皮下组织。腹壁子宫内膜异位症是一种良性病变，但生物学行为上类似恶性肿瘤，可发生种植、浸润、复发，有恶变的风险。临床发病率为 0.03%~0.45%，常见于育龄期女性。典型的临床症状为腹壁切口处或周边触及质硬包块伴有疼痛，疼痛与月经周期密切相关。

（二）高频超声

1. 灰阶超声

病灶位于腹壁切口处皮下软组织内，可向深部累及筋膜层或肌层。大部分病灶形态不规则，少部分呈椭圆形。边界不清晰，甚至呈蟹足或毛刺状改变，无包膜。病灶一般呈低回声，部分内可见无回声区，部分周边可见高回声晕。综上所述，本病的超声表现类似典型乳腺癌的声像图特征。

2. 彩色多普勒超声

大部分病灶内部无血流信号，部分病灶内测出少量点、条状的稀疏血流信号（图 5-1-35、图 5-1-36）。

（三）鉴别诊断

1. 腹壁切口疝

两者临床表现均为腹壁切口处肿物，需要鉴别。切口疝的灰阶超声表现为手术切口

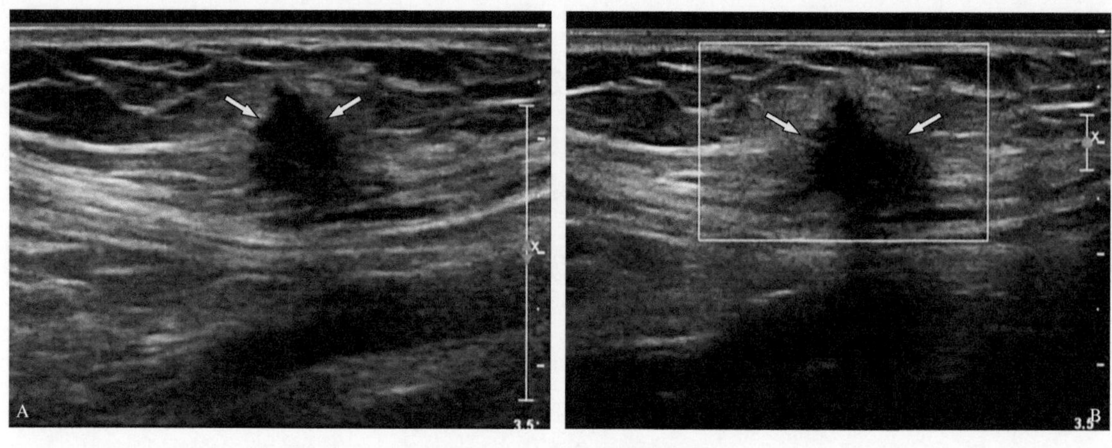

图 5-1-35　**腹壁子宫内膜异位症**

A. 灰阶超声：腹壁皮下软组织层内见一个低回声结构（箭头所指处），约 13.2 mm × 10.2 mm，厚 11.4 mm。形态不规则，周边呈毛刺样改变，边界不清晰，基底部深达筋膜层。病灶内部回声均匀，后方回声衰减（探头频率：15 MHz）。B. 彩色多普勒超声：病灶内部未测出血流信号（探头频率：15 MHz）

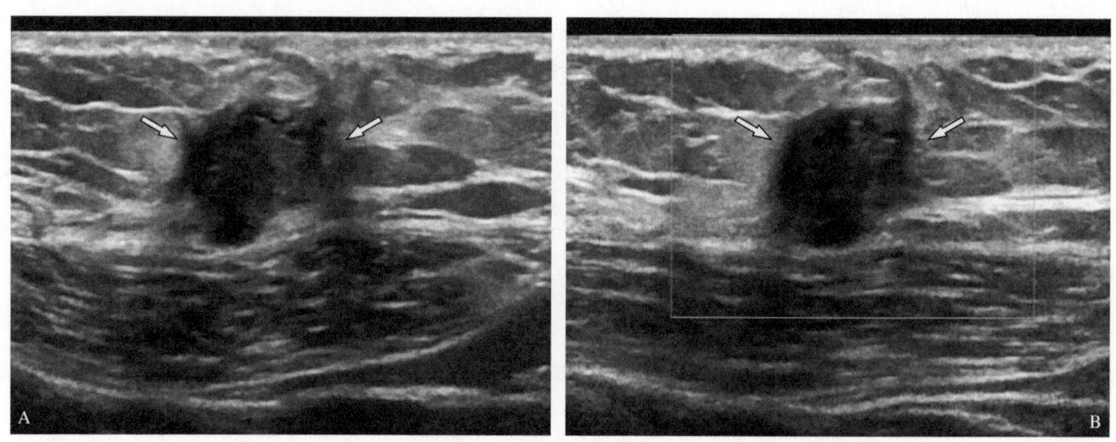

图 5-1-36　**腹壁子宫内膜异位症**

A. 灰阶超声：腹壁皮下软组织层内见一个低回声结构（箭头所指处），约 15.2 mm × 12.5 mm，厚 10.6 mm。形态不规则，周边呈蟹足样改变，边界不清晰，基底部达筋膜层。病灶内部回声欠均匀，后方回声轻度衰减（探头频率：15 MHz）。B. 彩色多普勒超声：病灶内部未测出血流信号（探头频率：15 MHz）

下方皮下软组织内的混合回声团块（为网膜或肠管样结构），内部回声杂乱，可见肠道气体形成的强回声。并可见腹壁连续性中断，混合回声团块与腹腔相通。切口疝与腹壁子宫内膜异位症灰阶超声表现完全不同，较易鉴别。

2. 腹壁切口处的瘢痕

灰阶超声表现为皮下的低回声结构，后可伴声影，形态不规则，边界不清晰，与腹壁子宫内膜异位症表现类似。但多数瘢痕患者无明显疼痛，灰阶超声上，其瘢痕病灶可与体表瘢痕相连续。以上特征与子宫内膜异位症不同，可供鉴别。

3. 腹壁切口下的血肿

患者临床症状有助于两者鉴别。切口下的血肿形成时，患者可有切口处持续性疼痛不适，和月经周期无关。此外，血肿的灰阶超声表现因其形成的时间长短而不同，短期表现为无回声；随血肿机化，可逐渐转为低或高回声。彩色多普勒超声上病灶内部无血流信号。以上表现与子宫内膜异位症显著不同。

（四）诊断要点

(1) 患者有剖宫产手术史，腹壁切口处触及质硬包块伴有月经期疼痛。

(2) 病灶常表现为腹壁切口处皮下软组织内不均质的低回声结构。形态不规则，边界不清晰，边缘呈蟹足或毛刺样改变，类似典型乳腺癌声像图。

(3) 彩色多普勒超声内部未测出血流信号或仅测出稀疏血流信号。

要点

· 腹壁子宫内膜异位症是一种良性病变，可发生种植、浸润、复发，有恶变的风险。

· 患者有剖宫产手术史，腹壁切口处触及质硬包块伴有月经期疼痛。

· 超声常表现为皮下不均质低回声结构。形态不规则，边界不清晰，边缘呈蟹足或毛刺样改变。

十五、血管球瘤

（一）临床与病理

血管球瘤（glomus tumor）源于细小动静脉吻合处的血管球，是一种罕见的软组织肿瘤。其好发于四肢末端，尤其多见于甲下，肾脏、直肠等部位偶可见。该肿瘤多为单发，偶见多发，瘤体较小。多数为良性，少数亦可恶变。本病多见于青壮年，女性略多于男性。临床上，四肢末端血管球瘤肉眼观常为甲下蓝紫色斑点样或结节样改变，典型者具有特异性的疼痛“三联症”，即间歇性疼痛、触痛和冷刺激痛。

病理上，血管球瘤主要由动静脉吻合处的血管平滑肌细胞变异而成，瘤体中除球状细胞外，还有少量平滑肌及神经纤维。

（二）高频超声

1. 灰阶超声

甲下血管球瘤灰阶超声表现为甲下的实性低回声结构，内部回声欠均匀，其深部与指骨表面毗邻。病灶形态规则，多呈椭圆形，与周围组织分界清晰。探头加压后瘤体有明显触痛。

2. 彩色多普勒超声

病灶内部多可测出丰富血流信号，呈“彩球状”，少数测及稀疏血流信号（图 5-1-37）。

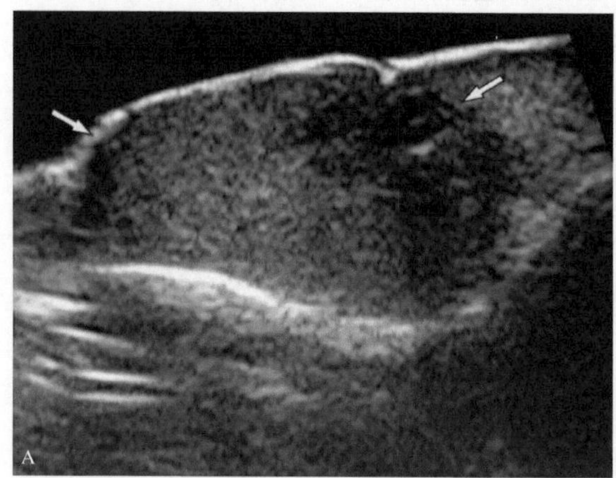

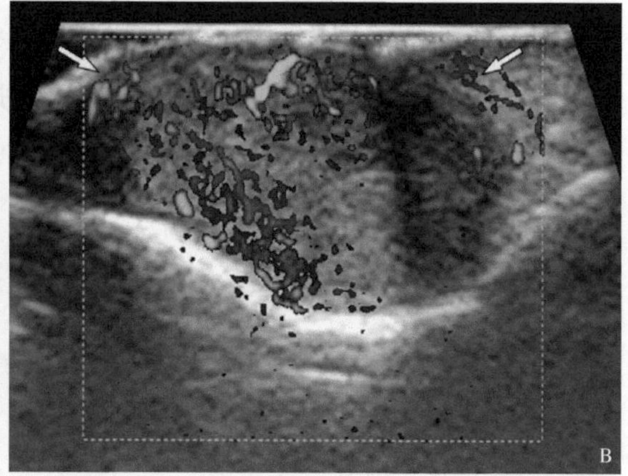

图 5-1-37　**甲下血管球瘤**

女性，35 岁。A. 灰阶超声：甲板下可见一低回声结构（箭头所指处），直径约 11.8 mm × 10.9 mm，厚 6.6 mm。形态规则，呈椭圆形，边界尚清晰；病灶内部回声不均匀，后方回声衰减（探头频率：15 MHz）。B. 彩色多普勒超声：病灶内部测出较丰富血流信号（探头频率：15 MHz）（箭头所指处）

（三）鉴别诊断

1. 甲乳头状瘤

甲乳头状瘤最好发于拇指，主要表现为甲板上纵行的褐红色、白色或黑色条带，远端可伴有甲板分离，患者多无明显不适；而甲下血管球瘤多为指甲下或甲床下蓝紫色斑点或结节，患者多伴有疼痛“三联症”。

灰阶超声上，甲乳头状瘤表现为指甲下的极低回声结构，病灶形态规则，多呈椭圆形，与周围组织分界欠清晰；彩色多普勒超声显示病灶内部无或可测出少量血流信号。而甲下血管球瘤多与周围组织分界清晰，彩色多普勒超声多呈“彩球状”。

2. 甲母痣

甲母痣是痣的一种，最常见的表现是甲板上纵行的黑色条带，亦可呈斑片状，容易癌变为黑色素瘤，患者多无明显不适；而甲下血管球瘤多为甲下蓝紫色斑点或结节，患者多伴有疼痛“三联症”。

灰阶超声上，甲母痣表现为指甲下的低回声结构，病灶形态不规则，与周围组织分界欠清晰；彩色多普勒超声病灶内部无或可测出少量血流信号。而甲下血管球瘤多呈椭圆形，与周围组织分界清晰，探头加压后瘤体有明显触痛，彩色多普勒超声多呈“火球状”。

（四）诊断要点

(1) 临床表现有助于甲下血管球瘤的诊断。病灶多表现为甲下蓝紫色斑点样或结节样改变，多伴有疼痛“三联症”。

(2) 灰阶超声表现为甲下的低回声结构，多呈椭圆形，与周围组织分界清晰，探头加压后瘤体有明显触痛，彩色多普勒超声多呈“彩球状”。

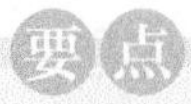

· 血管球瘤好发好发于四肢末端，尤其多见于甲下。多见于青壮年。多数伴有特异性的疼痛“三联症”。

· 探头加压后瘤体有明显触痛，彩色多普勒超声多呈“彩球状”。甲下血管球瘤主要应与甲乳头状瘤、甲母痣等鉴别。

第二节 · 癌前期皮肤肿瘤的超声诊断

一、日光性角化病

（一）临床与病理

日光性角化病（actinic keratosis，AK）又称老年性角化病、光线性角化病。AK 是以上皮细胞不同程度的非典型性增生为特征的上皮肿瘤。对于 AK 的划分目前尚存在争议，有学者认为它是癌前病变，也有学者认为它是早期鳞状细胞癌。研究报道 AK 发展为侵袭性鳞癌的风险高于鲍恩病，因此一旦确诊，应尽早治疗。

本病好发于中老年人头面部、手背等曝光部位，可能与紫外线照射有关。AK 临床表现多样，典型者病灶早期表现为干燥斑丘疹，可呈红褐色、黑色或肤色，表面较光滑，边界清楚，基底部无明显红晕，此时易误诊为脂溢性角化病。病灶晚期部分丘疹表面可见明显角化、鳞屑，坚硬粗糙，易误诊为鲍恩病、基底细胞癌等（图 5-2-1）。

临床上，患者可伴有病灶部位的瘙痒、疼痛感，也可无明显症状。根据病理组织学上的形态，AK 分为 6 型：萎缩型、肥厚型、鲍恩病样型、棘突松解型、色素型和原位癌型。

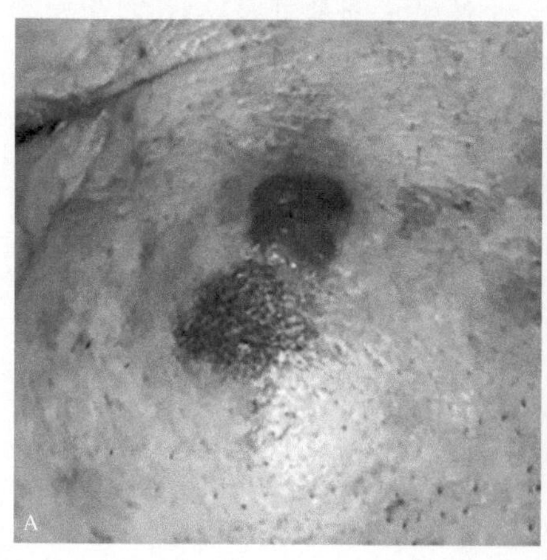

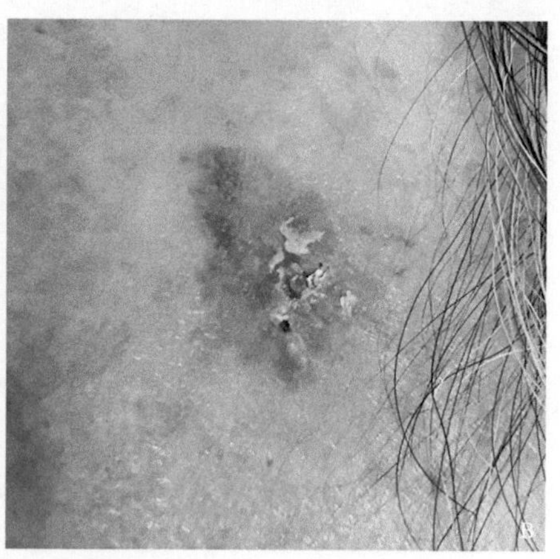

图 5-2-1 **日光性角化病肉眼观**

A. 病灶肉眼观：左侧面颊部见一约 15.0 mm × 7.0 mm 的黑色斑片，小而扁平，表面光滑，边界清楚，与脂溢性角化病早期相似。B. 病灶肉眼观：左侧颞部见一约 11.0 mm × 9.0 mm 的红褐色斑片，表面坚硬粗糙，见鳞屑，边界清楚，与鲍恩病相似

（二）高频超声

1. 灰阶超声

本病超声表现多样，病灶存在结节形、匍匐形或不规则等多种形态。病灶常位于表

皮层，部分可达真皮浅层。表面角化过度的程度较鲍恩病及皮肤鳞状细胞癌轻，内部结构尚能显示。部分早期 AK 的病灶极其菲薄，因而超声无法清晰显示，随着疾病进展，病灶可逐渐增厚，甚至累及真皮层。

2. 彩色多普勒超声

病灶内部可测出丰富血流信号，但由于受病灶表面角化过度产生的声影的影响，部分病灶内呈无或稀疏血流信号（图 5-2-2、图 5-2-3）。

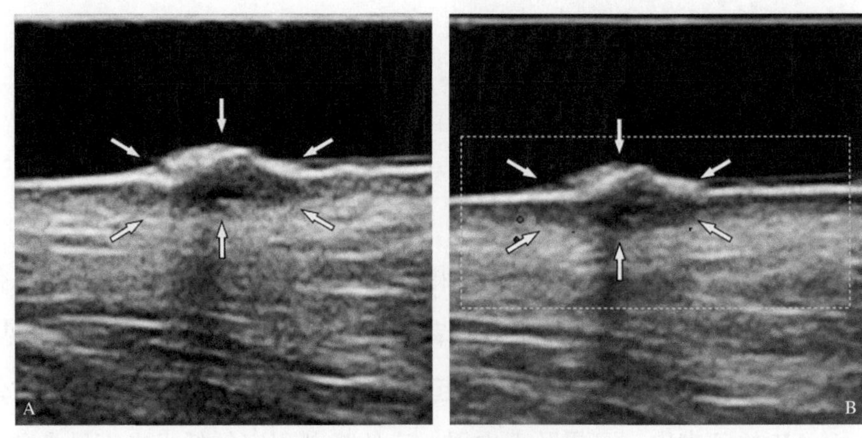

图 5-2-2　**日光性角化病**

女性，89 岁。A. 灰阶超声：表皮及真皮浅层内见一低回声结构（箭头所指处），约 9.3 mm × 6.4 mm，厚 1.3 mm。表面稍隆起，见粗线状强回声，后方伴淡声影。形态欠规则，呈结节状生长，基底部边界欠清晰。病灶内部回声均匀（探头频率：22 MHz）。B. 彩色多普勒超声：病灶内部未测出血流信号（探头频率：22 MHz）

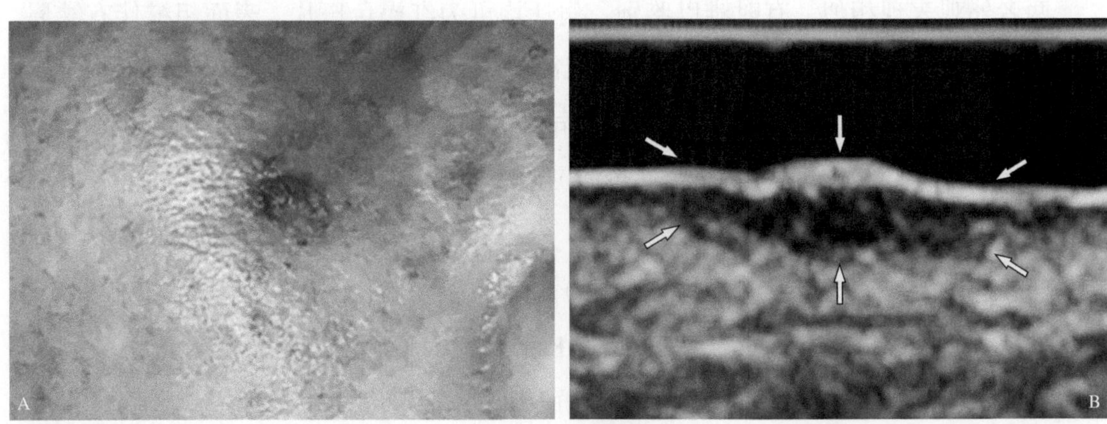

图 5-2-3　**日光性角化病**

女性，67 岁。A. 病灶肉眼观：患者右侧面颊处见一约 5.0 mm × 5.0 mm 的红褐色斑片，表面无破溃及渗出，边界清晰。B. 灰阶超声：表皮及真皮浅层内见一个低回声结构（箭头所指处），约 5.0 mm × 4.8 mm，厚 1.0 mm。表面见细线状强回声，后方未见声影。病灶呈不规则生长，边界清晰，基底部位于真皮浅层。病灶内部回声均匀（探头频率：22 MHz）。C. 彩色多普勒超声：病灶内部测出丰富血流信号（探头频率：22 MHz）。D. 组织病理学（HE 染色，全景扫描）：表层角化过度，角化不全。基底层部分呈芽蕾状向真皮增生，棘层下部细胞排列紊乱，轻度异型。真皮浅层日光弹力组织变性，血管周围炎症细胞浸润（见后页）

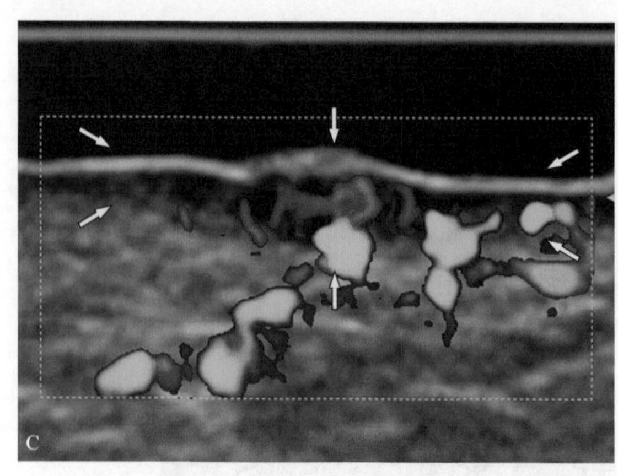

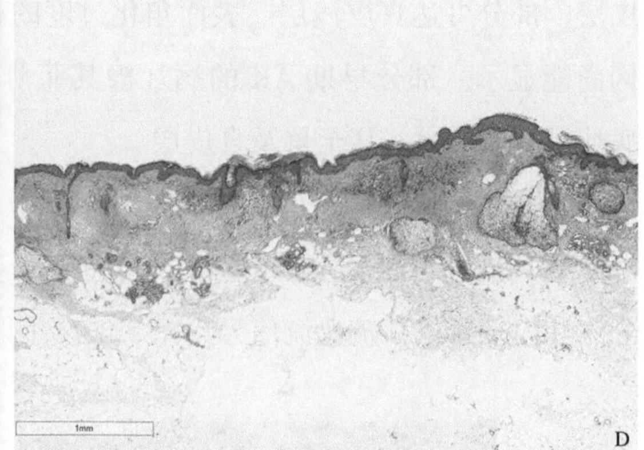

图 5-2-3 （续）

（三）鉴别诊断

1. 脂溢性角化病

早期两者外观均可为黑色小斑片，肉眼观鉴别存在困难。后期脂溢性角化病的病灶呈特征性的“脑回样”改变，有助于两者鉴别。灰阶超声上，表面均可见强回声。但脂溢性角化病位于表皮层，病灶整体隆起，表面异常角化的形态呈相对均匀的锯齿或分叶状。而 AK 位于表皮，可累及真皮层，病灶隆起程度较低，表面异常角化的形态不规则。

2. 鲍恩病

两者外观表现相似，有时难以鉴别。病灶均可为红褐色斑片，表面粗糙伴有鳞屑。灰阶超声上，两者均可表现为表皮层内的匍匐形的低回声结构，表面伴异常角化。但鲍恩病多为单发，严格局限于表皮层内，表面异常角化的程度更严重。AK 多为多发，表面异常角化程度较轻，不局限于表皮层，可能突破表皮 / 真皮交界。

3. 浅表型基底细胞癌

两者均可表现为位于表皮及真皮浅层的匍匐形的低回声结构。但浅表型基底细胞癌表面平坦、无异常角化，基底部清晰。而 AK 病灶表面见不同程度的异常角化，后方伴声影，基底部较浅表型基底细胞癌模糊。表面有无异常角化及基底部清晰程度可作为两者的超声鉴别要点。

（四）诊断要点

(1) AK 好发于老年人头面部，常多发。

(2) 灰阶超声上，病灶常位于表皮层，部分可达真皮浅层。病灶表面见不同程度的异常角化，形态多样，基底部欠清晰。彩色多普勒超声检查病灶内部可测出血流信号。

（五）临床价值

虽然 AK 被定义为癌前病变还是早期鳞状细胞癌尚存在争议，但临床一旦确诊，应尽早治疗。而高频超声可以从病灶累及层次、基底部情况及内部血流信号等特征来鉴别 AK 和其他伴有异常角化的皮肤疾病，为 AK 的术前诊断提供依据。

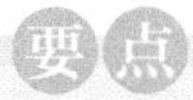

• 日光性角化病是以上皮细胞不同程度非典型性增生为特征的上皮肿瘤。有学者认为它是癌前病变，也有认为是早期鳞状细胞癌。

• 好发于老年人头面部。超声上病灶常位于表皮层，部分可达真皮浅层。表面见不同程度的异常角化，基底部欠清晰。

• 主要应与脂溢性角化病、鲍恩病、浅表型基底细胞癌等鉴别。

二、黏膜白斑病

黏膜白斑病是一种白色角化性疾病，具有恶变为皮肤鳞状细胞癌的倾向。本病病因尚不明确，可能与内分泌紊乱、糖尿病等有关。本病好发于口腔或外阴等部位的黏膜处，口腔黏膜白斑多见于中老年男性，外阴黏膜白斑多见于绝经后女性，极少数男性可见龟头黏膜白斑。本病临床上表现为点状、片状或条状的角化性斑片，呈灰白或乳白色。病灶早期表面可见乳白色光泽，呈网状改变，有时可形成黏着较牢的白色膜，强行剥离时可出血。目前本病临床上以局部或全身药物治疗为主，不及时治疗或经久不愈可能会发生癌变。癌变者应及早手术，一般预后较好。

黏膜白斑病组织学上表现为病灶部位的表皮角化过度，角质突出于表面，角化不全，棘层增厚，且在角化不全下方的棘层上部有细胞核体积增大、淡染、细胞核固缩的气球状细胞。

黏膜白斑病是一种重要的癌前病变，笔者在临床工作中遇到的几例均位于大阴唇，因受限于超声探头频率及病灶的特殊部位，超声检查均未显示显著的病灶。并且目前尚未有文献对黏膜白斑病的超声诊断进行报道，故笔者推测该疾病厚度极为菲薄，使用探头频率为 20~50 MHz 的超高频超声检查难以显示病灶，可能需要更高频率的超声设备进行检查。目前，对于黏膜白斑病的诊断主要依靠其发病部位及典型外观来判断。

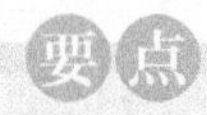

- 黏膜白斑病是一种白色角化性疾病，具有恶变为皮肤鳞状细胞癌的倾向。
- 超声检查一般难以显示病灶。

第三节 · 恶性皮肤肿瘤的超声诊断

一、鲍恩病

（一）临床与病理

鲍恩病（Bowen's disease，BD）又称原位鳞状细胞癌，是一种早期皮肤原位癌，发生并局限于表皮内。本病由Bowen于1912年首次报道，故称为Bowen病。本病病因未明，可能因素包括日光照射、砷剂、免疫抑制、病毒感染等。本病好发于中老年人，全身均可发病。通常情况下病程较长，进展缓慢，可长期局限于表皮内，3%~5% 的病灶进展突破基底膜，发生侵袭性生长及远处转移，发展为皮肤鳞状细胞癌。

鲍恩病的临床表现多样，多为淡红色或暗红色丘疹、斑片或斑块，可伴有鳞屑、结痂、破溃、渗出等（图 5-3-1）。

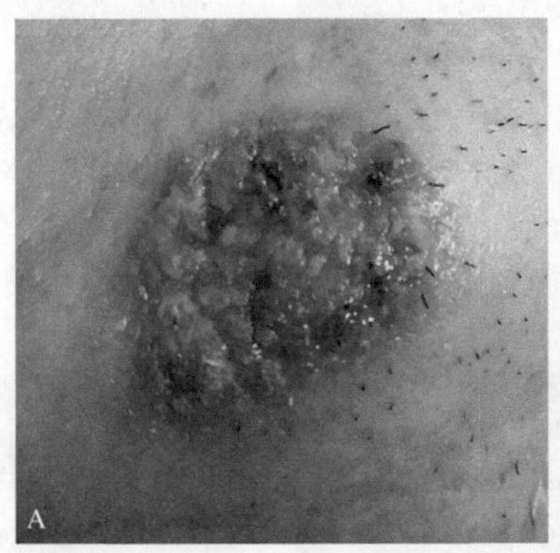

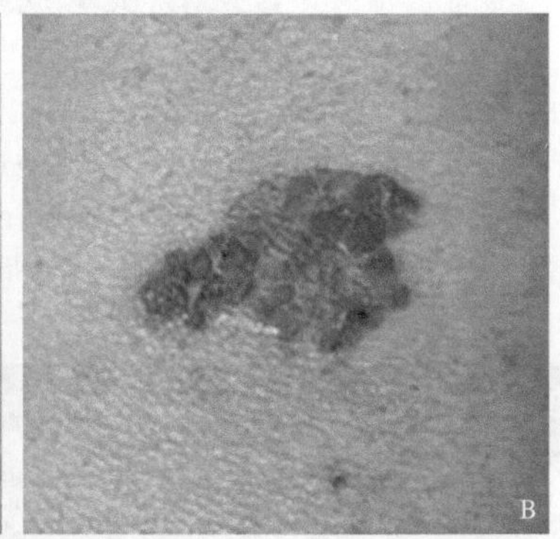

图 5-3-1　**鲍恩病肉眼观**

A. 右侧下颌处见一暗红色的斑片，表面伴有结痂。B. 左侧背部见一暗红色斑片，反复痂皮脱落，局部见覆以棕或灰色厚痂，形态不规则，边界清楚

BD 可有不同类型的组织学改变，可表现为银屑病样型、萎缩型、疣状角化过度型和不规则型等。在同一个 BD 病灶中常可混合有上述不同的组织学类型。组织学显示表皮棘层肥厚、细胞全层排列紊乱、细胞异型明显、有多个核分裂象，有角化不良细胞。病灶整体局限于表皮层，基底部不累及真皮层，但真皮浅层可见密集淋巴细胞浸润。

（二）高频超声

1. 灰阶超声

灰阶超声表现为位于表皮层内的低回声结构，表面略隆起，可见不同程度的异常角化，有时形成特征性的“波浪样”强回声皱褶。基底部清晰，呈特征性横向走行的“直线状”改变，不突破表皮 / 真皮交界。病灶形态规则，呈匍匐形生长，内部回声较均匀。异常角化所形成的声影可能会影响对病灶线状基底部的观察，但通过改变探头角度，从异常角化的缝隙或者病灶边缘仍能观察到鲍恩病基底部特征。

2. 彩色多普勒超声

病灶内部可测出丰富血流信号，但有时由于受角化过度产生的声影影响，可表现为无或稀疏血流信号（图 5-3-2、图 5-3-3）。

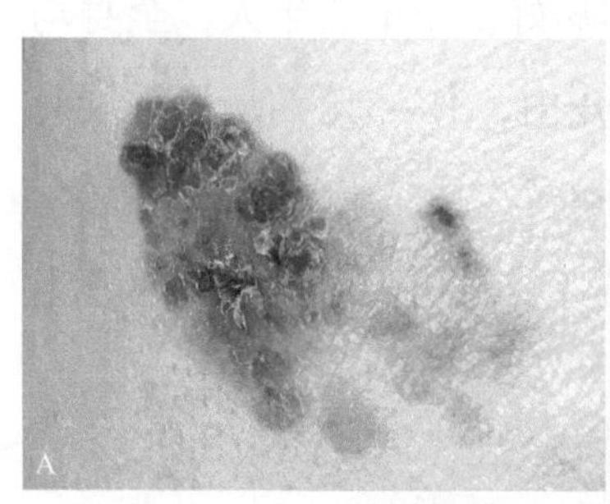

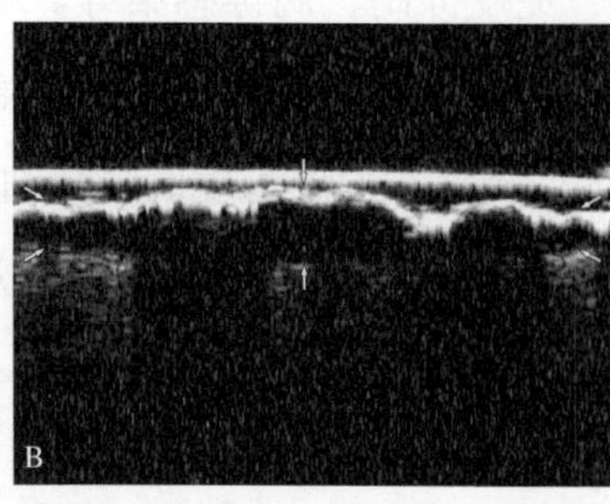

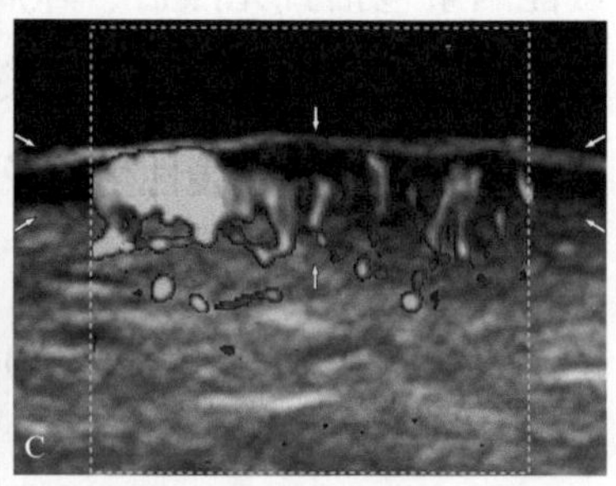

图 5-3-2 **鲍恩病**

女性，63 岁。A. 病灶肉眼观：背部见一约 55.0 mm × 23.0 mm 的暗红色斑块，略高出皮肤，表面覆褐色痂皮及白色鳞屑，未见渗液。B. 灰阶超声：超声生物显微镜表皮层内见一个低回声结构（箭头所指处），大小如肉眼所见，厚 1.1 mm。表面轻度隆起，可见线状强回声，部分后方伴声影。形态规则呈匍匐形生长，基底部呈横向走行的“直线状”改变，与真皮层分界清晰。病灶内部回声均匀（探头频率：50 MHz）。C. 彩色多普勒超声：病灶内部测出丰富血流信号（探头频率：22 MHz）

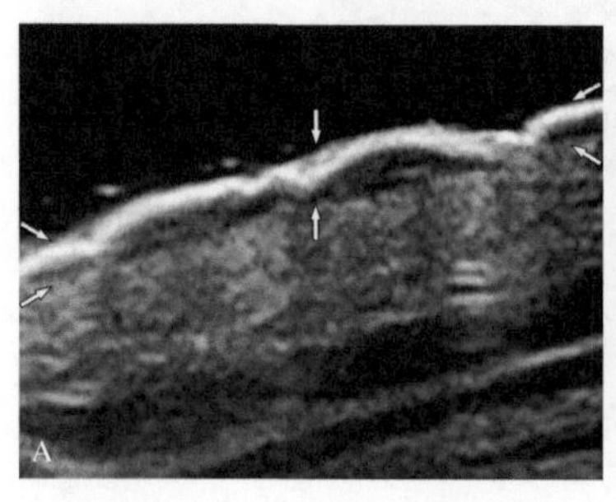

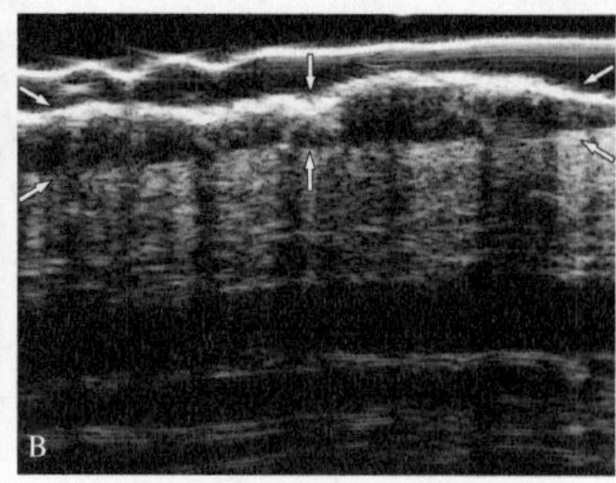

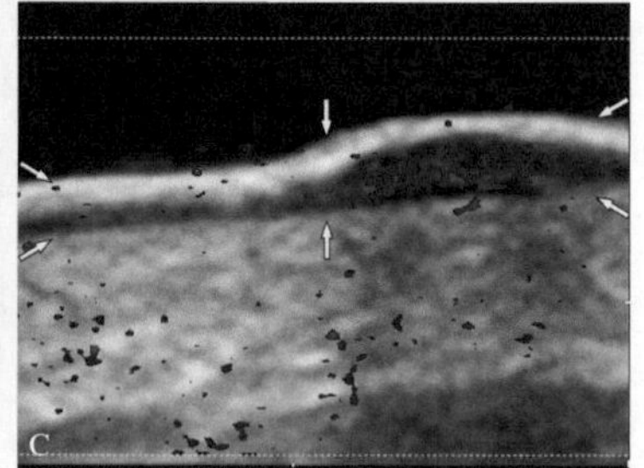

图 5-3-3 **鲍恩病**

男性，69 岁。A. 灰阶超声：表皮层内见一个低回声结构（箭头所指处），病灶面积较大，超声图像未能完全显示其大小，厚约 1.2 mm。表面呈波浪状隆起，见粗线状强回声，后方伴淡声影。形态规则呈匍匐形生长，基底部与真皮层分界清晰。病灶内部回声均匀（探头频率：22 MHz）。B. 灰阶超声：超声生物显微镜可更清晰地显示病灶基底部累及的层次（探头频率：50 MHz）。C. 彩色多普勒超声：病灶内部可见稀疏血流信号（探头频率：22 MHz）

（三）鉴别诊断

1. 浅表型基底细胞癌

两者外观相似，均可呈暗红色斑片，表面可有鳞屑。灰阶超声上，两者均可表现为位于表皮层内匍匐形的低回声结构。但部分浅表型基底细胞癌可累及真皮层，表面平坦，无异常角化形成的强回声。而BD局限于表皮层内，表面呈“波浪状”隆起，并见异常角化形成的粗线状强回声，后方伴声影。表面有无强回声及病灶累及层次可作为两者的超声鉴别要点。

2. 日光性角化病

两者外观相似，有时难以鉴别。病灶均可为红褐色斑片，表面粗糙伴有鳞屑。灰阶超声上，两者均可表现为表皮层内的匍匐形低回声结构，表面伴异常角化。但BD多为单发，严格局限于表皮层内，表面异常角化的程度更严重。日光性角化病多为多发，表面异常角化程度较轻，不局限于表皮层，可能突破表皮 / 真皮交界。

3. 脂溢性角化病

两者均局限于表皮层内，基底部与真皮分界清晰。表面均可见不同程度的角化，后方伴声影。但脂溢性角化病呈整体隆起的形态，而BD多呈匍匐形。彩色多普勒超声对于两者鉴别有一定的帮助，BD内部血流信号较脂溢性角化病丰富。此外，病灶外观也有助于两者鉴别，BD外观多为淡红色或暗红色的丘疹或斑片，表面可有鳞屑。脂溢性角化病外观早期呈淡黄色或褐色斑片，小而扁平，后期呈特征性的“脑回样”改变。

（四）诊断要点

(1) 病灶肉眼观多为淡红色或暗红色丘疹、斑片或斑块，可伴有鳞屑、结痂、破溃、渗出。

(2) 灰阶超声上，病灶表现为局限于表皮内的低回声结构，表面见异常角化形成的“波浪样”强回声带，后方伴声影。基底部清晰，呈“直线状”，与真皮层分界清晰。

(3) 彩色多普勒超声检查病灶内部可测出丰富血流信号。

（五）临床价值

BD的临床表现多样，仅通过肉眼观难以诊断，而高频超声可清晰显示病灶的结构和内部信息。我们已公开发表的研究报道了29个BD的超声表现，结果表明其典型超声特征为“局限于表皮层内”及伴有表面异常角化形成的“波浪征”，超声生物显微镜比高频超声能更好地显示以上两个特征（86.2% vs. 51.7%；58.6% vs. 20.7%）。超声生物显微镜的诊断准确率明显高于高频超声（86.2% vs. 51.7%），因此在BD的诊断中，优先推荐超声生物显微镜。

要点

·鲍恩病又称原位鳞状细胞癌，是一种早期皮肤原位癌，发生并局限于表皮内。好发于中老年人，病程较长，进展缓慢。

·超声表现为局限于表皮内的低回声结构，表面见异常角化形成的“波浪样”强回声带，后方伴声影。基底部清晰，呈横向走行的“直线状”改变，与真皮层分界清晰。

·主要应与浅表型基底细胞癌、日光性角化病、脂溢性角化病等鉴别。

二、基底细胞癌

（一）临床与病理

基底细胞癌（basal cell carcinoma，BCC）是由多能基底样细胞异常增生所致，起源于皮肤表皮的基底层细胞，又称基底细胞上皮瘤，是最常见的皮肤恶性肿瘤。其病因及发病机制不明，可能与基因和环境之间复杂的相互作用有关。目前紫外线辐射被认为是基底细胞癌最重要的危险因素，其他危险因素还包括砷、煤焦油衍生物、辐射、瘢痕、慢性炎症、溃疡和免疫缺陷等。

BCC 很少致命，但好发于头面部等裸露部位（鼻、眼睑和唇）而影响美观，可破溃而致毁容，严重影响患者的心理。BCC 很少发生转移，但有向深层组织侵犯的风险，如累及深层的肌肉、软骨和骨骼等。BCC 临床上主要分为 3 型：结节型、浅表型和硬斑病样型。结节型为褐色丘疹或结节，生长缓慢，在轻微创伤后容易出血或出现溃疡。浅表型即扁平的、境界清晰的斑片。硬斑病样型表现为瘢痕样的硬斑，境界不清晰（图 5-3-4）。

组织学上，BCC 由纤维基质和作为依赖细胞的基底细胞岛组成，类似于表皮和毛囊的基底细胞。BCC 组织学常分为四种亚型：结节型、浅表型、色素型和硬斑病样型。另外还有其他罕见的 BCC 组织学分型，如纤维上皮瘤型、微结节型、颗粒状、漏囊状囊肿、化生和瘢痕疙瘩等亚型。一个病灶中可以同时出现多种亚型。以上诸多亚型的 BCC，可分为非侵袭性 BCC 和侵袭性 BCC 两大类。非侵袭性 BCC 包括结节型、浅表型、纤维上皮瘤型、漏囊状囊肿型 BCC；而侵袭性 BCC 包括微结节型、硬斑病样型、色素型、混合型、基底鳞状细胞癌型 BCC 等。

对于 BCC 的分级和分期，指南推荐采用国家癌症综合网络（National Comprehensive Cancer Network，NCCN）中 BCC 复发的危险分层系统（表 5-3-1）。

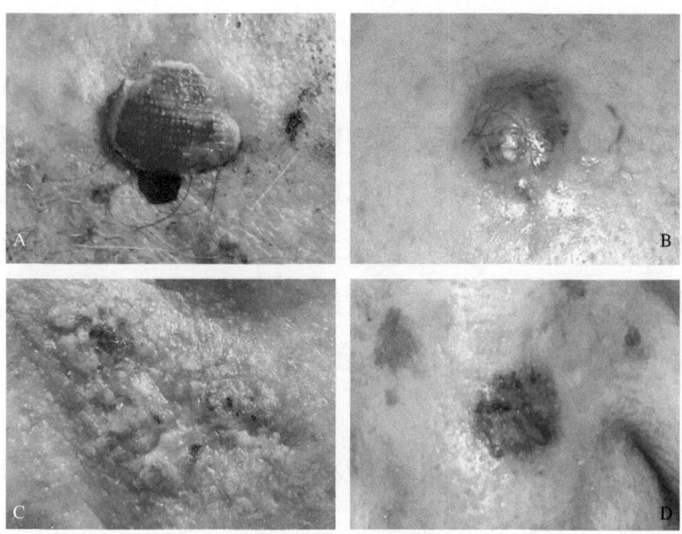

图 5-3-4 BCC 肉眼观临床分型

A. 结节型 BCC，右侧颞部见一直径约 12.0 mm 呈珍珠样的丘疹，轻微触碰后，表面见出血。B. 结节型 BCC，左侧面颊部见一直径约 8.0 mm 浅褐色的丘疹，表面光滑，边界清晰。C. 浅表型 BCC，左面颊部见一直径约 15.0 mm 的扁平的斑片，表面覆褐黄色鳞屑，边界清晰。D. 硬斑病样型 BCC，鼻中部见一直径约 10.0 mm 的类圆形黑色斑块，色素不匀，表面光滑，基底部有浸润感，边界清晰

表 5-3-1 NCCN 中 BCC 复发的危险分层系统

特征	低危风险	高危风险
临床		
部位 / 大小	位于 L 区 < 20 mm 位于 M 区 < 10 mm 位于 H 区 < 6 mm	位于 L 区 ≥ 20 mm 位于 M 区 ≥ 10 mm 位于 H 区 ≥ 6 mm
边界	清晰	不清晰
原发 vs. 复发	原发	复发
免疫抑制	无	有
肿瘤位于之前放疗的部位	无	有
病理		
亚型	结节型、浅表型 [a]	侵袭性 [b]
周围神经累及	无	有

注：L 区 = 躯干和四肢（不包括胫前、手、脚、指甲和脚踝）；M 区 = 脸颊、前额、头皮、脖子和胫前；H 区 = 面部（脸中部、眼睑、眉毛、眶周、鼻子、嘴唇、下巴、下颌骨、耳朵、耳前和耳后皮肤 / 沟、太阳穴）、生殖器、手和脚。
[a] 低危风险的病理亚型包括结节型、浅表型、纤维上皮瘤型、漏囊状囊肿型；[b] 高危风险的病理亚型包括微结节型、硬斑病样型、色素型、混合型、基底鳞状细胞癌型 BCC 等。

（二）高频超声

不同分型的 BCC，其超声表现亦不相同。笔者依据上海市皮肤病医院病例及工作经验总结了常见亚型的 BCC 超声表现如下。

1. 结节型 BCC

一般表现为位于表皮和真皮层内的低回声结构，表面隆起，无异常角化，但经常由于出血结痂形成类似角化的粗大强回声伴声影，此时需要通过视诊加以鉴别。病灶形态规则，呈结节状生长，边界清晰。病灶内部可见散在或簇状分布的点状强回声，部分病灶内部可见无回声区，以上两个特征均是 BCC 的特征性表现。病灶早期累及表皮，随着病程进展，依次向下侵犯真皮层及皮下软组织。彩色多普勒超声上，病灶内部可测出丰富血流信号，有时可以看到粗大滋养血管（图 5-3-5、图 5-3-6）。

2. 浅表型 BCC

浅表型 BCC 多位于表皮层内，也可累及真皮层。病灶表现为匍匐形的低回声结构，

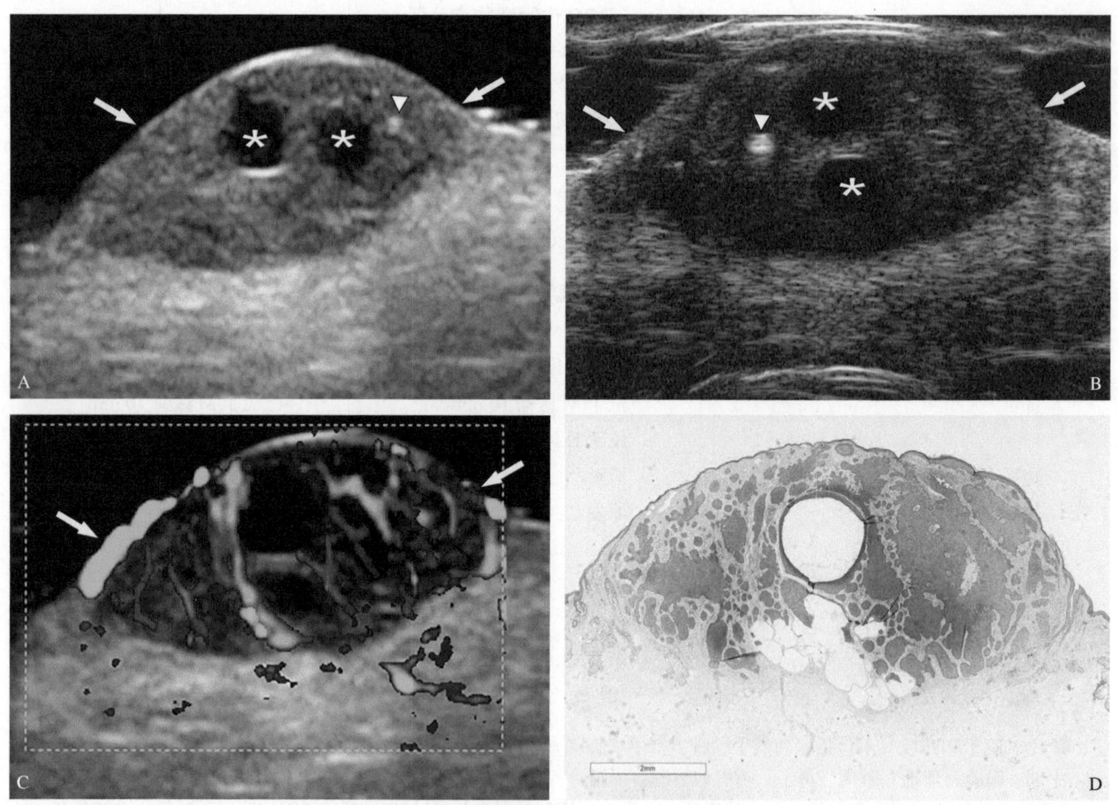

图 5-3-5 **结节型 BCC，内见圆形无回声区**

女性，63 岁。A. 灰阶超声：表皮及真皮层内见一个混合回声结构（箭头所指处），约 9.0 mm × 7.1 mm，厚 4.6 mm。表面隆起，无异常角化。形态规则呈结节状生长，边界清晰。病灶内部可见点状强回声（▽所指处）及无回声区（* 所在处）(探头频率：22 MHz)。B. 灰阶超声：超声生物显微镜可清晰显示病灶内部的无回声（* 所在处）和强回声结构（▽所指处），更清晰地显示病灶基底部位置（探头频率：50 MHz）。C. 彩色多普勒超声：病灶内部测出丰富血流信号，并见粗大滋养血管（箭头所指处）(探头频率：22 MHz)。D. 组织病理学（HE 染色，全景扫描）：真皮内可见嗜碱性肿瘤团块，病灶与表皮相连，由基底样细胞组成，病灶周边细胞栅栏状排列，与周围组织有收缩间隙

表面平坦，无异常角化。形态规则，呈匍匐形生长，边界清晰。病灶内部回声均匀。彩色多普勒超声上，病灶内无或可测出稀疏血流信号（图 5-3-7）。

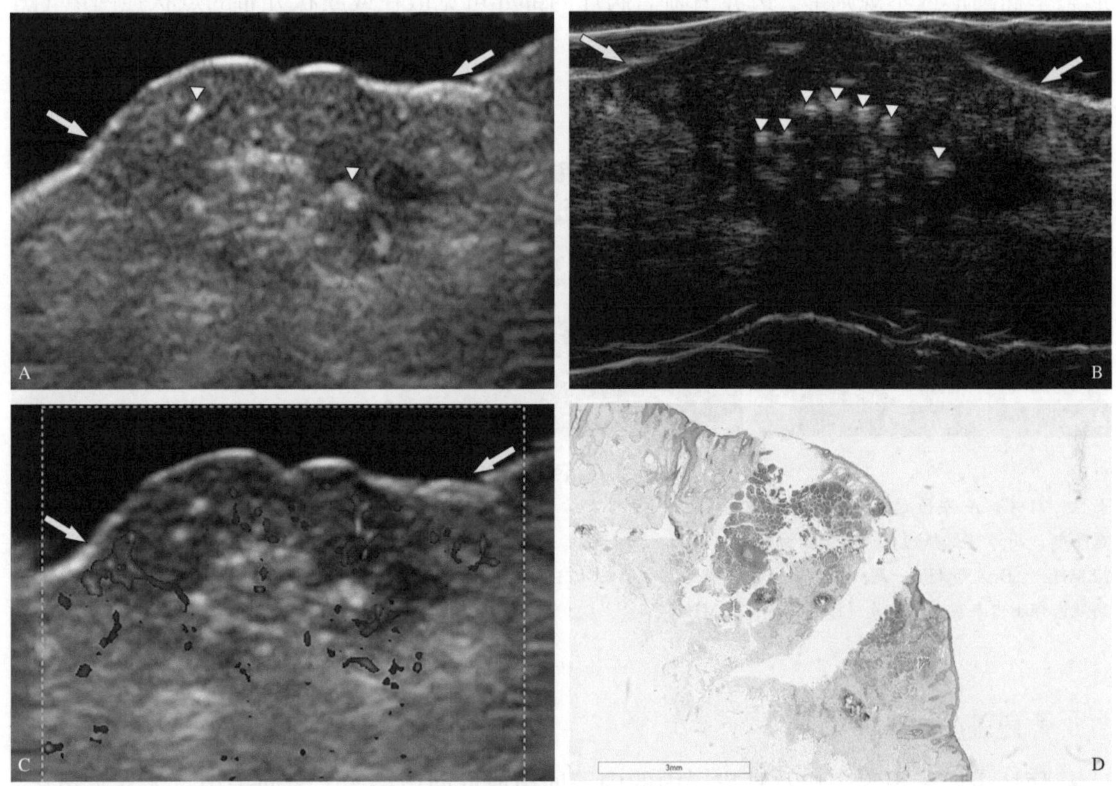

图 5-3-6 **结节型 BCC，内见多发点状强回声**

男性，77 岁。A. 灰阶超声：表皮及真皮层内见一个低回声结构（箭头所指处），约 8.7 mm × 8.1 mm，厚 5.3 mm。表面隆起，无异常角化。形态欠规则，呈结节状生长，边界清晰。病灶内部回声不均匀，内可见多发点状强回声（▽所指处）（探头频率：22 MHz）。B. 灰阶超声：超声生物显微镜清晰显示病灶内部的点状强回声（▽所指处），基底部位于真皮层（探头频率：50 MHz）。C. 彩色多普勒超声：病灶内部测出血流信号（探头频率：22 MHz）。D. 组织病理学（HE 染色，全景扫描）：真皮内可见嗜碱性肿瘤团块，病灶与表皮相连，由基底样细胞组成，病灶周边细胞栅栏状排列，与周围组织有收缩间隙

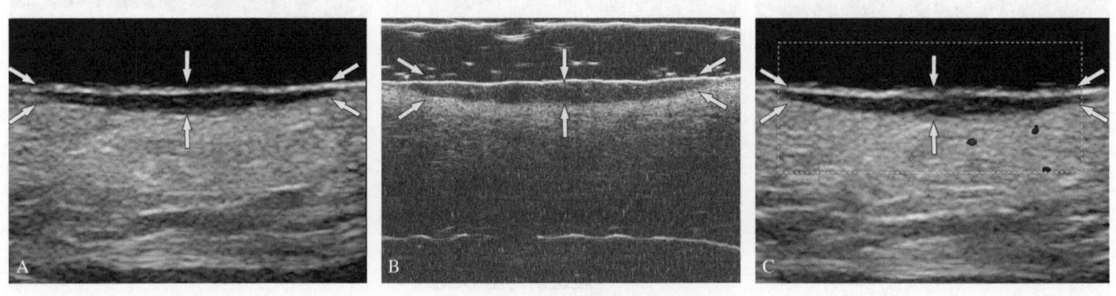

图 5-3-7 **浅表型 BCC**

男性，87 岁。A. 灰阶超声：表皮及真皮浅层内见一低回声结构（箭头所指处），约 13.4 mm × 11.2 mm，厚 1.1 mm。表面平坦，无异常角化。形态呈匍匐形，边界清晰，基底部位于真皮浅层（探头频率：22 MHz）。B. 灰阶超声：可清晰显示病灶位于真皮浅层（探头频率：50 MHz）。C. 彩色多普勒超声：病灶内部未测出血流信号（探头频率：22 MHz）

3. 色素型 BCC

其超声表现类似于结节型。病灶常为位于表皮及真皮层内的低回声结构，表面隆起。形态呈椭圆形或不规则形，边界清晰。病灶内部亦可见散在或簇状分布的点状强回声（图 5-3-8）。

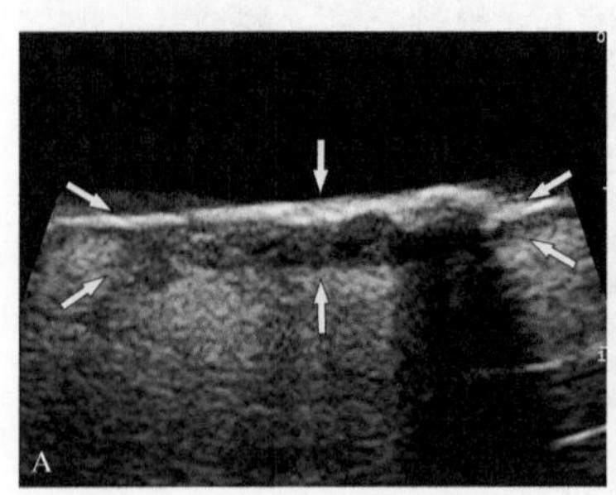

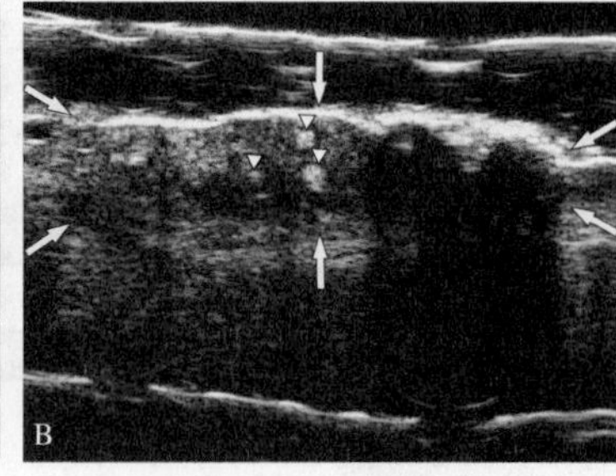

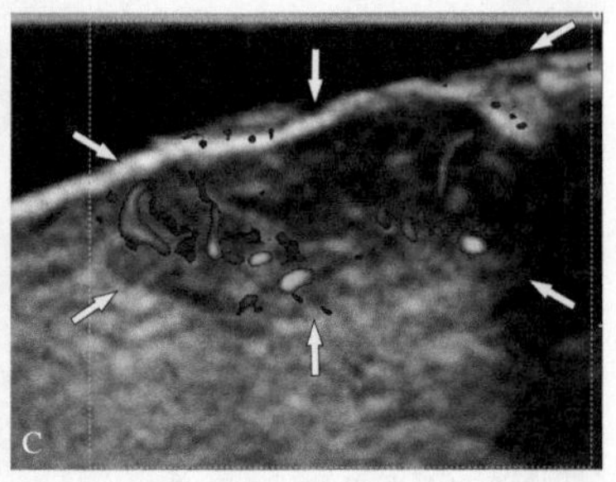

图 5-3-8　**色素型 BCC**

女性，71 岁。A. 灰阶超声：表皮及真皮层内见一低回声结构（箭头所指处），约 11.3 mm×7.6 mm，厚 2.5 mm。表面略隆起，局部可见强回声（局部出血形成结痂），后伴声影。形态呈葡萄形，边界清晰。病灶内部回声均匀（探头频率：22 MHz）。B. 灰阶超声：超声生物显微镜清晰地显示了病灶内部的点状强回声（探头频率：50 MHz）。C. 彩色多普勒超声：病灶内部测出丰富血流信号（探头频率：22 MHz）

4. 硬斑病样型 BCC

病灶主要表现为表皮及真皮层内的中等回声或低回声结构，表面平坦，无异常角化。形态欠规则，边界清晰。病灶内部回声均匀或不均匀。彩色多普勒超声上病灶内部可测出丰富血流信号（图 5-3-9）。

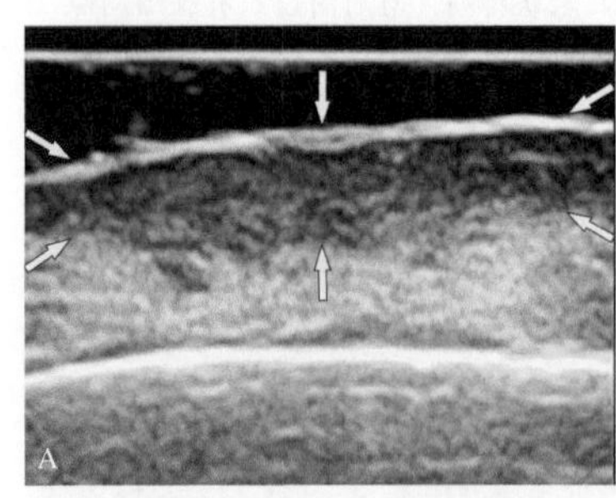

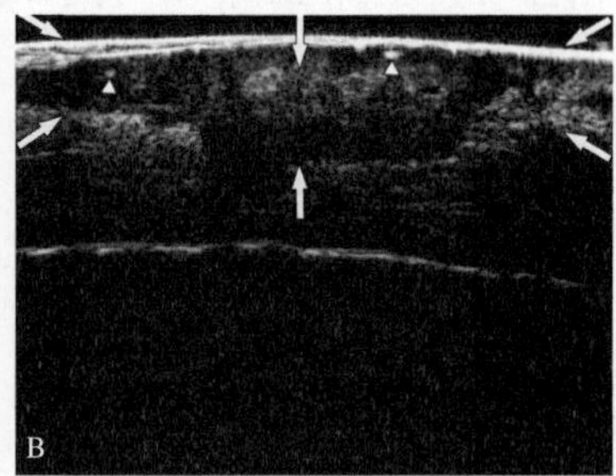

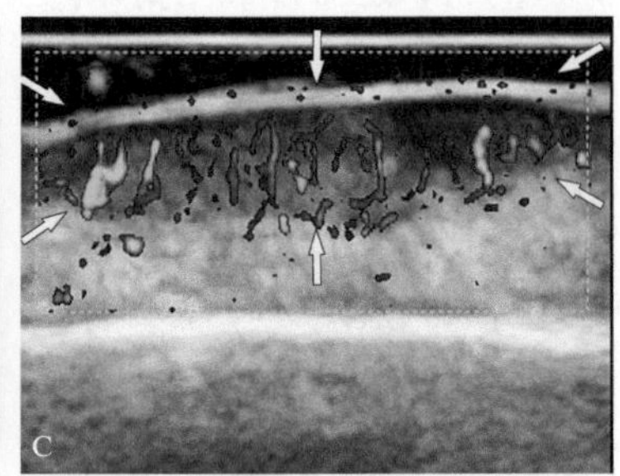

图 5-3-9　**硬斑病样型 BCC**

女性，76 岁。A. 灰阶超声：表皮及真皮层内见一低回声结构（箭头所指处），约 13.8 mm×12.6 mm，厚 2.8 mm。表面平坦，无异常角化。形态不规则，边界欠清晰。病灶内部回声均匀（探头频率：22 MHz）。B. 灰阶超声：超声生物显微镜清晰地显示了病灶近表皮处的点状强回声结构（▽所指处）（探头频率：50 MHz）。C. 彩色多普勒超声：病灶内部测出丰富血流信号（探头频率：22 MHz）

（三）鉴别诊断

1. 恶性黑色素瘤

色素型 BCC 需要与恶性黑色素瘤鉴别。首先，黑色素瘤好发于肢端，BCC 好发于头面部，故发病部位可资鉴别。此外，灰阶超声上，恶性黑色素瘤表现为低回声或极低回声结构，多呈分叶状，常伴有后方回声增强，具有显著的向深部侵犯的趋势，侵犯深度经常累及深部的软组织。而 BCC 一般较为规则，多数情况仅累及表皮和真皮，侵犯皮下的情况相对少见，病灶内可见特征性的点状强回声或无回声区。

2. 皮肤鳞状细胞癌

BCC 临床症状较轻或无症状，病程进展缓慢。BCC 病灶常为结节状的丘疹或扁平的斑片，部分病灶触碰后表面有出血。皮肤鳞状细胞癌的病灶易形成中央溃疡，边缘可呈菜花状不规则隆起。表面形成显著异常角化。灰阶超声上，鳞癌病灶因表面粗大的异常角化而形成不均匀的声影，经常导致病灶内部显示不全。与之相反，BCC 一般无异常角化，其内部经常可以被清晰显示，并观察到特征性的点状强回声或无回声区。

（四）诊断要点

(1) 病灶常位于头面部。肉眼观病灶为无痛的丘疹、结节或斑片。结节型病灶表面可伴有出血。

(2) 灰阶超声上，结节型 BCC 多呈椭圆形；色素型和浅表型 BCC 多呈匍匐形；硬斑病样型多呈不规则形。各型病灶主要位于表皮和 / 或真皮层内，表面无异常角化，边界清晰，内部的点状强回声及无回声区是 BCC 的特征性超声表现。

(3) 彩色多普勒超声检查，各型病灶内部多测出丰富血流信号，部分可见粗大滋养血管。

（五）临床价值

Wortsman 教授等研究表明病灶内部的点状强回声的个数可用来鉴别低危风险和高危风险的 BCC，以病灶内部的点状强回声的个数≥ 7 个为截断值，诊断高危风险 BCC 的敏感性为 0.79，特异性为 0.53。Fernando 等人的研究表明在弹性超声上，侵袭性 BCC 的边缘硬度高于非侵袭性 BCC，边缘硬度增加诊断侵袭性 BCC 的敏感性为 0.89，特异性为 0.82。Hernández-Ibáñez C 等人报道了高频超声诊断 BCC 的准确性为 0.737，敏感性为 0.745，特异性为 0.73；诊断浅表型 BCC 的敏感性为 0.622，特异性为 0.982；诊断结节型 BCC 的敏感性为 0.651，特异性为 0.805，而对于 BCC 其他亚型的诊断效能目前尚未见相关文献报道。依据笔者经验，超声生物显微镜有时会发现高频超声未显示的点状强回声，两者结合有望提高 BCC 诊断的准确性。

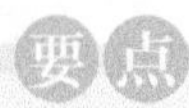

·基底细胞癌是常见的皮肤恶性肿瘤，好发于头面部。很少致命和转移。组织学常分为：结节型、浅表型、色素型和硬斑病样型。

·超声检查病灶主要位于表皮和/或真皮层内，表面无异常角化，边界清晰，内部的点状强回声及无回声区是特征性超声表现。

·主要应与日光性角化病、脂溢性角化病等鉴别。

三、皮肤鳞状细胞癌

（一）临床与病理

皮肤鳞状细胞癌（cutaneous squamous cell carcinoma，cSCC）是起源于表皮或附属器角质形成细胞的一种皮肤恶性肿瘤。在欧美国家，cSCC 在皮肤恶性肿瘤中的发病率仅次于基底细胞癌。而我国研究发现，在非黑素性皮肤肿瘤中，cSCC 发病率高于基底细胞癌，位居首位，且发病率逐年上升。在皮肤恶性肿瘤中，cSCC 恶性程度仅次于恶性黑色素瘤。本病可同时累及表皮、真皮和皮下软组织，引起外观的显著改变，严重影响患者的心理健康和社会适应能力。疾病晚期可能会发生淋巴结转移，严重者致死。据报道 cSCC 淋巴结转移的风险为 4%，致死风险为 1.5%。与基底细胞癌一样，其病因及发病机制目前尚不明确，但紫外线暴露被公认是 cSCC 最重要的致病因素。其他危险因素还包括人乳头瘤病毒的感染、化学致癌物和免疫缺陷等。

因 cSCC 好发于富含鳞状上皮的部位，故其多见于口、唇、会阴等部位。cSCC 的病灶表现多样，早期主要表现为浸润性硬斑，逐渐发展成为斑块、结节状，部分斑块表面呈菜花样改变，部分病灶中央可见溃疡形成，常伴有坏死组织和血性分泌物。病灶范围随着病情进展不断扩大（图 5-3-10）。

cSCC 临床上主要分为结节溃疡型、色素型、硬斑状或纤维化型、浅表型四种，其中以结节溃疡型最常见。病理组织学分级常采用 Broders 四级法，分为：Ⅰ级（高分化）、Ⅱ级（中等分化）、Ⅲ级（低分化）和Ⅳ级（未分化）。

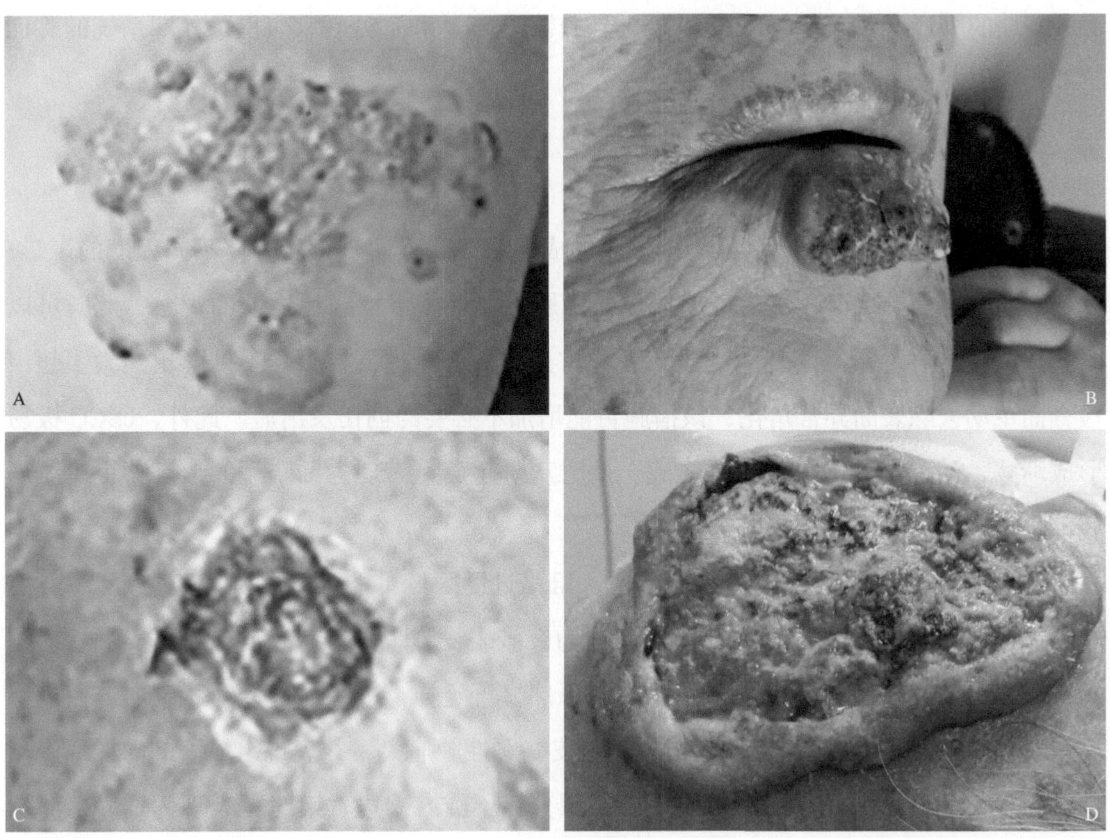

图 5-3-10 **皮肤鳞状细胞癌肉眼观**

A. 病灶肉眼观：右侧季肋部见一约 80.0 mm × 130.0 mm 的淡红色斑块，表面粗糙覆鳞屑及血痂，无明显浸润感，可见散在丘疹结节，与周围组织分界欠清。B. 病灶肉眼观：下唇红处见一约 30.0 mm × 20.0 mm 的淡红色斑片，累及下唇约 2/3 的长度，下缘累及唇红线。病灶表面呈乳头瘤状增生，无明显破溃、糜烂。边界清，基底轻度浸润感。C. 病灶肉眼观：头皮见一约 30.0 mm × 25.0 mm 的溃疡面，表面渗血渗液，周边轻微红肿，可见褐色痂皮。D. 病灶肉眼观：头颅见一病灶，直径约 60.0 mm，周边呈环形凸起，中央见溃疡形成，并伴有坏死组织和血性分泌物

美国皮肤病学会（American Academy of Dermatology，AAD）推荐 cSCC 的分类采用国家癌症综合网络（National Comprehensive Cancer Network，NCCN）中的分类方法，分为低危和高危两大类。对于 cSCC 的分期，目前尚无普遍认可的 cSCC 分期系统，AAD 推荐采用 BWH（Brigham and Women's Hospital）分期系统。该分期将肿瘤分为 T0 期（原位鳞癌）、T1 期（0 个危险因素）、T2a 期（有 1 个危险因素）、T2b 期（有 2~3 个危险因素）及 T3 期（有 4 个危险因素或有骨侵犯）。危险因素包括：肿瘤直径 ≥ 20.0 mm、组织学为低分化、周围神经浸润、肿瘤侵犯超过皮下脂肪层。

由于原发性 cSCC 出现淋巴结转移或远处转移的情况非常罕见，美国癌症联合委员会（American Joint Committee on Cancer，AJCC）在更新的第八版指南中也是仅限于 N0

和 M0 期的肿瘤。对 cSCC 的 AJCC 淋巴结转移（N）和远处转移（M）分期系统的验证可能需要基于大量人群的队列研究。

（二）高频超声

1. 灰阶超声

cSCC 表面凹凸不平，常见角化过度形成的粗线状强回声，后方伴不同程度的声影，此为 cSCC 的重要特征。角化过度形成的声影可能严重干扰病灶内部的观察，此时可以改变探头方向，尽量从病灶的周边或者异常角化的缝隙进行检查。不推荐单纯为了超声检查而主动去除表面异常角化，该措施可能增加不必要的创伤及出血。此外，cSCC 极易形成溃疡，溃疡周围呈火山口样隆起，此时灰阶超声上表现为凹陷型的形态特征，溃疡底部可能出现局部角质层缺失。

有时因为自然脱落或其他人为干预，角化过度区域可能已被剥除而直接显露病灶。此时病灶的超声特征表现最为充分，表现为突破表皮 / 真皮交界甚至浸润至皮下软组织的低回声结构，形态多不规则，基底部向深部显著延伸，边缘可呈分叶状，内部回声不均匀。总体而言，cSCC 的病灶体积较其他皮肤恶性肿瘤大，并表现出显著的向深部侵犯趋势，经常累及皮下软组织，并同周围组织分界不清。周边软组织可表现为增厚、回声增高、分布紊乱等软组织炎性表现。

2. 彩色多普勒超声

病灶内部可测出丰富血流信号，基底部可见较多粗大的滋养血管。但大部分病灶由于角化过度的影响，内部仅表现为稀疏血流信号，不能反映病灶内部真实的血供情况（图 5-3-11、图 5-3-12）。

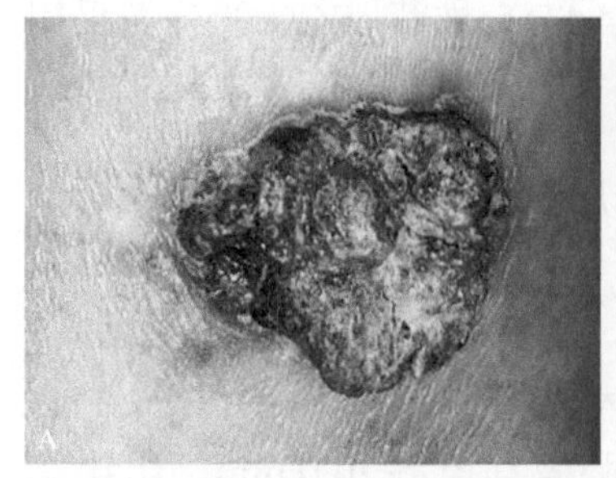

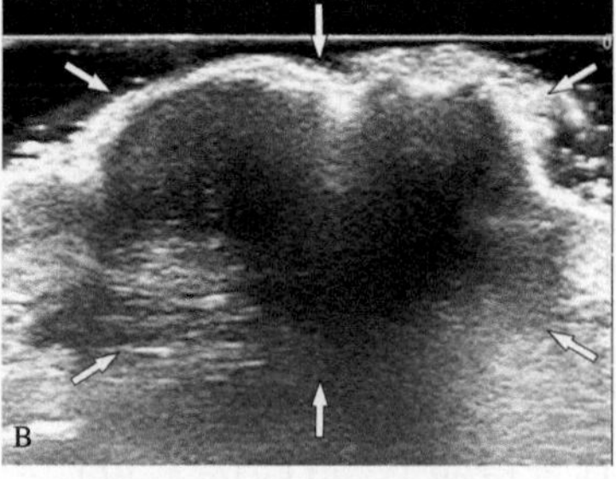

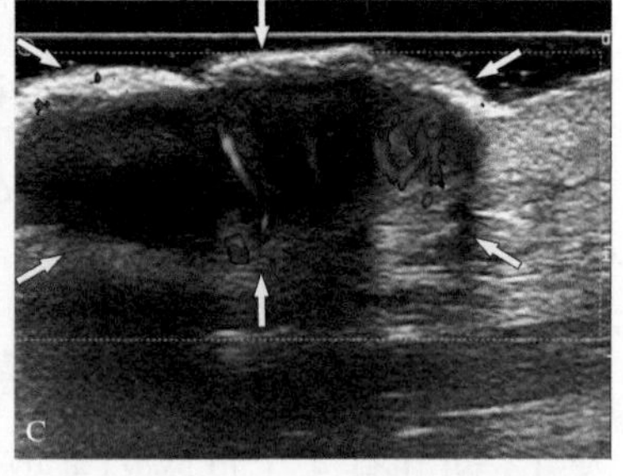

图 5-3-11 **鳞状细胞癌**

男性，80 岁。A. 病灶肉眼观：右侧内踝处见一约 25.0 mm × 32.0 mm 的灰色疣状斑块，厚 4.9 mm，表面粗糙呈疣状，无破溃、渗液，边界清晰，基底浸润感不明显。B. 灰阶超声：皮下见一个低回声结构（箭头所指处），表面不规则隆起，可见粗线状强回声，后方伴声影。形态不规则，边界不清晰。病灶内部回声情况由于声影遮挡而无法显示，大致可见病灶累及皮肤全层（探头频率：22 MHz）。C. 彩色多普勒超声：探头通过异常角化的间隙，于病灶内部测出稀疏血流信号（探头频率：22 MHz）

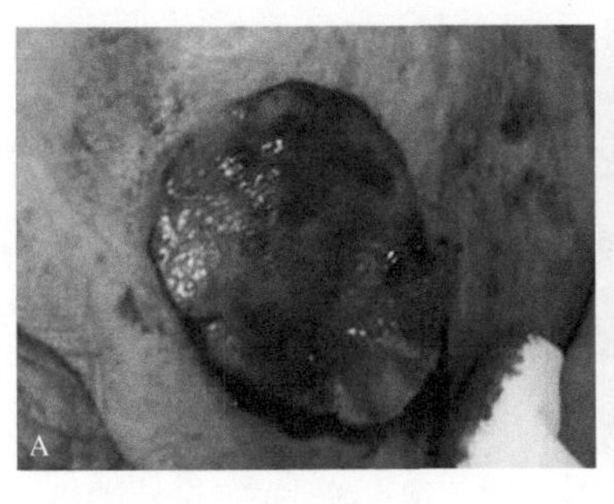
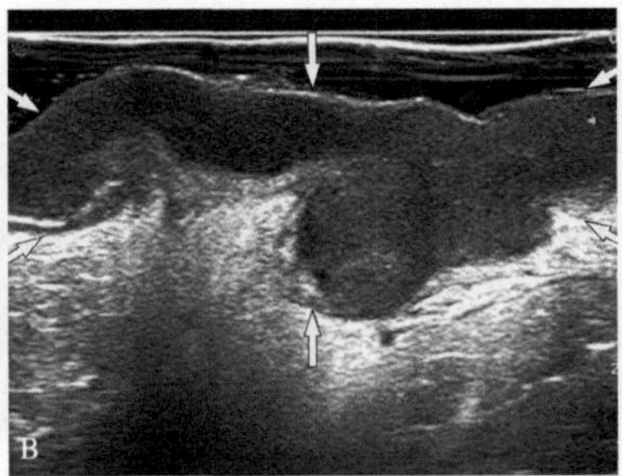
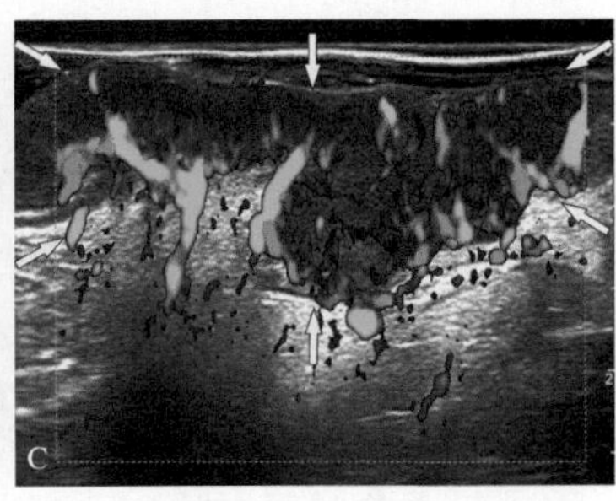

图 5-3-12 **鳞状细胞癌**

女性，90 岁。A. 病灶肉眼观：左面部见一约 50.0 mm × 40.0 mm 的红色外生性病灶，表面破溃出血，与周围组织无粘连，未见卫星灶。形态规则，基底较宽。B. 灰阶超声：皮下见一个低回声结构（箭头所指处），较厚处厚 15.0 mm，表面隆起，未见粗线状强回声（异常角化区域已脱落）。形态不规则，呈分叶状向深部浸润性生长，边界不清晰，累及皮肤全层。病灶内部回声尚均匀（探头频率：22 MHz）。C. 彩色多普勒超声：病灶内部测出丰富血流信号（探头频率：22 MHz）

（三）鉴别诊断

1. 恶性黑色素瘤

本病好发于肢端，外观常为黑色，而 cSCC 好发于头面部，外观少有色素沉着，可供两者鉴别。同时灰阶超声上恶性黑色素瘤表面无异常角化，因而后方回声无衰减，与常见角化过度的 cSCC 显著不同，故可用于两者鉴别。

2. 基底细胞癌

基底细胞癌外观常为结节状的丘疹或扁平的斑片，部分病灶触碰后表面有出血。cSCC 病灶易形成中央溃疡，边缘可呈菜花状不规则隆起，两者外观显著不同。灰阶超声上，cSCC 可见表面角化过度形成的粗线状强回声，后方伴不同程度的声影，甚至导致病灶内部显示不全。与之相反，基底细胞癌一般无异常角化，其内部经常清晰显示，并经常观察到特征性的点状强回声或无回声区。

（四）诊断要点

(1) 肉眼观，病灶早期多呈浸润性硬斑，随着病情进展，表面可呈结节状或菜花样改变，部分病灶中央可见溃疡形成，常伴有坏死组织和血性分泌物。

(2) 灰阶超声表现为累及表皮及真皮或皮肤全层的低回声结构，表面不规则隆起，因角化过度形成粗线状强回声，后方伴声影。病灶形态不规则，与周边组织分界不清晰，基底部表现出明显的向深层侵犯的趋势。

(3) 彩色多普勒超声检查多数病灶内部测出丰富血流信号。

要点

·皮肤鳞状细胞癌在我国发病率高于基底细胞癌，位居首位；恶性程度仅次于恶性黑色素瘤。可发生淋巴结转移，严重者致死。多见于面部、口、唇、会阴等部位。

·灰阶超声表现为累及真皮或皮肤全层的低回声结构，表面因角化过度形成粗线状强回声。病灶形态不规则，边界不清晰，有向深层侵犯的趋势。病灶内部测出丰富血流信号。

·主要应与恶性黑色素瘤、基底细胞癌等鉴别。

四、恶性黑色素瘤

（一）临床与病理

恶性黑色素瘤（malignant melanoma，MM）是起源于黑色素细胞的高度恶性肿瘤，可发生于皮肤、黏膜（呼吸道、消化道等部位）。早期多表现为皮肤上出现的黑色病灶，或原有的黑痣短时间内增大，色素加深。随病情进展，病灶可呈斑块状或结节状，表面可伴有破溃、出血，部分病灶周围可以出现色素晕或色素脱失晕，若向周围或皮下生长，可以出现卫星灶或皮下结节。其发病机制与色素痣恶变、遗传、紫外线照射、外伤和刺激等很多因素相关。

依据 MM 的病因和遗传学背景将其分为 4 种类型：黏膜型、肢端型、慢性日光损伤型和非慢性日光损伤型。发生于皮肤的 MM 在病理组织学上可分为 4 型：①肢端雀斑样型黑色素瘤：我国最常见的皮肤 MM 类型，好发于无毛部位，如手掌、足底及甲床。组织学上以基底层异型性黑色素细胞雀斑样或团巢状增生为特点。此型预后较差。②表浅播散型黑色素瘤：常见于白种人，好发于间断接受光照的部位，如背部和小腿等。组织学上以明显的表皮内派杰样播散为特点。③恶性雀斑型黑色素瘤：常见于老年人，好发于长期日光照射的部位。组织学上以异型黑色素细胞雀斑样增生为特点。④结节型黑色素瘤：指垂直生长期的皮肤 MM，周围伴或不伴水平期或原位 MM 成分。临床表现为快速生长的膨胀性丘疹或结节。组织学上以真皮内巢状、结节状或弥漫性异型黑色素细胞增生为特点。

肿瘤的分期及厚度影响 MM 患者的预后。文献报道 MM 的 BRAF 突变率为 25.9%，其中 87.3% 为 V600E 突变；CKIT 突变率为 10.8%。因此多数研究认为 CKIT 基因和

BRAF 基因突变为皮肤 MM 的独立预后不良因素。

美国癌症联合委员会 2018 年更新了第八版的 MM 的分期。肿瘤的 TNM 分期如表 5-3-2。具体的 T、N 及 M 分期详见 AJCC 相关指南（详见本章参考文献[27]）。其中 T 分期主要是依据 Breslow 厚度（皮肤 MM 的厚度）及表面溃疡的状态。非溃疡性 MM 的 Breslow 厚度是指表皮颗粒层至肿瘤浸润最深处的垂直距离；而溃疡性 MM 的 Breslow 厚度是指溃疡基底部至肿瘤浸润最深处的垂直距离。在灰阶超声上，Breslow 厚度可以通过测量病灶顶端到基底部的垂直距离来近似评估。

表 5-3-2　**黑色素瘤的 TNM 分期**

肿瘤临床分期	T	N	M
0	Tis	N0	M0
ⅠA	T1a	N0	M0
ⅠB	T1b、T2a	N0	M0
ⅡA	T2b、T3a	N0	M0
ⅡB	T3b、T4a	N0	M0
ⅡC	T4b	N0	M0
Ⅲ	任何 T	⩾ N1	M0
Ⅳ	任何 T	任何 N	M1

大多数早期（Ⅰ期和Ⅱ期）的 MM 患者总体预后良好。Ⅲ期 MM 患者预后的差异较大。Ⅳ期 MM 患者总体的预后很差。MM 的恶性程度和病死率居皮肤恶性肿瘤之首。由于我国 MM 患者缺乏对疾病的认识，大部分患者就诊时已经处于肿瘤晚期。据相关文献报道，我国 MM 患者 5 年生存率不到 20%。就笔者经验，本院 MM 患者多为复发的转诊患者，许多患者在缺乏明确的术前诊断前即接受了医学干预。

（二）高频超声

1. 灰阶超声

本病早期，病灶体积较小，仅累及表皮层及真皮层，形态呈结节形或匍匐形，边界清晰。进展期，病灶体积增大并向深部浸润，累及皮肤全层甚至累及肌肉、骨骼，形态不规则，边界不清晰，可伴周边卫星灶形成。晚期可出现引流区淋巴结转移甚至出现脏器转移。病灶内部回声均匀或不均匀。

2. 彩色多普勒超声

病灶内部测出丰富血流信号（图 5-3-13~ 图 5-3-15）。

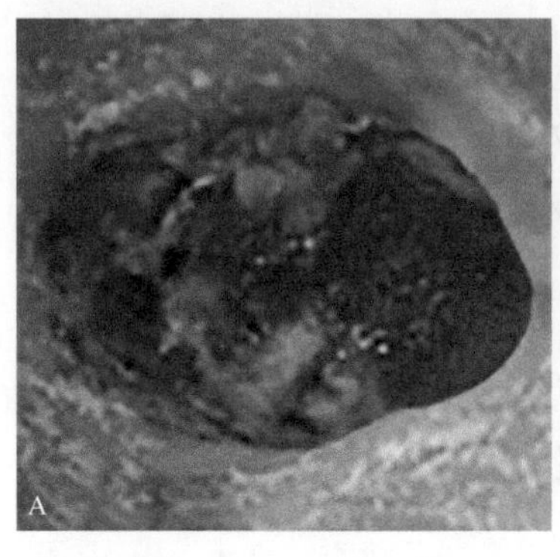
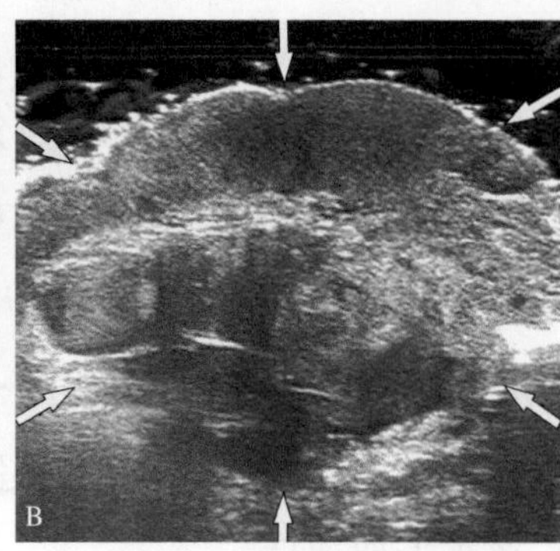
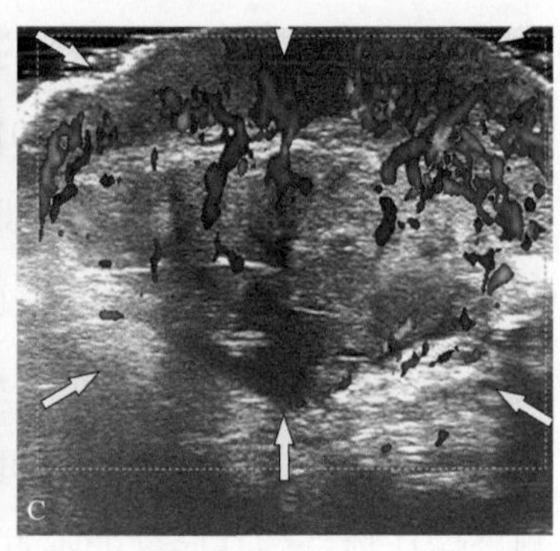

图 5-3-13 **恶性黑色素瘤**

男性，70 岁。A. 病灶肉眼观：左足底根部见一约 36.0 mm × 34.0 mm 的黑褐色病灶，表面有破溃，稍有渗出，边界清晰。B. 灰阶超声：皮下见一个稍低回声结构（箭头所指处），约 35.0 mm × 32.0 mm，厚 27.0 mm。病灶累及皮肤全层，表面隆起，无异常角化。形态不规则，边界不清晰。病灶内部回声不均匀（探头频率：22 MHz）。C. 彩色多普勒超声：病灶内部测出丰富血流信号（探头频率：22 MHz）

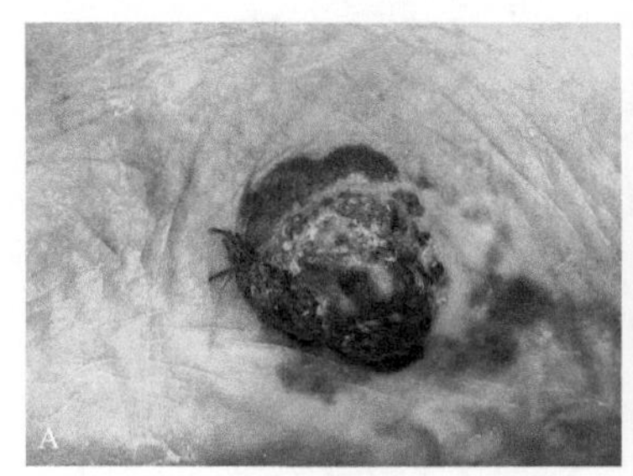
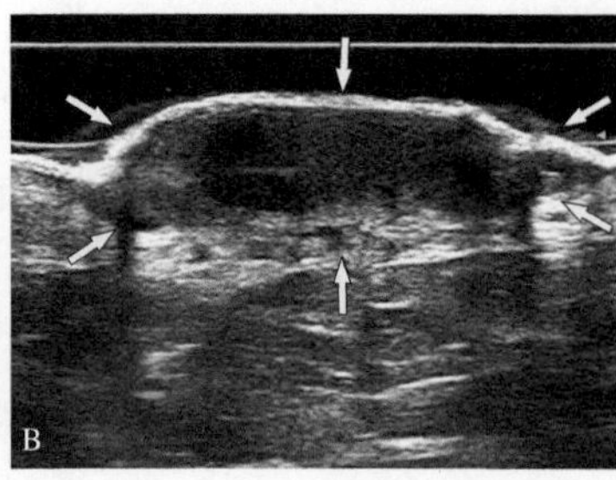
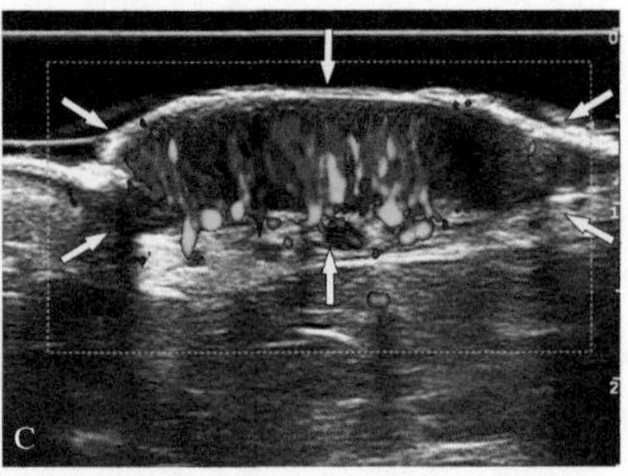

图 5-3-14 **恶性黑色素瘤**

男性，75 岁。A. 病灶肉眼观：左足底根部见一大小约 45.0 mm × 37.0 mm 的黑褐色病灶，表面稍有渗出，边界清晰。B. 灰阶超声：表皮及真皮层内见一个低回声结构（箭头所指处），约 45.0 mm × 34.0 mm，厚 7.6 mm。表面隆起，无异常角化。形态尚规则，基底部不清晰，达真皮 / 皮下软组织交界。病灶内部回声均匀（探头频率：22 MHz）。C. 彩色多普勒超声：病灶内部测出丰富血流信号（探头频率：22 MHz）

（三）鉴别诊断

1. 黑痣

MM 可由色素痣恶变产生，需要引起重视。若原有的黑痣突然迅速长大，并出现色素不均或较前加深、外形不整、边缘不规则的特点，应高度怀疑黑痣的恶变。若同时灰阶超声上，形态不规则，边界不清晰，病灶内部回声不均匀，血流信号丰富，均支持 MM 的诊断。

2. 血管瘤

血管瘤肉眼观常为红色或深蓝色，而 MM 常为黑色。血管瘤超声表现可呈低回声、高回声或混合回声。低回声的血管瘤需要与 MM 鉴别，两者病灶内部的血流信号丰富，此时可通过“挤压实验”鉴别。血管瘤质软，探头加压可产生形变，同时在探头加压与

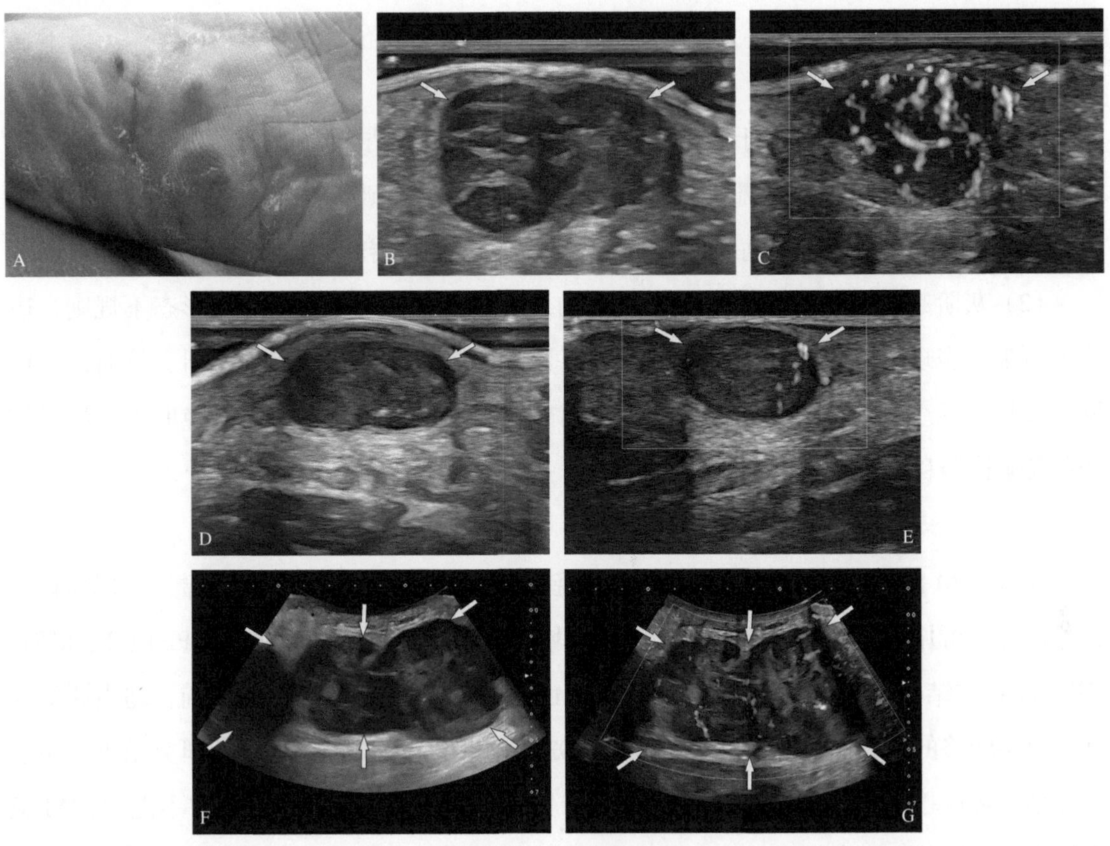

图 5-3-15　**恶性黑色素瘤**

男性，75 岁。A. 病灶肉眼观：左足底根部见二枚黑褐色病灶，直径分别约 23.0 mm、14.0 mm，表面稍有渗出，边界清晰。B. 灰阶超声：足底真皮层及皮下软组织内见一个低回声结构（箭头所指处），约 23.0 mm × 20.0 mm，厚 18.3 mm。形态呈椭圆形，基底部清晰。病灶内部回声不均匀（探头频率：24 MHz）。C. 彩色多普勒超声：病灶内部测出丰富血流信号（探头频率：24 MHz）。D. 灰阶超声：上述病灶旁另见一个低回声结构（箭头所指处），约 14.0 mm × 16.0 mm，厚 9.1 mm。超声表现同上（探头频率：24 MHz）。E. 彩色多普勒超声：病灶内部测出血流信号（探头频率：24 MHz）。F. 左大腿内侧见一直径约 70.0 mm 的低回声结构（箭头所指处），形态不规则，淋巴门消失，皮髓质分界不清，内部回声不均匀（穿刺活检病理证实为 MM 淋巴结转移）（探头频率：24 MHz）。G. 彩色多普勒超声：病灶内部测出丰富血流信号（探头频率：24 MHz）

释压的瞬间，病灶内部可见一过性的血流信号增强。而 MM 质硬，探头加压对 MM 的形态及内部的血流无明显影响。

3. 皮肤鳞状细胞癌

两者均表现出明显的侵袭性，病灶均可累及皮肤全层，形态不规则，边界不清晰，内部回声不均匀。但皮肤鳞状细胞癌表面可见不同程度的角化过度，后方伴声影，而 MM 表面一般无异常角化。

此外，病灶的部位、外观也可作为两者的鉴别点。皮肤鳞状细胞癌好发于头面部。病灶早期多呈浸润性硬斑，中晚期呈结节状或菜花样，部分病灶中央可见溃疡形成，常伴有坏死组织和血性分泌物。而MM好发于肢端，呈黑色。

（四）诊断要点

（1）MM呈黑色，好发于肢端，特别是足趾或足底。早期与黑痣类似，易漏诊。本病进展迅速，病灶可进展为斑块状或结节状，表面可伴有破溃、出血。病灶周围可以出现色素晕或色素脱失晕。疾病晚期可出现淋巴结转移及脏器转移。

（2）灰阶超声表现为皮下的低回声结构，表面隆起，无异常角化。形态不规则，边界不清晰，表现出强烈的深部侵犯趋势，可累及皮肤全层，甚至侵犯肌肉、骨骼，并可见卫星灶形成。彩色多普勒超声检查病灶内部测出丰富血流信号。疾病晚期出现淋巴结转移及脏器转移时可有相应的超声表现。

（五）临床价值

早期MM的灰阶超声表现无特异性。晚期MM可侵犯皮下软组织，甚至累及肌层、骨骼，超声可用来评估上述情况。但对于区域淋巴结转移，据文献报道，PET-CT、MRI、CT及超声的结果均不理想。Dinnes报道在MM患者行前哨淋巴结活检之前，超声评估区域淋巴结转移的敏感性为35.4%，特异性为93.9%。Thompson等的多中心研究结果表明超声评估区域淋巴结转移的敏感性为6.6%，特异性为98%，认为术前超声并不能为MM患者提供可靠的淋巴结分期。未来的研究应该考虑不同影像学检查对MM患者管理的影响。

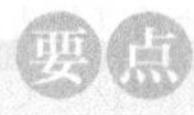

- 恶性黑色素瘤恶性程度和病死率居皮肤恶性肿瘤之首。肢端雀斑样型黑色素瘤是我国最常见的类型，好发于手掌、足底及甲床。
- 灰阶超声上病灶表面隆起，无异常角化。形态不规则，边界不清晰，有深部侵犯趋势，可累及皮肤全层，甚至侵犯肌肉、骨骼，并可见卫星灶形成。病灶内部见丰富血流信号。
- 主要应与黑痣、血管瘤及皮肤鳞状细胞癌等鉴别。

五、乳房外Paget病

（一）临床与病理

乳房外Paget病（extramammary Paget’s disease，EMPD）又称湿疹样癌，是一种较少见的皮肤恶性肿瘤。其组织学来源尚有争议，主要为以下几种学说。①顶泌汗腺学说：

主要依据为该病主要发生在顶泌汗腺部位，是目前该疾病发病的主流学说。②迁移学说：主要依据为 EMPD 可能会伴发其邻近部位的恶性肿瘤，如皮肤附属器癌、内脏肿瘤等。③多能胚芽细胞（pluripotential germinative cell）演化学说：主要依据为异位 EMPD 的出现，Jones 提出多能干细胞为 Paget 细胞起源的猜想。

西方人群中，女性会阴部是 EMPD 最好发的部位。而在东方人群中，EMPD 多发生于中老年男性，常见于会阴、阴囊、阴茎、腹股沟、阴阜等顶泌汗腺分布区域。少数为异位 EMPD，可见于腋下、胸部、眼睑、耳廓等部位。

EMPD 临床上表现为红色湿疹样斑片，表面可覆有鳞屑和结痂，伴有色素沉着或减退，边缘稍隆起。病灶中央可有渗出、糜烂。后期可发展为疣状或结节状病灶（图 5-3-16）。本病发展缓慢，早期易误诊、漏诊而延误治疗。病灶侵犯层次、厚度、是否侵犯皮肤附属器和是否发生淋巴结转移是评估病情严重程度的重要因素。

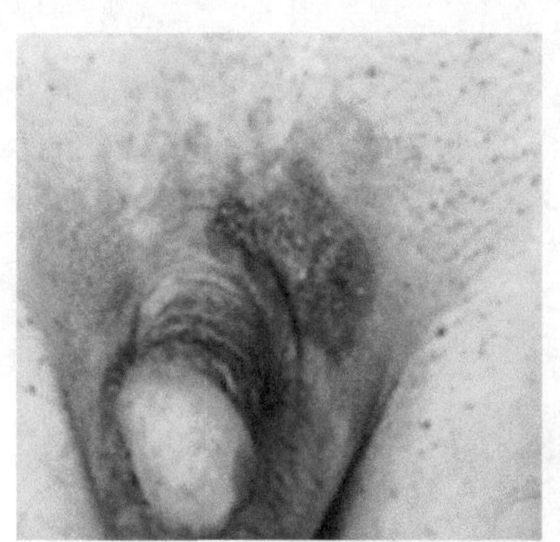

图 5-3-16 **乳房外 Paget 病肉眼观**

病灶肉眼观：会阴区湿疹样红斑，可见色素沉着和结痂

EMPD 典型的组织病理表现为棘层增厚、表皮内出现单个或成巢的 Paget 细胞。Paget 细胞主要分为两型。①经典型（A 型）：细胞呈较大的圆形，胞质透亮，细胞核深染，呈圆形居中，较多核分裂现象。②印戒型（B 型）：胞质含有大量黏液，细胞核深染，呈半月形，被胞质挤向一边呈印戒状。免疫组化检查中，原发性 EMPD 肿瘤细胞中通常 CK7 为阳性，CK20 为阴性，GCDFP-15 的表达具有特异性。继发性 EMPD 肿瘤细胞中通常 CK7、CK20 均为阴性。

（二）高频超声

1. 灰阶超声

一般表现为位于表皮层内的低回声结构，多数病灶表面平坦，有异常角化形成的强回声，后方伴不同程度的声影。形态多呈匍匐形。早期病灶，基底部大多平齐，随病程进展可突破表皮/真皮层交界至真皮层，侵犯皮肤附属器，甚至达皮下软组织层。晚期，可出现引流区淋巴结转移。

由于该疾病范围往往大于超声视野，很难观察到疾病横向尺度上的全貌，需使用宽景成像等技术扩大显示范围。在超声检查过程中，需注意病灶基底部有无向深部组织发出“伪足状”低回声，如有应提示皮肤附属器侵犯可能。

2. 彩色多普勒超声

多数病灶内部可测出丰富的血流信号（图 5-3-17）。

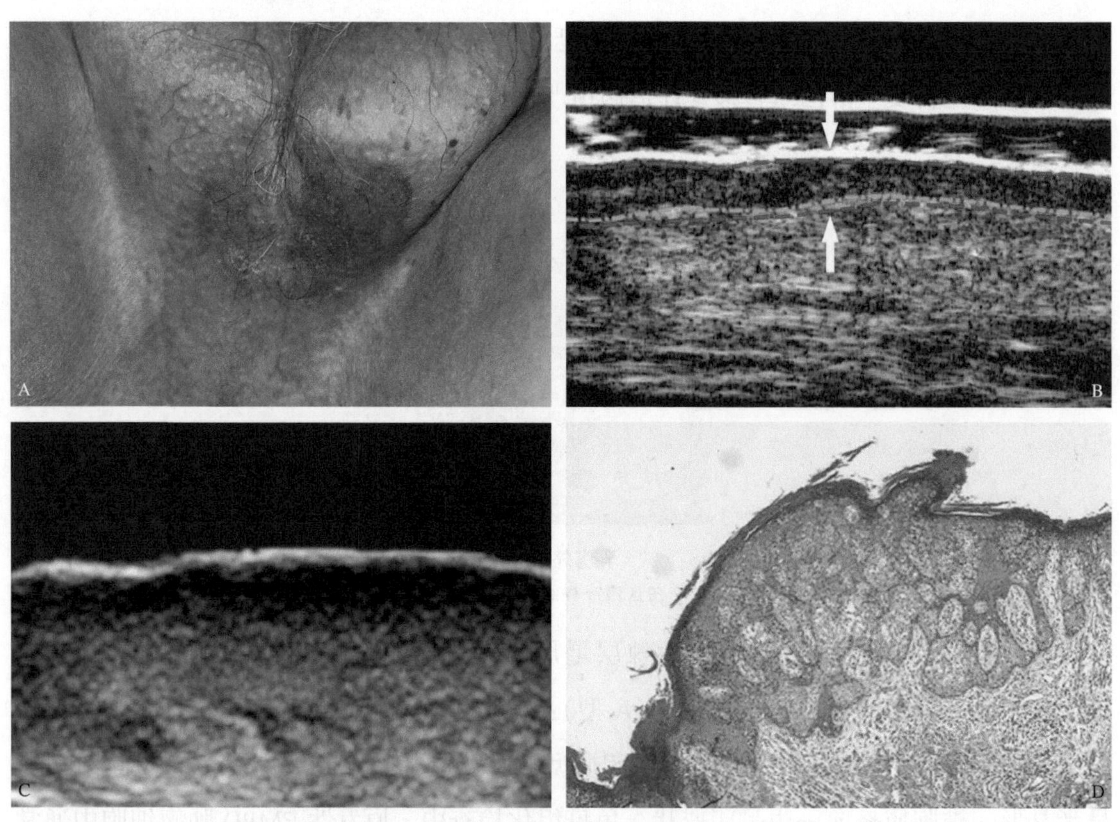

图 5-3-17　会阴部 Paget 病

女性，67 岁。A. 病灶肉眼观：会阴部湿疹样红斑，可见一直径约 30.0 mm 的色素沉着和糜烂区。B. 灰阶超声：病灶为位于表皮和真皮层内的低回声结构（箭头所指处），大小如视诊所见，厚 0.8~1.2 mm。病灶表面见细线状强回声。形态规则，呈匍匐形生长，边界不清晰，基底部（黄线处）达真皮/皮下软组织交界处（下方红色虚线），尚未突破，相邻皮下软组织区域增厚，回声增高。病灶内部回声均匀（探头频率：50 MHz）。C. 灰阶超声：超声特征同上所述（探头频率：22 MHz）。D. 组织病理学（HE 染色，全景扫描）：见巢状排列的 Paget 细胞［图片引自 Chen ST et al，J Ultrasound Med，2019，38（12）：3229−3237］

（三）鉴别诊断

1. 鲍恩病

首先，病灶部位及外观可资鉴别，鲍恩病多位于颜面及躯干部，呈局部红褐色的斑片，表面可见鳞屑。而 EMPD 多位于会阴部，呈湿疹样红斑，范围较鲍恩病大。灰阶超声上，鲍恩病为局限于表皮层内的低回声结构，表面因异常角化形成粗线状的强回声。而 EMPD 可累及皮肤全层，表面异常角化的程度不如鲍恩病明显。相比鲍恩病，EMPD 内部血流信号较丰富。

EMPD 尤其要与 Paget 样鲍恩病鉴别，两者超声表现相似。免疫组化检查有助于两者的鉴别，前者肿瘤细胞中 CK7 常为阳性，后者肿瘤细胞中 CK7、CEA 为阴性。

2. 恶性黑色素瘤

病灶部位及外观有助于两者鉴别。恶性黑色素瘤病灶多位于肢端，呈黑色。而 EMPD 多位于会阴部，呈湿疹样红斑。灰阶超声上，恶性黑色素瘤的累及深度更深，形态不规则或呈结节形，而 EMPD 多为匍匐形。

（四）诊断要点

（1）发病人群多为中老年患者，发病部位多位于会阴部。

（2）病灶肉眼观呈湿疹样红斑。

（3）灰阶超声表现为可累及皮肤各层的低回声结构，呈匍匐形生长，部分病灶基底部可见“伪足状”低回声，提示侵犯皮肤附属器。

（4）彩色多普勒超声检查病灶内部测出丰富血流信号。

（五）临床价值

高频超声对于 EMPD 侵犯皮肤的层次、厚度、是否侵犯皮肤附属器和是否发生淋巴结转移的评估起到非常重要的作用。我们前期研究回顾性分析了 17 例经病理证实为 EMPD 患者的超声生物显微镜和高频超声的超声表现，发现超声生物显微镜比高频超声能更清楚显示病灶的累及层次（100%vs.29.4%）。而高频超声于 11 个病灶内测出（64.7%）丰富血流信号，1 个病灶发现有腹股沟淋巴结转移。超声生物显微镜与高频超声联合应用可为 EMPD 的超声诊断提供关键信息。相比之下，超声生物显微镜提供了更清晰的形态学信息，而高频超声为观察病灶内部血流情况及判断淋巴结转移提供了依据。

高频超声除了提供上述侵犯层次、厚度、是否侵犯皮肤附属器等信息之外，还可用来监测疾病治疗的效果。EMPD 术后皮肤缺损、阴茎重建及功能影响是治愈此病面临的挑战。光动力疗法（photodynamic treatment，PDT）是通过给患者注射光敏剂，光敏剂在一段时间内会特异性地聚集在肿瘤组织内。然后利用特定波长的光源照射皮损，来激发光敏剂产生活性氧，从而杀死肿瘤细胞，达到治疗的效果。PDT 可作为治疗 EMPD 的重要方法，上海市皮肤病医院通过非手术方法治疗复发 EMPD，采用 5-氨基酮戊酸光动力（5-aminolevulinic acid photodynamic treatment，ALA-PDT）与钬激光联合的疗法。治疗 9 个疗程后，灰阶超声上原病灶区异常回声消失，记录了病灶从有到无的过程。

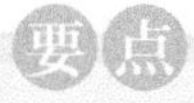

·乳房外 Paget 病又称湿疹样癌，是一种较少见的皮肤恶性肿瘤。多见于中老年患者，发病部位多为会阴部。

·灰阶超声表现为可累及皮肤各层的低回声结构，呈匍匐形生长，部分病灶基底部可见“伪足状”低回声，提示侵犯皮肤附属器。病灶内部见丰富血流信号。

·主要应与鲍恩病、恶性黑色素瘤等鉴别。

·超声可用于评估病灶侵犯层次、厚度、是否侵犯皮肤附属器和是否发生淋巴结转移。

六、隆突性皮肤纤维肉瘤

（一）临床与病理

隆突性皮肤纤维肉瘤（dermatofibrosarcoma protuberans，DFSP）起源于真皮中的间质细胞，属于纤维组织细胞来源的低度恶性肿瘤。DFSP 好发于躯干，其次是四肢，头颈部较为少见。病灶生长缓慢，多表现为皮下无痛性结节，呈局限性浸润性生长，多累及真皮和皮下软组织，也可向上侵犯至表皮或向下累及更深层的组织结构。累及表皮时，病灶外观可表现为棕红色、淡红色的结节，表面轻度隆起，偶见溃疡和渗出。未累及表皮时，除了触及肿物，多数患者无临床症状，容易漏诊和误诊。DFSP 病因不明，可先天发病，部分患者可有手术、外伤、局部注射药物或虫咬史。

本病主要通过手术治疗，但容易复发，复发率为 20%~50%，局部复发平均为 32 个月。如果手术切缘阴性，DFSP 患者的预后良好，2 年及 5 年生存率分别为 97% 和 92%。本病转移率较低，小于 5%，且发生在多次复发的基础上。

（二）高频超声

1. 灰阶超声

病灶多表现为真皮和皮下软组织内的椭圆形或分叶状的高-低混合回声结构，呈水平方向生长，边界多不清晰。本病特异性侵犯脂肪组织，可见“伪足状”低回声伸入周边高回声的脂肪组织内，可形成特征性的“漩涡征”。病灶内部回声不均匀，内部可见条带状高回声与低回声相间隔，与肿瘤细胞发生黏液变、纤维组织玻璃样变性有关。病灶质地较硬，加压无显著变形。

2. 彩色多普勒超声

病灶内可测出血流信号，血流信号不甚丰富，一般无滋养血管（图 5-3-18、图 5-3-19）。

（三）鉴别诊断

DFSP 的超声表现似良性病变，易误诊，因此需要与软组织良性肿瘤相鉴别。

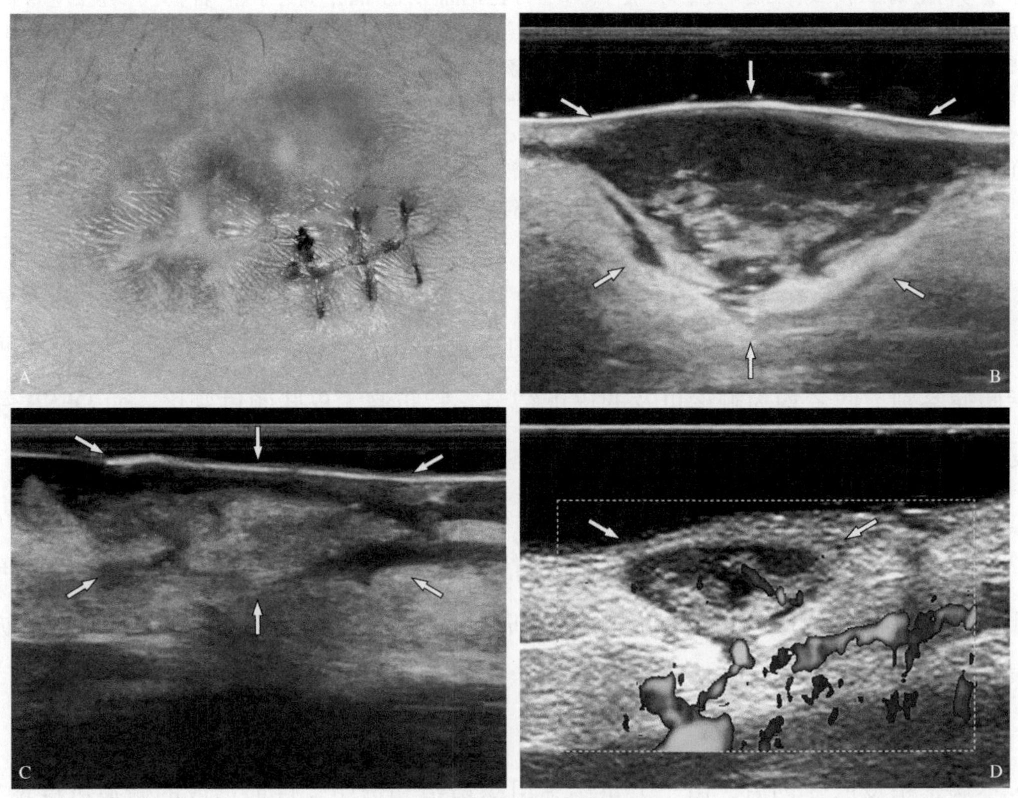

图 5-3-18 **隆突性皮肤纤维肉瘤**

女性，12 岁，6 年前行右前臂肿物切除术。A. 病灶肉眼观，可见原手术部位皮下 2 枚蚕豆大小的肿块，其旁可见活检手术切口。B. 灰阶超声：皮下软组织内见一低回声结构（箭头所指处），约 28.0 mm × 26.0 mm，厚 10 mm。形态不规则，周边见多发低回声伪足。病灶内部回声不均匀，可见条带状高回声与低回声相间隔（探头频率：34 MHz）。C. 灰阶超声：病灶的“伪足”伸向周边脂肪组织（探头频率：34 MHz）。D. 彩色多普勒超声：病灶内部及周边可测出稀疏血流信号（探头频率：22 MHz）

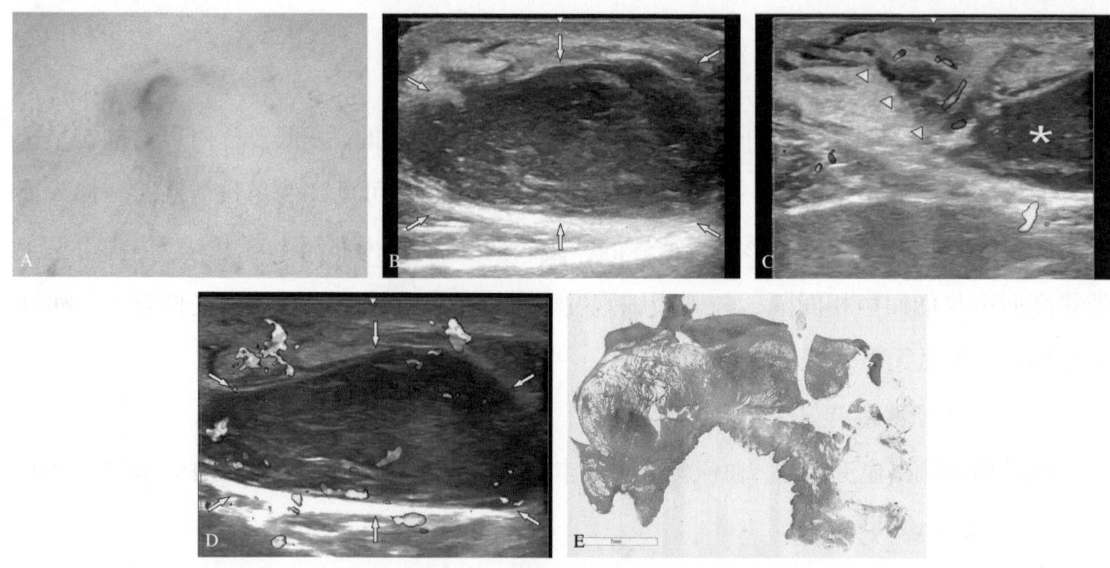

图 5-3-19 **隆突性皮肤纤维肉瘤**

男性，30 岁。A. 病灶肉眼观：上腹部腹壁见一皮下结节，约 25.0 mm × 20.0 mm，周边可见一指甲大小的淡红色结节，凸起于皮肤表面。B. 灰阶超声：皮下软组织内见一低回声结构（箭头所指处），约 24.4 mm × 20.2 mm，厚 11.2 mm。形态大致呈椭圆形，边界尚清晰。病灶内部回声不均匀，内部可见条带状高回声与低回声相间隔（探头频率：22 MHz）。C. 病灶周边可见特征性的低回声“伪足”（△所指处），从病灶主体（* 所在处）发出，伸向脂肪组织形成“漩涡征”样改变。D. 彩色多普勒超声：病灶内部及周边“伪足”内可测出稀疏血流信号（探头频率：22 MHz）。E. 组织病理学（HE 染色，全景扫描）：表皮轻度不规则增生。真皮内可见弥漫性梭形细胞增生，深达皮下。肿瘤细胞及胶原纤维交织成席纹状，累及皮下脂肪层，穿梭于小叶间隔间。细胞无明显异型性，核分裂象少见，部分区域可见色素沉着

1. 浅表脂肪瘤

浅表脂肪瘤超声表现为皮下脂肪层内的高、等或低回声结构。DFSP 需要和低回声的脂肪瘤鉴别。两者均为触诊可及的皮下结节，脂肪瘤无皮肤颜色变化，而 DFSP 侵犯表皮层时可形成棕红色或淡红色的外观改变。

超声上，两者内部均可见条带状高回声分隔。但低回声的脂肪瘤形态规则，边界清晰，有包膜，不侵犯周围组织，内部无血流信号。DFSP 边界不清晰，无包膜，周边可见特征性的低回声“伪足”伸向脂肪组织，形成典型的“漩涡征”，为病灶侵犯周围脂肪的超声表现，内部可检测出血流信号。

2. 瘢痕疙瘩

本病是指皮肤受创后，由于大量结缔组织增殖和透明变性而形成的瘢痕过度增生。肉眼观呈红色隆起的结节，表面光滑。而 DFSP 可表现为皮下结节，也可为淡红色的隆起结节，表面光滑。灰阶超声上，瘢痕疙瘩表现为真皮层显著增厚，内见絮状的不规则低回声带，呈斑片或云雾状。病灶整体无结节感。而 DFSP 病灶的周边可见“伪足”伸

向脂肪组织，形成典型的“漩涡征”。

3. 角化棘皮瘤

首先，病灶肉眼观有助于两者鉴别。角化棘皮瘤常呈半球形隆起的淡红色结节，表面中心充以角质栓，剥离角质后中央呈“火山口样”改变。而DFSP多为皮下无痛性结节。其次，两者超声表现也明显不同。角化棘皮瘤位于表皮及真皮层内，形态规则，边界清晰，后方形成特征性的“倒三角形”声影。而DFSP多累及皮下软组织，形态不规则，周边可见特征性的低回声“伪足”伸向脂肪组织，形成典型的“漩涡征”。

（四）诊断要点

（1）肉眼观：DFSP不一定形成明显皮损，仅表现为可触及的无痛性皮下结节。当病灶累及表皮时，可表现呈棕红色、淡红色的结节，表面光滑，偶见溃疡和渗出。

（2）灰阶超声：表现为真皮和皮下组织内的高低不等的混合回声结构，形态呈椭圆形或不规则形，病灶内部回声不均匀，可见条带状高回声与低回声相间隔。

（3）病灶周边：可见特征性的低回声“伪足”伸向脂肪组织，形成典型的“漩涡征”。

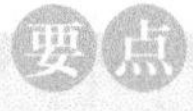

· 隆突性皮肤纤维肉瘤属于纤维组织细胞来源的低度恶性肿瘤。容易复发，转移率较低。

· 灰阶超声表现为真皮和皮下组织内混合回声结构，内部回声不均匀，可见条带状高回声与低回声相间隔。周边可见特征性的低回声“伪足”伸向脂肪组织，形成典型的“漩涡征”。

· 超声表现似良性病变，易误诊，主要应与浅表脂肪瘤、瘢痕疙瘩、角化棘皮瘤等鉴别。

七、汗孔癌

（一）临床与病理

汗孔癌（malignant eccrine poroma）又称恶性小汗腺汗孔瘤（porocarcinoma），是一种起源于表皮内小汗腺导管的恶性肿瘤。本病由Pinkus与Mehregan于1963年首次报道，当时被称为表皮性内分泌癌。1969年，Mishima与Morioka正式将其命名为小汗腺汗孔癌。本病罕见，占皮肤肿瘤的0.005%~0.01%。约50%的汗孔癌发生于长期存在的小汗腺汗孔瘤，文献报道从汗孔瘤发展成为汗孔癌的平均时间约为 8.5 年。本病好发于老年人，男女发病率相等。

病因及发病机制尚不明确。汗孔癌可见于小汗腺汗孔瘤或纯粹表皮内小汗腺汗孔瘤毗邻处。病灶常位于头颈部和下肢。临床表现类似汗孔瘤，呈红色、蓝色或黑色结节、斑块或溃疡性病灶。本病约 20% 发生局部转移，10% 发生远处转移，如发生转移，死亡率达 67%。

（二）高频超声

1. 灰阶超声

表现为累及表皮层及真皮层的低回声结构，表面隆起，无异常角化。形态规则或不规则，边界不清晰，基底部位于真皮层，部分见角状突起向下伸展。病灶内部回声均匀。总体而言无明显特征性表现。

2. 彩色多普勒超声

病灶内部测出丰富血流信号（图 5-3-20）。

（三）鉴别诊断

1. 汗孔瘤

汗孔癌来源于汗孔瘤恶变。灰阶超声上汗孔瘤形态规则，边界清晰。彩色多普勒超声检查两者血流信号均较丰富，超声难以鉴别。部分汗孔癌由于含汗孔瘤的细胞成分多，病理亦难鉴别。若汗孔瘤短期内迅速长大，边界不清晰，则需要注意进展为汗孔癌的可能。

2. 皮肤鳞状细胞癌

两者灰阶超声表现相似，病灶均可表现为边界不清晰，基底部向深部组织浸润的形态。但鳞癌浸润深度更深，范围更广，表面异常角化更显著。

此外，病灶外观可提供诊断信息。典型鳞癌呈不规则隆起，体积较大，一般无色素沉积，病灶表面可呈菜花样改变，中央可见溃疡。而汗孔癌体积相对较小，外观呈红色、蓝色或黑色，部分病灶表面见溃疡。

（四）诊断要点

（1）病灶外观与汗孔瘤相似，多呈红色、蓝色或黑色的结节，部分病灶表面伴溃疡。

（2）汗孔癌罕见，既往文献提到超声可用来评估其有无淋巴结转移。但据笔者所知，目前国内外尚无文献报道汗孔癌的超声表现。笔者总结了上海市皮肤病医院 5 例经病理证实的汗孔癌的超声特征。其超声表现无特异性，主要表现为表皮和真皮层内的低回声结构，边界不清晰，内部血流信号丰富。

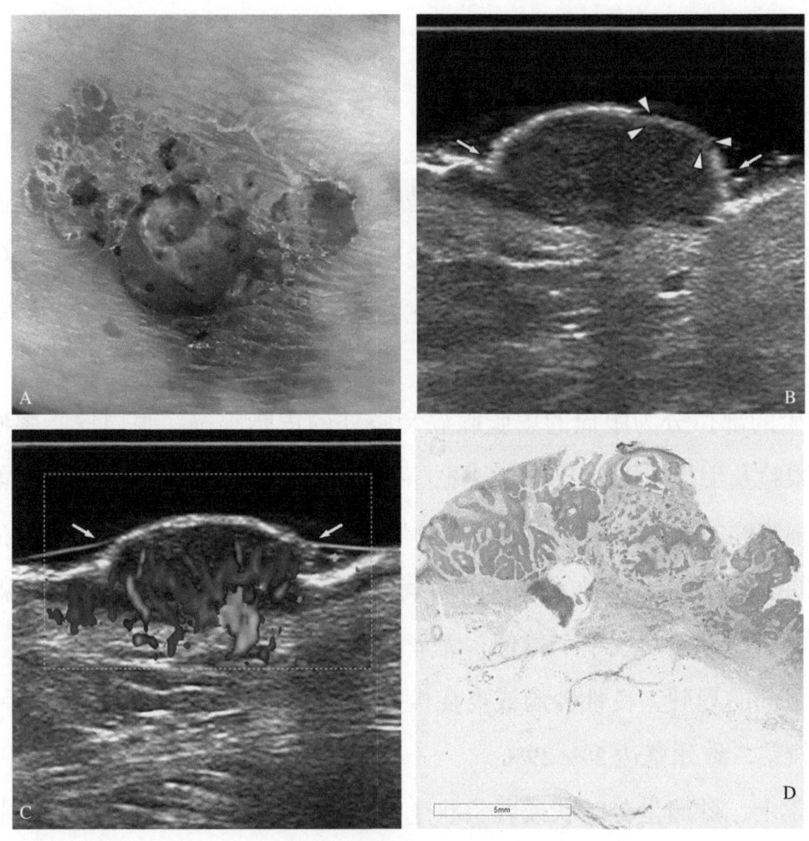

图 5-3-20 **汗孔癌**

女性，83 岁。A. 病灶肉眼观：右小腿可见一枚直径约 15.0 mm 半球形病灶，外突，表面轻度破溃，少量渗血渗液。周边见暗红色的斑片，表面可见结痂。B. 灰阶超声：表皮和真皮层内见一个低回声结构（箭头所指处），约 14.8 mm × 15.6 mm，厚 6.7 mm。表面隆起，表皮强回声结构局部不完整（△所指处）。病灶形态呈椭圆形，边界清晰，内部回声均匀（探头频率：22 MHz）。C. 彩色多普勒超声：内部测出丰富血流信号，基底部可见滋养血管（探头频率：22 MHz）。D. 组织病理学（HE 染色，全景扫描）：表皮局部破溃、缺失。病灶与表皮相连，向真皮内侵袭性生长。瘤团形态不规则，有多个坏死灶，并可见导管样分化。肿瘤细胞呈小立方形，核分裂象增多，并有大量角化不良细胞。间质内胶原增生伴有黏蛋白样物质沉积，并见浆细胞为主的炎症细胞浸润

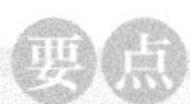

· 汗孔癌起源于表皮内小汗腺导管，罕见，多来源于汗孔瘤恶变，好发于老年人。常位于头颈部和下肢。可发生转移。

· 灰阶超声表现为表皮和真皮层内的低回声结构，边界不清晰，内部血流信号丰富，总体无特异性。

· 主要应与汗孔瘤、皮肤鳞状细胞癌等鉴别。

八、皮脂腺癌

（一）临床与病理

皮脂腺癌（sebaceous gland carcinoma）是一种罕见的皮肤恶性肿瘤，发病率占皮肤恶性肿瘤的0.2%~4.6%。皮脂腺癌来源于眼睑、面部、头皮等处的皮脂腺。其病因尚不明确。研究发现皮脂腺癌与烟雾、接触有机化合物、局部炎症刺激、眼周的辐射史以及部分基因突变和缺失有关。

按病灶发生的部位分为眼周的皮脂腺癌和眼外的皮脂腺癌。眼周皮脂腺癌更多见，常见于上、下眼睑及泪阜，尤以上眼睑多见。眼周皮脂腺癌约占皮脂腺癌的3/4，在我国是仅次于基底细胞癌的第二大常见眼睑恶性肿瘤，分化较差。而眼外的皮脂腺癌较少见，约占皮脂腺癌的1/4，最常发生在头颈部。本病好发于中老年人。眼周的皮脂腺癌常表现为眼睑弥漫性的增厚、僵硬或单个黄色、无痛的质硬结节。但多数患者临床表现无特异性，易误诊为眼部的囊肿、良性肿瘤或炎症性病变。皮脂腺癌易发生转移，手术切除后易复发，预后较差，致死率达5%~29%。

组织病理学上，肿瘤呈分叶状或乳头状生长，基底细胞样的肿瘤细胞被周围的纤维间质分割呈巢状或索状，周围边界锐利，呈浸润性生长方式。

（二）高频超声

1. 灰阶超声

皮脂腺癌的灰阶超声表现缺乏特异性，类似基底细胞癌。笔者总结了上海市皮肤病医院经病理证实为皮脂腺癌的病例的超声表现。认为皮脂腺癌超声主要表现为皮下中等偏低回声的结构，累及皮肤全层。形态不规则、边界清晰、内部回声均匀或不均匀。

2. 彩色多普勒超声

病灶内部可测出丰富血流信号（图5-3-21）。

（三）鉴别诊断

1. 结节型基底细胞癌

结节型基底细胞癌好发于面部，常为无痛的丘疹或结节，晚期表面可出现溃疡。而皮脂腺癌多位于眼周，常表现为眼睑弥漫性的增厚、僵硬或单个黄色、无痛的质硬结节。典型基底细胞癌内可见特征性的无回声区及点状强回声，表面一般无异常角化。而皮脂腺癌病灶内部回声均匀，部分病灶表面可见异常角化。当结节型基底细胞癌无特征性表

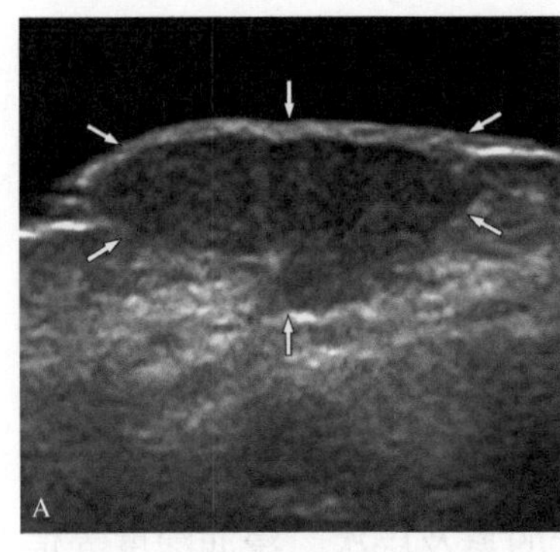

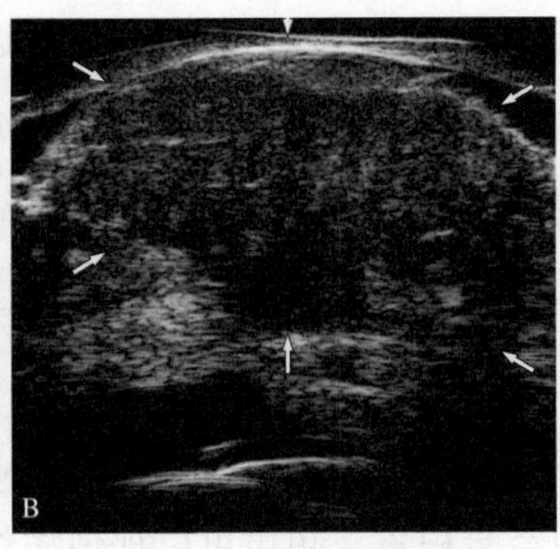

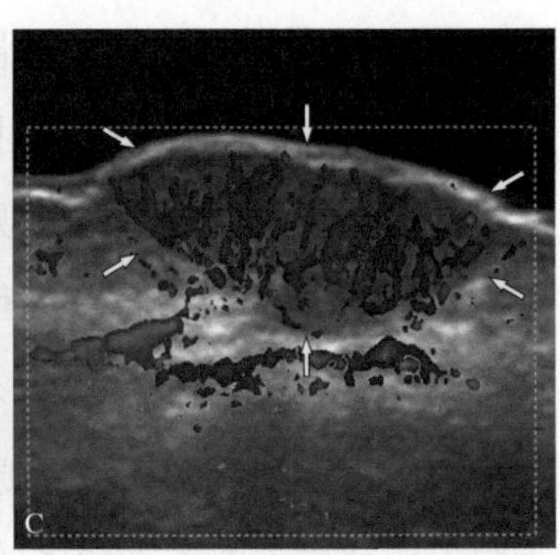

图 5-3-21 **皮脂腺癌**

女性，78 岁。A. 灰阶超声：真皮及皮下软组织内见一个低回声结构（箭头所指处），约 9.4 mm × 7.9 mm，厚 4.7 mm。表面隆起，无异常角化。形态不规则，边界清晰。病灶内部回声均匀（探头频率：22 MHz）。B. 灰阶超声：病灶位于真皮及皮下软组织内（箭头所指处），超声表现同上（探头频率：50 MHz）。C. 彩色多普勒超声：病灶内部测出丰富血流信号（探头频率：22 MHz）

现时，两者超声鉴别存在困难。

2. 皮肤鳞状细胞癌

病灶好发于头面部。早期主要表现为浸润性硬斑，随着病情进展，病灶呈不规则隆起，表面呈菜花样改变，部分病灶中央可见溃疡。而皮脂腺癌常见于眼周，典型者表现为黄色、无痛的质硬结节。鳞癌超声表现为表皮和真皮层内的低回声结构，表面可见不同程度的异常角化所致的强回声。形态不规则，病灶与周围组织分界不清，内部回声不均匀。而皮脂腺癌可无异常角化或仅有轻度的异常角化，形态一般比较规则，内部回声尚均匀。

3. 皮脂腺痣

皮脂腺痣是一种由表皮、真皮及表皮附属器构成的器官样痣，主要成分为皮脂腺。好发于头皮及面部，常见于婴儿和儿童。病灶常呈黄色的无毛斑块，疣状乳头瘤样或结节样隆起。患者多无明显不适。皮脂腺痣主要位于表皮及真皮层，不累及皮下软组织。而皮脂腺癌常位于眼周，典型者表现为黄色、无痛的质硬结节。病灶向深部浸润性生长，累及皮肤全层。病灶部位及累及层次有助于两者鉴别。

（四）诊断要点

若眼周单个黄色、无痛的质硬结节或眼睑弥漫性的增厚、僵硬，应考虑皮脂腺癌的可能。及时对病灶进行组织病理活检有助于早期诊断。超声表现无特异性，主要为累及皮肤全层的实性、中等偏低回声结构，有助于了解病灶的范围及深度。

（五）临床价值

目前，国内外关于超声对皮脂腺癌的相关研究较少。沈睿等曾总结了 11 例眼睑部皮脂腺癌的超声特征，认为皮脂腺癌超声表现为形态规则、边界欠清晰、无法明确分辨浸润边界、内部回声均匀或相对均匀的中等略低回声结构。Mandeep 等总结了 16 例皮脂腺癌在超声生物显微镜下的表现为实性病灶，累及眼睑各层结构，眼睑正常外观消失。脂质聚集区在超声上表现为高回声结构；液化坏死区在超声上表现为低回声结构；纤维血管在超声上表现为线状或圆形的高回声区。

尽管许多研究对于皮脂腺癌的超声表现有了初步描述，但是病例均比较少。对于皮脂腺癌的超声诊断尚需较多的经验积累。超声可以评估病灶的累及层次、浸润深度等信息，为术前诊断提供参考。

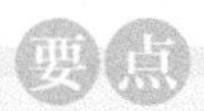

要点

· 皮脂腺癌罕见，眼周皮脂腺癌占 3/4，眼外皮脂腺癌占 1/4。好发于中老年人。易发生转移，预后较差。

· 灰阶超声表现缺乏特异性，类似基底细胞癌。主要表现为累及皮肤全层的低回声结构，形态欠规则，边界欠清晰，内部可测出丰富血流信号。

· 若眼周单个黄色、无痛的质硬结节或眼睑弥漫性的增厚、僵硬应考虑皮脂腺癌的可能。主要应与结节型基底细胞癌、皮肤鳞状细胞癌及皮脂腺痣等鉴别。

九、皮肤转移癌

（一）临床与病理

皮肤转移癌是恶性肿瘤通过血管、淋巴管、直接侵犯或手术种植等途径发生于皮肤的恶性病变。皮肤转移癌较其他器官的转移癌少见，占各类转移癌的 2%~9%，预后较差。其原发肿瘤可以来源于内脏，也可以来源于皮肤。研究发现女性皮肤转移癌中最常见的原发肿瘤为乳腺癌，约 23.9% 的乳腺癌患者出现皮肤转移。男性皮肤转移癌中最常见的原发肿瘤为肺癌。

本病常为多发，成串分布，彼此之间可相连。常见于手术切口、引流管口周围、穿刺部位周围或者原发病灶体表投影部位。皮肤转移癌临床表现多样，病灶表面平坦或隆起，累及表皮时，可出现丘疹、红斑、溃疡、结节等外观改变。因此临床上常被误诊为带状疱疹、皮肤感染或血管瘤等疾病。皮肤转移癌的组织病理类型多为腺癌。

（二）高频超声

1. 灰阶超声

超声表现为皮下软组织内的多发低回声结构，形态不规则，边界不清晰，常无包膜，后方回声可伴有衰减。病灶内部回声不均匀。病灶可累及皮肤各层结构甚至肌层。

2. 彩色多普勒超声

病灶内部可测出血流信号（图 5-3-22）。

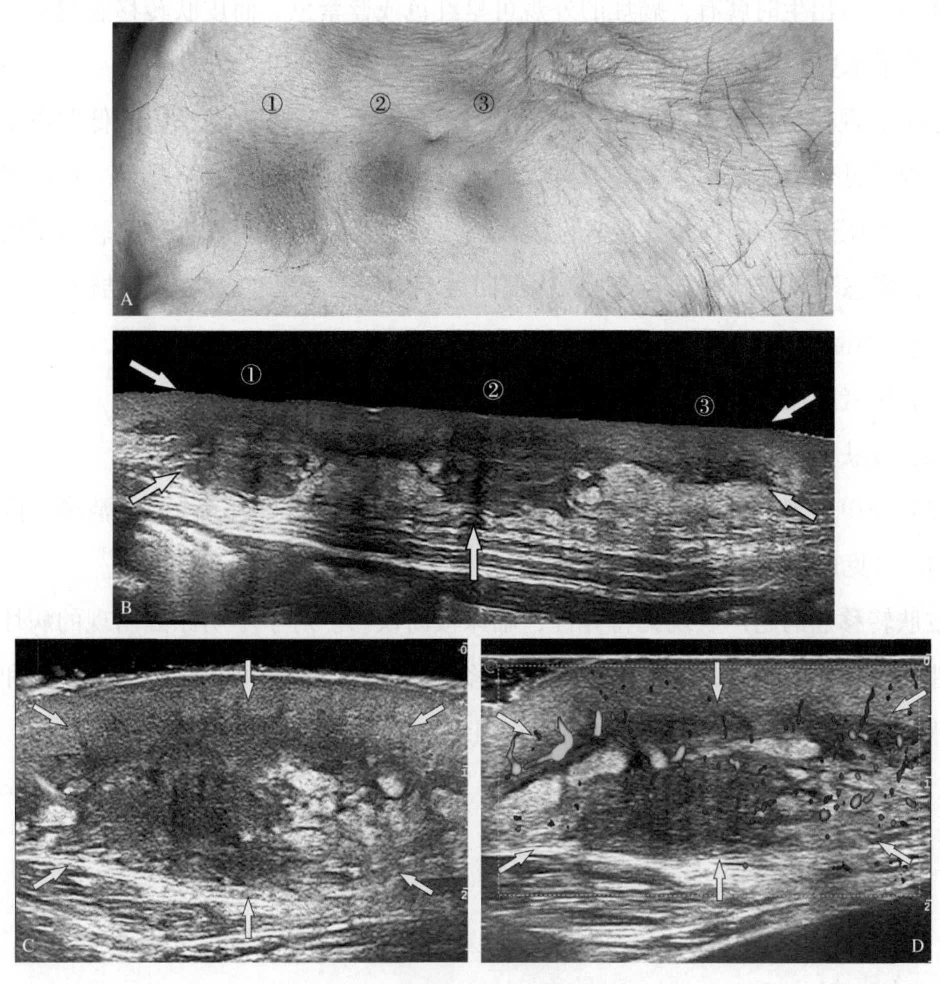

图 5-3-22　**皮肤转移癌（来源于胃癌）**

男性，67 岁。A. 病灶肉眼观：腹壁见 3 个相邻的隆起的暗红色结节（①、②、③），直径分别为 30 mm、20 mm、10 mm，表面均无破溃，边界不清晰。B. 灰阶超声：利用宽景成像技术显示了 3 个病灶的整体形态（分别对应图 A 中①、②、③），表现为累及真皮及皮下软组织的多发低回声结构（箭头所指处），分别为 31.2 mm × 28.3 mm、22.0 mm × 18.6 mm、13.7 mm × 12.9 mm，厚分别为 28.8 mm、27.9 mm、6.3 mm，病灶相互连通，形态不规则，边界不清晰，内部回声不均匀。周边皮下软组织肿胀，回声增高（探头频率：22 MHz）。C. 灰阶超声：病灶②局部放大的灰阶声像图，表现为真皮层及皮下软组织内的低回声结构（箭头所指处），内部回声不均匀，可见斑片状高回声（探头频率：22 MHz）。D. 彩色多普勒超声：病灶内部见稀疏血流信号（探头频率：22 MHz）

（三）鉴别诊断

1. 带状疱疹

本病是由带状疱疹病毒引起的皮肤炎性病变。病灶常带状分布于身体的一侧，呈片状的红斑，可伴溃疡，不会形成质硬的结节。患者疼痛症状明显。依据临床症状及患者病史可与皮肤转移癌鉴别。

2. 血管瘤

血管瘤多出生时就有，病灶的外观可呈红色或蓝紫色。而皮肤转移癌继发于肿瘤病史及相关手术史。

超声表现较易鉴别两者：血管瘤灰阶超声多表现为皮下软组织内的低回声结构，部分病灶内部见管道样结构，呈裂隙样无回声或呈蜂窝状，后方回声增强。彩色多普勒超声检查“挤压试验”阳性是其特异性表现。皮肤转移癌超声表现为皮下软组织内的低回声结构，形态不规则，边界不清晰，内部回声不均匀，可累及皮肤各层结构。

（四）诊断要点

（1）患者既往有恶性肿瘤病史。

（2）皮肤无明显诱因下出现的丘疹、红斑、溃疡或结节。

（3）超声表现为皮下软组织内的低回声结构，形态不规则。边界不清晰，内部回声不均匀，可见斑片状高回声。病灶可累及皮肤各层结构。

皮肤转移癌的超声表现无特异性，临床极易误诊。对于不明原因出现的病灶，既往有恶性肿瘤病史的患者，应考虑到皮肤转移癌的可能。超声可观察病灶的范围和累及层次，评估病灶的良恶性。定性诊断需进行组织病理活检。

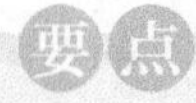

· 皮肤转移癌少见，预后较差。原发肿瘤中，女性最常见为乳腺癌，男性最常见为肺癌。

· 超声表现为皮下多发低回声结构，形态不规则，边界不清晰，常无包膜。可累及皮肤各层结构甚至肌层。

· 既往有恶性肿瘤病史是诊断的最主要依据。主要应与带状疱疹、血管瘤等鉴别。

十、淋巴结转移

（一）临床与病理

淋巴结是人体重要的免疫器官，产生淋巴细胞、浆细胞等免疫细胞参与机体的免疫过程，同时也是恶性肿瘤最常见的转移部位。皮肤恶性肿瘤也会发生淋巴结转移，不同恶性肿瘤发生转移的概率各不相同。淋巴结转移一旦发生，将改变临床分期，标志着疾病预后变差。

基底细胞癌淋巴结转移概率 < 0.5%，被认为很少致命；初发鳞癌的淋巴结转移概率为 4%，预后较好；复发鳞癌的淋巴结转移概率快速上升至 45%，预后极差。乳腺外 Paget 病的淋巴结转移率较高，可达 37.2%，发生淋巴结转移后 5 年生存率仅 7%。国内有研究表明，黑色素瘤总体的淋巴结转移率超过 30%，预后差。

总体而言，淋巴结转移遵循“由近及远”“由浅入深”“同侧高危”的趋势。

(1) 头面部皮肤的恶性肿瘤首先累及颈部，随后至锁骨上窝，继而累及纵隔及更远端。

(2) 上肢皮肤的恶性肿瘤可能转移至同侧滑车，随后至腋窝。

(3) 下肢皮肤的恶性肿瘤可能转移至同侧腘窝，随后至腹股沟区。

(4) 躯干部位皮肤的恶性肿瘤存在同侧向上（锁骨上窝）和向下（腹股沟区）两个方向转移的可能。

(5) 需注意的是，会阴部位皮肤的恶性肿瘤若发生腹股沟区淋巴结转移，累及双侧的情况较多，同时较易伴随发生腹腔淋巴结转移。

淋巴结转移的典型临床表现为触及无痛性的质硬结节，偶可成串出现。但大多数情况下，淋巴结转移并无典型临床症状，为临床诊断带来困难。此时可通过超声检查以辅助临床进一步诊疗。由于一般只发生同侧转移，正常侧淋巴结可供对比。

（二）高频超声

灰阶超声（图 5-3-23）

(1) 体积：较对侧或既往显著增大（无固定测值，一般指与健侧对比增大 1 倍以上）。

(2) 形态：呈饱满的椭圆形或类圆形（最大长径 / 最大短径 < 2）。或由于肿瘤突破包膜而呈不规则形态。常为多发并呈串珠样分布，有时可见转移的淋巴结之间相互融合。单发较为少见。

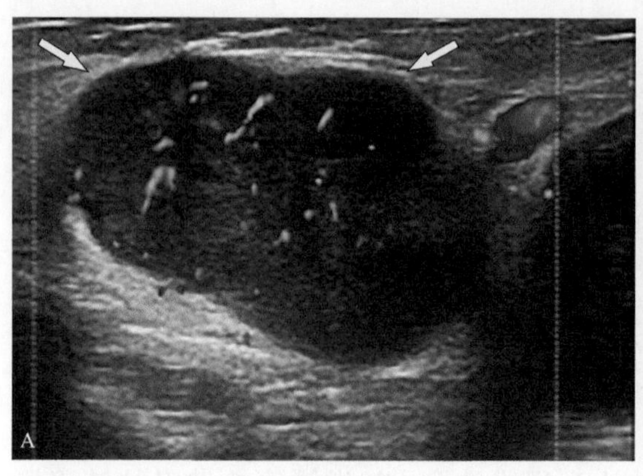

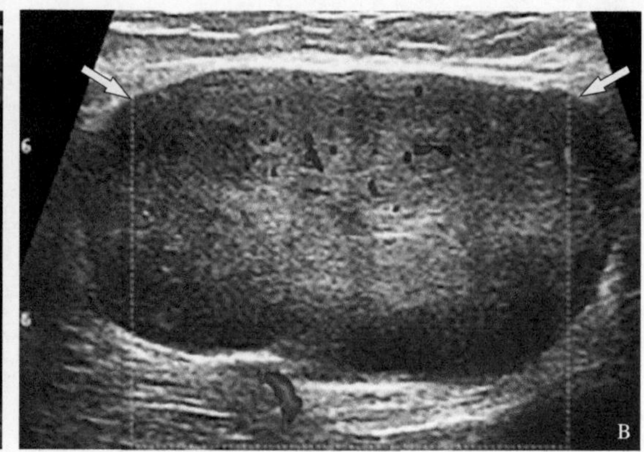

图 5-3-23　**异常肿大淋巴结**

A. Paget 病，腹股沟淋巴结转移（箭头所指处）（探头频率：6~15 MHz）。B. 黑色素瘤，腘窝淋巴结转移（箭头所指处）（探头频率：6~15 MHz）

（3）内部回声：皮质可呈隆起、局限性或弥漫性增厚。甚至整个淋巴结呈弥漫性低回声结构，髓质变薄、变形或消失，或出现皮、髓质分界不清。

（4）淋巴门：显示不清或完全消失。

（5）血供类型：异常淋巴结可测出丰富血流信号，一般为周围型或不规则的血流分布方式，“门型”血供方式完全消失。

（三）鉴别诊断

1. 正常淋巴结（图 5-3-24）

（1）临床表现：正常淋巴结无明显临床症状，大部分不可触及，少数瘦弱的人可以触及部分浅表的正常淋巴结。

（2）体积：一般而言，正常淋巴结体积较异常状态下小，但淋巴结体积大小并无统一参考数值。判断其体积是否异常需要与健侧淋巴结及既往测值对比。

（3）形态：正常淋巴结一般表现为纤细的形态（最大长径 / 最大短径 > 2），有时最大长径甚至超过 30.0 mm，若最大短径未见明显增大，仍不能认为其形态异常。

（4）内部回声：正常淋巴结内部呈“肾形”，即外部为低回声的皮质，菲薄而均匀；内部为高回声的髓质，呈带状或椭圆形，皮质环形包绕髓质，一般厚度不超过髓质。最外侧偶可见强回声的包膜。

（5）淋巴门：淋巴门为淋巴管及血管等结构出入淋巴结的枢纽部位，常位于淋巴结

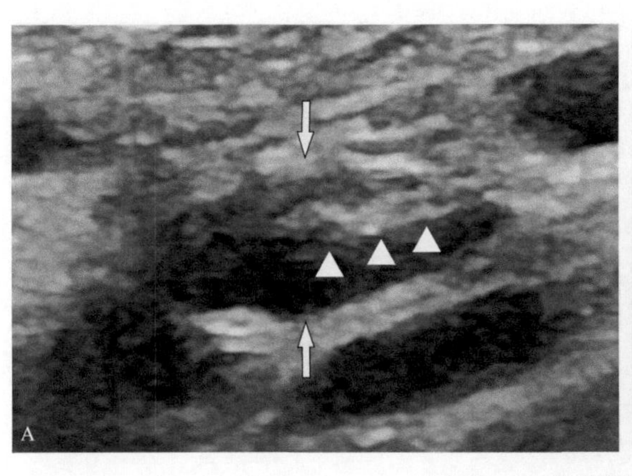

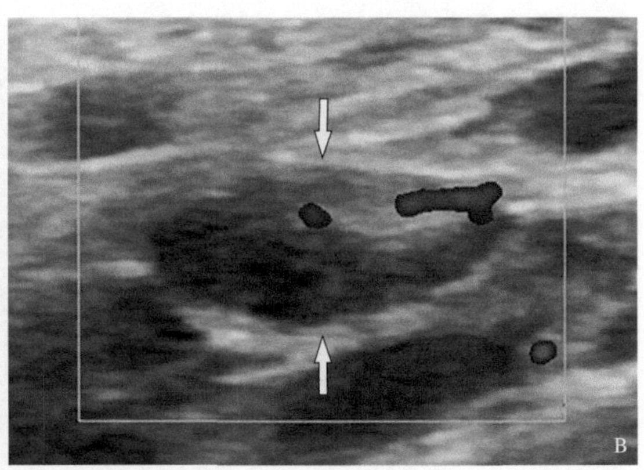

图 5-3-24 **正常颈部淋巴结超声表现**

A. 灰阶超声：正常淋巴结为低回声结构（箭头所指处），长径 / 短径 > 2，淋巴门清晰（△所指处为淋巴门），皮髓质分界清晰（探头频率：15 MHz）。B. 彩色多普勒超声：正常淋巴结血流分布呈“门型”（探头频率：15 MHz）

表面凹陷处，内部与髓质相连，是鉴别淋巴结良恶性病变的关键观察部位。

（6）血供类型：正常淋巴结血流分布为“门型”，即血管呈束状通过淋巴门，在淋巴结内树枝样分散开。

2. 恶性淋巴瘤

本病多见于儿童和青年，临床上表现为无痛性、进行性淋巴结组织增生。超声上可表现为皮质增厚，呈不均匀低回声改变，血流杂乱。仅依靠超声表现与淋巴结转移癌鉴别困难，依据临床症状及患者病史可与皮肤转移癌鉴别。

3. 淋巴结反应性增生

淋巴结反应性增生为常见的良性病变，临床上也可表现为肿大、质硬的肿块，常累及双侧，患者常有炎症病史及疼痛、不适等症状；部分患者亦可无任何症状及病史。超声上主要表现为形态饱满的低回声结构（最大长径 / 最大短径 < 2），皮质增厚，皮髓质分界清晰，淋巴门清晰。偶有皮质显著增厚挤压髓质及淋巴门，导致后者无法显示的情况。彩色多普勒超声检查内部可见丰富血流信号，但仍呈“门型”血流（图 5-3-25）。

需要注意的是，皮肤恶性肿瘤本身及其治疗手段亦会引起炎症，导致出现淋巴结反应性增生的情况，此时可能较难鉴别，需活检明确诊断。表 5-3-3 总结了皮肤恶性肿瘤淋巴结转移与正常淋巴结及淋巴结反应性增生的鉴别要点。

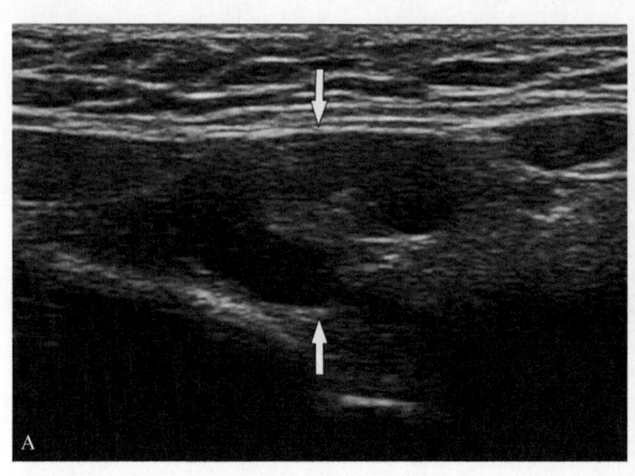

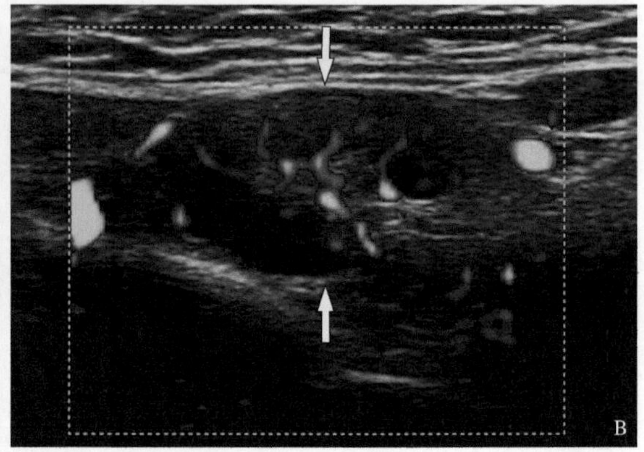

图 5-3-25 **淋巴结反应性增生的超声表现**

A. 灰阶超声：淋巴结呈低回声，形态饱满（最大长径 / 最大短径 < 2），皮质增厚，皮髓质分界清晰，淋巴门清晰（探头频率：15 MHz）。B. 彩色多普勒超声：淋巴结内可见丰富血流信号，呈"门型"（探头频率：15 MHz）

表 5-3-3 **皮肤恶性肿瘤淋巴结转移、正常淋巴结及淋巴结反应性增生的鉴别要点**

临床及超声表现	正常淋巴结	皮肤恶性肿瘤淋巴结转移	淋巴结反应性增生
临床症状	无症状	无症状 / 触及无痛肿物	无症状 / 触及疼痛肿物
病史	无病史	皮肤恶性肿瘤病史	炎症病史 / 无病史
临床转归	无变化	增大，增多，包膜侵犯	无变化 / 缩小
体积	小	肿大	肿大
形态	纤细	饱满 / 不规则	饱满
最大长径 / 最大短径	＞2	＜2	＜2
皮髓质分界	清晰	不清晰	清晰 / 不清晰
淋巴门	清晰	消失	清晰
皮质	菲薄	增厚	增厚
髓质	带状	消失	变薄 / 线状
累及范围	/	多为单侧	多为双侧
血供方式	门型	不规则或周围型	门型

（四）诊断要点

(1) 患者既往有皮肤恶性肿瘤病史，若相邻区域淋巴结的超声表现异常，需要高度怀疑转移的可能性。

(2) 回声弥漫性减低、皮髓质分界消失、淋巴门消失及非门型的血供方式是皮肤恶性肿瘤淋巴结转移的典型超声征象。

(3) 腘窝及滑车淋巴结是肢端恶性黑色素瘤的好发转移部位，检查时需要特别注意以防遗漏。

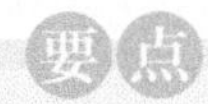

·皮肤恶性肿瘤具有发生淋巴结转移的可能性，其同侧的浅表淋巴结需一并纳入检查范围。

·超声检查应遵循“由近到远，由浅入深”的顺序，同时注意双侧对比。

·淋巴结转移与淋巴结反应性增生不能通过大小鉴别，需结合病史及淋巴结内部结构和血流信号等超声特征，必要时可通过穿刺活检等方法以进一步诊断。

第四节 · 血管瘤和先天性血管畸形的超声诊断

一、血管瘤

（一）临床与病理

血管瘤（hemangioma）是由胚胎期间成血管细胞增生而形成的先天性良性肿瘤或血管畸形，常见于皮肤和软组织。多见于婴儿出生时或出生后不久，皮肤表面可见红蓝色痣。残余的胚胎成血管细胞、活跃的内皮样胚芽向邻近组织侵入，形成内皮样条索，与遗留下的血管相连而形成血管瘤，瘤内血管自成系统，不与周围血管相连。血管瘤可发生于全身各处，好发于口腔颌面部（60%），其次是躯干（25%）和四肢（15%）。女性多见，男女比例为（1∶3）～（1∶4）。

（二）高频超声

1. 灰阶超声

血管瘤超声表现多样，主要分为两种类型。

（1）结节型：表现为皮下软组织内的低回声结构，形态呈椭圆形或类圆形，边界清晰。病灶内部见无序堆积的管道样结构，可见裂隙样无回声，呈筛网状或蜂窝状。有时病灶内部可见血栓机化形成的点、片状强回声。病灶无包膜。

（2）弥漫型：表现为皮下软组织内的稍高回声结构，整体无明显的包膜及结节感。病灶形态不规则，边界不清晰，但内部回声分布同结节型，后方回声增强。

2. 彩色多普勒超声

彩色多普勒超声对血管瘤的诊断有着重要作用。由于血管瘤内部血管管腔细，血流流速慢，彩色多普勒超声常测不出丰富血流信号，部分病灶甚至无明显血流信号。此时可通过“挤压试验”进一步检测：探头快速挤压病灶，病灶内部可见一过性增强的血流信号，随后病灶内血流信号变稀少甚至消失；快速解除探头压力，可见血流信号一过性增多，随后表现出未加压前状态。该现象是血管瘤内血液在压力的施压与释压状态下快速出入瘤内而形成，是血管瘤的特征性表现（图 5-4-1）。

（三）鉴别诊断

1. 腱鞘巨细胞瘤

本病常见于手指、手腕等处腱鞘上，为质硬的无痛结节。无自然消退趋势。超声表

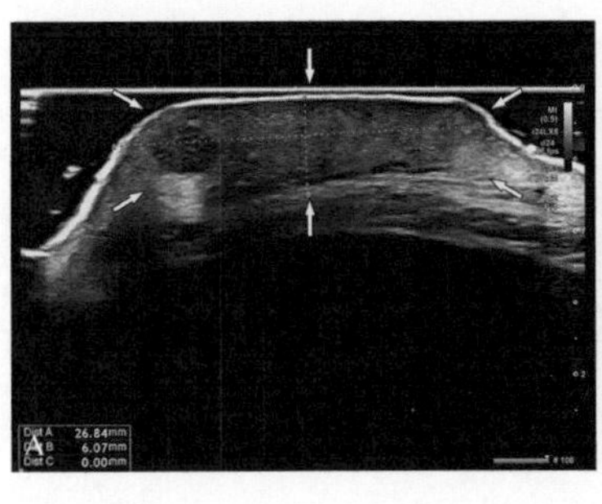
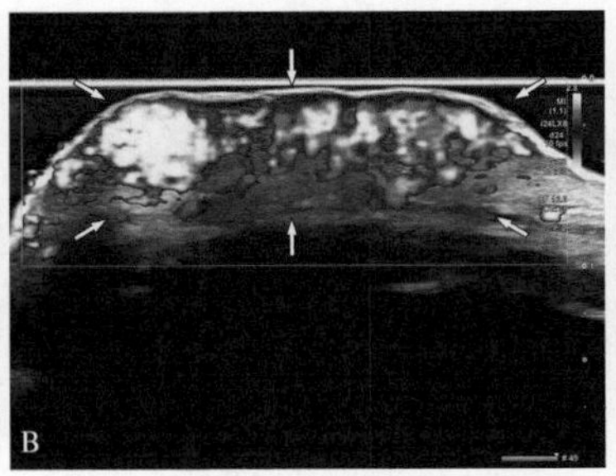
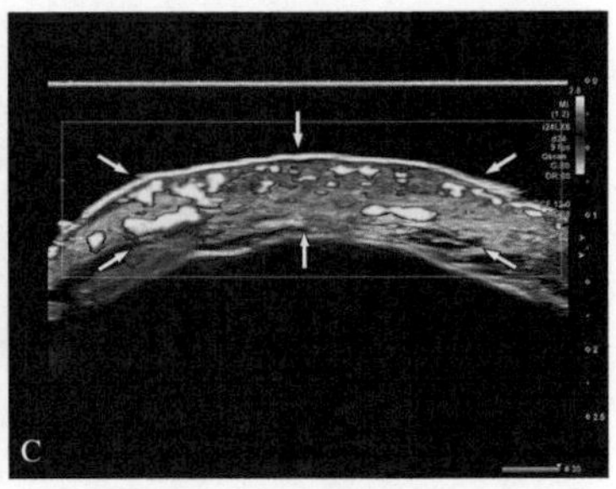

图 5-4-1　**血管瘤**

男性，72 岁。A. 灰阶超声：皮下软组织内见一个低回声结构，约 26.0 mm×19.0 mm，厚 6.1 mm。表面轻度隆起。形态规则，边界清晰。病灶内部回声欠均匀，内可见裂隙样低回声（探头频率：24 MHz）。B. 能量多普勒超声：探头轻放至病灶表面，病灶内部测出丰富血流信号（探头频率：24 MHz）。C. 能量多普勒超声：探头加压，病灶内部血流信号明显减少（探头频率：24 MHz）

现为肌腱或关节旁的低回声结构，形态规则或不规则，边界清晰，内部回声均匀或不均匀，但无血管瘤筛网或蜂窝样的内部回声特征。病灶也可包绕关节生长，侵犯邻近骨质。“挤压试验”血流信号无明显改变。以上临床特征及超声表现均有助于两者鉴别。

2. 神经鞘瘤

本病与结节型血管瘤超声表现相似，但本病与神经走行部位有关，多单发，青壮年居多。灰阶超声检查时，神经鞘瘤表现为椭圆形或梭形的低回声结构，多数内部回声均匀。若病灶伴有囊性变时，内部回声不均匀，此时需和血管瘤鉴别。彩色多普勒超声检查时，神经鞘瘤病灶内部未测出或仅测出稀疏血流信号。两者可用“挤压试验”来鉴别。

3. 表皮样囊肿

本病与结节型血管瘤超声表现相似，均可表现为圆形或椭圆形的混合回声结构。表皮样囊肿内部可见低回声裂隙，有包膜，内部常无血流信号。而血管瘤内部呈筛网或蜂窝状，无包膜，内部可测出血流信号。

（四）诊断要点

（1）血管瘤多出生时就有，外观呈蓝紫色，临床病史有助于血管瘤的诊断。

（2）灰阶超声多表现为皮下软组织内的低回声结构，部分病灶内部见管道样结构，呈筛网状或蜂窝状，后方回声增强。

（3）彩色多普勒超声对血管瘤的诊断具有重要意义。通过“挤压试验”可明确诊断：即探头快速挤压病灶，病灶内部可见一过性增强的血流信号，随后病灶内血流信号变稀少甚至消失；快速解除探头压力，可见血流信号一过性增多，随后表现出未加压前状态。

要点

· 血管瘤是常见的先天性良性肿瘤或血管畸形。

· 灰阶超声主要分为结节型和弥漫型。结节型多表现为皮下低回声结构，部分内部见管道样结构，呈筛网状或蜂窝状，后方回声增强；弥漫型多为高回声，无明显结节感。

· 彩色多普勒超声“挤压试验”可明确诊断。

二、鲜红斑痣

（一）临床与病理

鲜红斑痣（port wine stains，PWS）又称葡萄酒色斑，是最常见的毛细血管畸形。PWS为先天性疾病，发病率为0.3%~0.5%。本病大多发生于头、面、颈部，其次见于四肢及胸背部。病灶表现为出生时就有的红斑，红斑颜色会随气温、情绪波动等因素变化，压之褪色或部分褪色。病灶形态不规则，边界清晰，面积大小不等。本病难以自行消退，并且随着年龄的增长，红斑的面积也相应增大、颜色逐渐加深。病程较长者甚至形成结节，称为增厚结节状鲜红斑痣，临床少见。PWS在临床上可分3型：①粉红型：病灶区平坦，呈浅粉红至红色，指压完全褪色。②紫红型：病灶区平坦，呈浅紫红至深紫红，指压褪色至不完全褪色。③增厚型：病灶增厚或有结节增生，指压不完全褪色至不褪色。

PWS的发病机制尚不清楚，有研究表明PWS病灶区神经分布较正常侧明显减少，神经血管比降低可能导致血管扩张畸形，这可能是其发病机制中的一个重要因素。

PWS的病理改变为真皮乳头层和网状层的毛细血管和微静脉扩张。组织学研究发现其主要为毛细血管壁先天性薄弱引起的真皮浅层毛细血管扩张畸形，畸形血管的管壁仍为单层内皮细胞构成，而无增生，有别于以血管内皮细胞增生为主要特点的血管瘤。

（二）高频超声

1. 灰阶超声

红斑区真皮层厚度整体大于健侧及红斑区周围的真皮层厚度。在不施压状态下，超声生物显微镜可在高回声的真皮层背景下，显示出低回声的“网状结构”，后者对应真皮乳头层和网状层的毛细血管和微静脉扩张。而超高频超声无法显示上述结构（图5-4-2）。但需要注意的是，“网状结构”常见于成年患者，可用于治疗后的评估。青少年及幼儿患

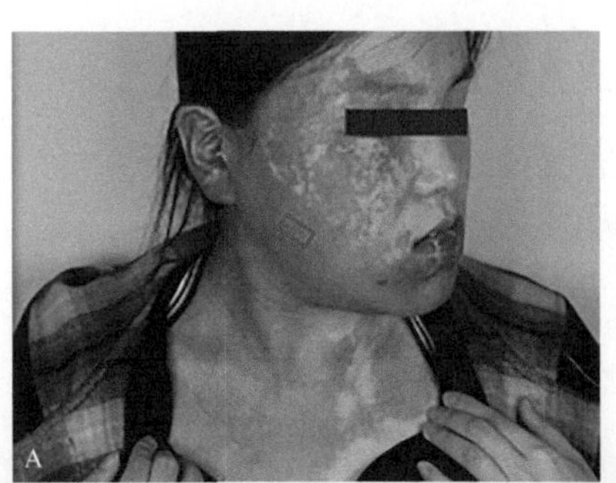

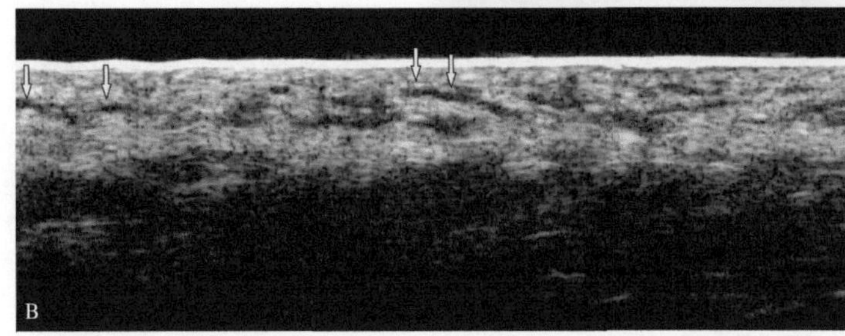

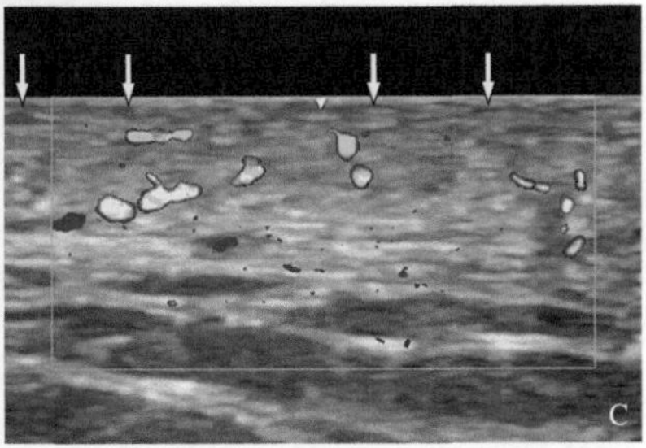

图 5-4-2 **鲜红斑痣**

女性，29 岁。A. 病灶肉眼观：右侧面部及颈部大面积红斑，表面光滑。B. 灰阶超声：超声生物显微镜检查可见真皮层较健侧增厚，内见数个横行的管状低回声结构，与体表平行（箭头所指处）（探头频率：50 MHz，检查部位为右侧面颊红色方框处）。C. 彩色多普勒超声：真皮层内的管状低回声结构显示不清，内部可见血流信号（探头频率：22 MHz，检查部位为右侧面颊红色方框处）

者病灶处的“网状结构”不清晰，可能与病变的微小程度超越了超声的分辨力有关。

2. 彩色多普勒超声

红斑区的血流信号理论上应较为丰富，但由于扩张的血管较细，血流流速较慢。目前对于大多数患者，彩色多普勒超声尚无法反映相关血流的变化。仅部分成年患者的病灶内部可测出丰富的血流信号。

（三）鉴别诊断

6 个月龄内患儿的 PWS 需要与婴儿血管瘤鉴别。两者病灶早期均可表现为面部的红斑。PWS 呈平坦的红斑，而婴儿血管瘤有增生的过程，可表现为逐渐隆起的鲜红颗粒状红斑。彩色多普勒超声上，婴儿血管瘤内部血流信号较 PWS 丰富。

（四）诊断要点

（1）PWS 的诊断主要根据病史及临床表现。即出生时就有的红斑，红斑颜色会随气温、情绪波动等因素变化，压之褪色或部分褪色。必要时行组织学检查确诊。

（2）灰阶超声上表现为红斑区真皮层厚度大于健侧及周围皮肤的真皮层厚度。在探头不施压的状态下，超声生物显微镜可见红斑区真皮层内平行体表走向的“网状结构”。

要点

· 鲜红斑痣是最常见的毛细血管先天性畸形。

· 灰阶超声上红斑区真皮层厚度整体大于健侧及红斑区周围的真皮层厚度。在探头不施压的状态下，超声生物显微镜可见红斑区真皮层内平行体表走向的“网状结构”。

· 6个月龄内患儿的鲜红斑痣需要与婴儿血管瘤鉴别。

第五节 · 本章小结

一、良性皮肤肿瘤总结

皮肤良性肿瘤的发病率高，往往引起患者不必要的担心，部分良性结节很容易通过高频超声成像加以鉴别。Kuwano 等人对 183 例脂肪瘤、表皮囊肿和腱鞘囊肿患者进行了回顾性研究发现，与单纯触诊相比，高频超声明显提高了上述“柔软结节”术前诊断的准确率（29% vs.46%）。然而需要注意的是，相对于恶性肿瘤，皮肤良性肿瘤的高频超声表现更为多样，同种疾病声像图往往存在巨大差异。

例如，较深的脂肪瘤与脂肪组织表现为类似的低回声，其周边常见的包膜是区别于正常脂肪的主要特征。但较浅的脂肪瘤表现为截然相反的高回声，周边出现清晰包膜的情况较为少见。

血管瘤的高频超声表现尤其复杂，因患者的年龄、生长部位、病灶深度、人为干预、病灶的血管化程度及血栓形成情况而异，存在高、等、低、混合等多种回声的情况。海绵样的疏松结构及随压力改变而变化的血流信号强度为血管瘤的诊断提供诊断线索。

单纯囊肿表现为典型的无回声，存在后方回声增强及侧壁回声失落的典型征象。而单纯性囊肿较为少见，临床更多见内容物浓缩、感染、出血、破裂或机化的复杂性囊肿，后者表现出多种回声模式，后方的回声增强及侧壁回声失落亦可能消失。

此外，汗腺等皮肤附属器来源的良性疾病种类繁杂，许多时候其病理诊断尚难以取得一致意见，故该类肿瘤的高频超声特征尚需总结。

由于大多数良性皮肤肿瘤不需要手术，故临床并不强调高频超声影像对良性皮肤肿瘤边界的评估能力。但仍有部分研究证实，高频超声对良性皮肤肿瘤术前规划起到积极的作用。其中，Takemura 等人发现高频超声成像有助于评估表皮样囊肿壁的状况，方便外科医师更加精准地处理囊壁。血管瘤很少能形成一个有明确边界的“肿瘤样”病灶，多数时候是一个边界模糊的不均匀回声区，但对于病灶边界的大致定位仍然能够给予临床一定的提示，特别是有可能显示其与深部血管的潜在联系。

二、恶性皮肤肿瘤总结

一般而言，大多数皮肤恶性肿瘤，如恶性黑色素瘤（MM）、基底细胞癌（BCC）和鳞状细胞癌（SCC）等均表现为实性、不规则的低回声区。各种疾病亦具有特征性表现，如 BCC 内存在散在或簇状分布的点状强回声，黑色素瘤始终保持显著的深部侵犯趋势，Paget 病或 Bowen 病独特的匍匐形生长形态，隆突性皮肤纤维肉瘤侵犯脂肪形成“漩涡征”。

除了用于恶性病变的诊断，高频超声还为皮肤科医师提供恶性肿瘤边缘的重要信息。有研究证实，高频超声在术前可准确勾画 BCC 的形态轮廓，术前基于高频超声影像的肿瘤体积测量结果，与切除后基于组织标本的实际测量结果具有良好相关性。另一项研究探讨高频超声在提高 Mohs 显微外科手术精度中的作用，发现 20 MHz 的高频超声仅对体积较大（直径 > 17.4 mm）肿瘤的亚临床侵犯更敏感。但对于更小和更隐蔽的肿瘤，其敏感度尚不足以发现微小的亚临床侵犯。其他一些研究认为，20 MHz 的高频超声在评估肿瘤边界中的作用并不优于单独的临床评估。因此，临床普遍认为 20 MHz 的高频超声所提供的信息更适合于大切口手术，而对于高度需求细节信息的 Mohs 显微外科而言，可能需要更高的频率。

随着超声高频化的进一步发展，有研究人员证实在平均 0.4 mm 厚的黑色素瘤病变中，频率为 75 MHz 的高频超声的测值确实与 Breslow 厚度（颗粒层到肿瘤底部的距离）显著相关。我们前期研究发现 50 MHz 高频超声可清楚显示乳腺外 Paget 病的层次累及和皮肤附属器侵犯，为肿瘤的分期提供依据。因此我们认为，对于皮肤肿瘤的边界的详细评估，可能至少需要 50 MHz 的频率。

此外，皮肤恶性肿瘤还存在一些极端情况，如体积巨大的肿瘤，包括横向大面积扩展的肿瘤，肿瘤虽然不深，但表面积远远大于探头视野，此时需要多幅图像的拼接，或者宽景成像技术的辅助。但上述技术均无法克服图像的失真与变形，需要参考体表的视诊来确定疾病进展的程度。另一方面，对于往深部扩展的肿瘤，由于高频超声探查深度的局限性，观察肿瘤延伸到皮下软组织的部分可能存在极大困难。此时唯有牺牲分辨力获取观察深度。对于该类肿瘤，临床关注的重点已不是微小的亚临床侵犯，而是深部的肌肉、淋巴结、浅表器官甚至骨骼是否存在累及，故推荐采用较低频率的超声（15 MHz 以下）观察该类肿瘤。例如，有研究发现 20 MHz 的高频超声可能无法显示基底细胞癌底部的网状改变，而 13~15 MHz 频率下能发现这些重要改变。

三、常见皮肤肿瘤的鉴别要点

皮肤肿瘤种类复杂多样，既往临床医师常常根据病灶外观进行初步诊断。随着技术的进步，皮肤镜、OCT、皮肤 CT 应运而生，为疾病的诊断提供了新的方法。尽管如此，很多皮肤疾病术前仍难以明确诊断，多数还是依赖皮肤活检。超声作为皮肤领域的一项新的影像学方法，能在术前评估皮肤肿瘤的大小、累及层次及边界等特征，并由于其无辐射、简便、实时动态、价格/效益比高等特点受皮肤科医师的青睐。皮肤疾病虽然复杂，但大多在超声声像图上各有特点。笔者回顾分析了上海市皮肤病医院的病例，并结合日常工作中的经验总结了常见皮肤肿瘤的超声诊断要点（表 5-5-1）。

表 5-5-1　**常见皮肤肿瘤的超声诊断要点**

要点	基底细胞癌	鳞状细胞癌	鲍恩病	日光性角化病	脂溢性角化病
累及层次	表皮和 / 或真皮层	表皮和真皮层，皮肤全层	表皮层	表皮和 / 或真皮层	表皮层
回声	不均匀，可见点状强回声和 / 或无回声区	均匀或不均匀，部分病灶内部可见无回声区	均匀	均匀	均匀
生长方式	规则，结节状或匍匐形生长	结节状或不规则形生长	匍匐形	结节状或匍匐形	隆起形
基底部边界	清晰	不清晰	基底部与真皮层分界清晰	基底部与真皮层分界不清晰	基底部与真皮层分界清晰
角化	无异常角化	不同程度的异常角化，后方伴声影	显著的角化过度，后方伴声影	轻度异常角化，伴淡声影	显著的角化过度，后方伴声影
彩色多普勒超声	丰富，可见滋养血管	丰富，可见滋养血管 / 角化过度时无法显示	稀疏 / 角化过度时无法显示	稀疏 / 角化过度时无法显示	丰富 / 稀疏 / 角化过度时无法显示

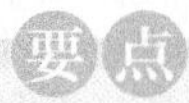

- 超声检查能术前评估皮肤肿瘤的大小、累及层次及边界等特征。
- 皮肤疾病虽然复杂，但大多在超声声像图上各有特点。

参考文献

[1] 余常文 . 浅表表皮样囊肿高频超声检查的声像图观察 [J]. 临床超声医学杂志 , 2015, 17(12): 860-861.
[2] 刘佩佩 , 张翠平 , 何萍 , 等 . 高频超声在外毛根鞘囊肿诊断中的价值 [J]. 中国超声医学杂志 , 2019, 35(3): 266-268.
[3] 郭万学 . 超声医学 [M] . 6 版 . 北京 : 人民军医出版社 , 2011.
[4] 曾红春 , 郭莉 , 韩伟 , 等 . 高频超声对毛母质瘤和表皮样囊肿的鉴别诊断价值 [J]. 临床超声医学杂志 , 2016, 18(5): 326-329.
[5] 王丽华 , 陈福美 , 赵彬 , 等 . 毛母质瘤的临床及超声诊断 [J]. 中国超声医学杂志 , 2017, 33(9): 806-808.
[6] 吴春燕 , 赵新美 , 夏钰弘 , 等 . 体表血管平滑肌瘤的超声误诊分析 [J]. 临床超声医学杂志 , 2015, 17(10): 702-704.
[7] 王诗琪 , 刘洁 , 刘兆睿 , 等 . 脂溢性角化病的皮肤高频超声及皮肤镜特征分析 [J]. 中华皮肤科杂志 , 2018, 51(11): 815-819.
[8] 李英凤 , 李小强 , 郁敏 , 等 . 汗孔肿瘤 25 例临床病理分析 [J]. 诊断病理学杂志 , 2017, 24(3): 170-173.
[9] 王燕 , 徐辉雄 , 谢晓燕 . 涎腺少见局灶性病变的高频超声表现 [J]. 中华医学超声杂志 , 2011, 8(6): 70-73.
[10] 刘琳娜 , 徐辉雄 , 谢晓燕 , 等 . 浅表软组织高频超声诊断思路的探讨 [J]. 中国超声医学杂志 , 2010, 26(6): 558-562.
[11] 中国黑色素瘤规范化病理诊断专家共识编写组 . 中国黑色素瘤规范化病理诊断专家共识 (2017 年版) [J]. 中华病理学杂志 , 2018, 1.

[12] 朱晓玲，邱逦．皮肤基底细胞癌与鳞状细胞癌的临床及超声特征分析 [J]. 中国超声医学杂志，2018, 34(11):1045-1048.
[13] 王婧，赵磊，李卉惠，等．皮肤转移癌 62 例临床特征分析 [J]. 临床肿瘤学杂志，2016, 21(4):336-339.
[14] 陈学超，卢宪梅，周桂芝，等．47 例 Paget 病临床与组织病理分析 [J]. 中国麻风皮肤病杂志，2017, 33(2):103-105.
[15] 岳林先．实用浅表器官和软组织超声诊断学 [M]. 2 版．北京：人民卫生出版社，2017.
[16] 王美玲，刘华绪．鲜红斑痣发病及治疗相关机制研究进展 [J]. 中国麻风皮肤病杂志，2019, 35(9):564-567.
[17] Yuan WH, Hsu HC, Lai YC, et al. Differences in sonographic features of ruptured and unruptured epidermal cysts [J]. J Ultrasound Med, 2012, 31(2):265-272.
[18] Huang CC, Ko SF, Huang HY, et al. Epidermal cysts in the superficial soft tissue:sonographic features with an emphasis on the pseudotestis pattern [J]. J Ultrasound Med, 2011, 30(1):11-17.
[19] Kuwano Y, Ishizaki K, Watanabe R, et al. Efficacy of diagnostic ultrasonography of lipomas, epidermal cysts, and ganglions [J]. Arch Dermatol, 2009, 145(7):761-764.
[20] He P, Cui LG, Wang JR, et al. Trichilemmal cyst: clinical and sonographic features [J]. Ultrasound Med, 2019, 38(1):91-96.
[21] Ramaswamy AS, Manjunatha HK, Sunilkumar B, et al. Morphological spectrum of pilar cysts [J]. N Am J Med Sci, 2013, 5(2):124-128.
[22] Sadath HN, Ramachandra S, Kumar MA, et al. Multicentric calcified trichilemmal cysts with alopecia universalis affecting siblings [J]. Indian J Dermatol Venereol Leprol, 2013, 79(1):88-91.
[23] Wagner JM, Rebik K, Spicer PJ. Ultrasound of soft tissue masses and fluid collections [J]. Radiol Clin North Am, 2019, 57(3):657-669.
[24] Buehler A, Diot G, Volz T, et al. Imaging of fatty tumors: appearance of subcutaneous lipomas in optoacoustic images [J]. J Biophotonics, 2017, 10(8): 983-989.
[25] Tsuruta D, Nakagawa K, Taniguchi S, et al. Combined cutaneous hamartoma encompassing benign melanocytic naevus, vellus hair cyst and epidermoid cyst [J]. Clin Exp Dermatol, 2000, 25(1):38-40.
[26] de Giorgi V, Massi D, Sestini S, et al. Cutaneous collision tumour (melanocytic, naevus, basal cell carcinoma, seborrhoeic keratosis): a clinical, dermoscopic and pathological case report [J]. Br J Dermatol, 2005, 152(4):787-790.
[27] Kittler H. Dermatoscopic-pathological correlation of melanocytic skin lesions [J]. Hautarzt, 2018, 69(7):528-535.
[28] Malvehy J, Pellacani G. Dermoscopy, confocal microscopy and other non-invasive tools for the diagnosis of non-melanoma skin cancers and other skin conditions [J]. Acta Derm Venereol, 2017, Suppl 218:22-30.
[29] Askari SK, Schram SE, Wenner RA, et al. Evaluation of prospectively collected presenting signs/symptoms of biopsy-proven melanoma, basal cell carcinoma, squamous cell carcinoma, and seborrheic keratosis in an elderly male population [J]. J Am Acad Dermatol, 2007, 56(5):739-747.
[30] Wollina U. Seborrheic keratoses-the most common benign skin tumor of humans. clinical presentation and an update on pathogenesis and treatment options [J]. Open Access Maced J Med Sci, 2018, 6(11):2270-2275.
[31] Hawkes JE, Woodcock J, Christensen LC, et al. Giant pilomatricoma with angiomyxoid stroma: unusual presentation of a benign tumor [J]. JAAD Case Rep, 2015, 1(4):169-171.
[32] Solivetti FM, Elia F, Drusco A, et al. Epithelioma of malherbe: new ultrasound patterns [J]. J Clin Exp Cancer Research, 2010, 29(1):42-48.
[33] Ogawa R. Keloid and hypertrophic scars are the result of chronic inflammation in the reticular dermis [J]. Int J Mol Sci, 2017, 18(3):606.
[34] Reinholz M, Schwaiger H, Poetschke, et al. Objective and subjective treatment evaluation of scars using optical coherence tomography, sonography, photography, and standardised questionnaires [J]. Eur J Dermatol, 2016, 26(6):599-608.
[35] Kwiek B, Schwartz RA. Keratoacanthoma (KA): an update and review [J]. J Am Acad Dermatol, 2016, 74(6):1220-1233.
[36] Ra SH, Su A, Li X, et al. Keratoacanthoma and squamous cell carcinoma are distinct from a molecular perspective [J]. Mod Pathol, 2015, 28(6):799-806.
[37] Watchorn RE, Thomas S, Miller C, et al. Keratoacanthoma management: results of a survey of U.K. dermatologists and surgeons [J]. Br J Dermatol, 2018, 178(1): e49-e50.
[38] Won KY, Park SY, Jin W, et al. Dermatofibroma: sonographic findings nd pathologic correlation [J]. Acta Radiol, 2018, 59(4):454-459.
[39] Zarchi K, Kromann CB, Wortsman X, et al. Usefulness of ultrasound for the diagnosis of dermatofibroma [J]. Med Ultrason, 2016, 18(1):132-133.
[40] Ryu JA, Lee SH, Cha EY, et al. Sonographic differentiation between schwannomas and neurofibromas in the musculoskeletal system [J]. J Ultrasound Med, 2015, 34(12): 2253-2260.
[41] Raffin D, Zaragoza J, Georgescou G. High-frequency ultrasound imaging for cutaneous neurofibroma in patients with neurofibromatosis type I [J]. Eur J Dermatol, 2017, 27(3):260-265.
[42] Lin Andrew L, Gutmann David H. Advances in the treatment of neurofibromatosis-associated tumours [J]. Nat Rev Clin Oncol, 2013, 10(11): 616-624.
[43] Zarchi K, Wortsman X, Jemec GBE. Ultrasound as a diagnostic aid in identifying neurofibromas [J]. Pediatr Dermatol, 2014, 31: 535-537.
[44] Yang JW, Kim JS, Lee DC, et a1. The radial artery superficial palmar branch flap: a modified free thenar flap with constant innervation [J]. J Reconstr Microsurg, 2010, 26(8): 529-538.
[45] Li MX, Guo LH, Wang Q, et al. Imaging findings of Bowen's disease: a comparison between ultrasound biomicroscopy (UBM) and conventional high-frequency ultrasound (HFUS) [J]. Skin Res Technol, 2020, Mar, 20 [Epub ahead of print].
[46] Zhang JZ, Zhou J, Zhang ZC. Subcutaneous angioleiomyom: clinical and sonographic features with histopathologic correlation [J]. J Ultrasound Med, 2016, 35(8):1669-1673.
[47] Bosic M, Kirchner M, Volckmar AL, et al. Targeted molecular profiling reveals genetic heterogeneity of poromas and porocarcinomas [J]. Pathology, 2018, 50(3):327-332.

[48] Col C, Yilmaz EE. Caesarean scar endometrioma: case series [J]. World J Clin Cases, 2014, 2(5):133-136.
[49] Lumbiganon P, Laopaiboon M, Gulmezoglu AM, et al. Method of delivery and pregnancy outcomes in Asia: the WHO global survey on maternal and perinatal health 2007-2008 [J]. Lancet, 2010, 375(9713):490-499.
[50] Djaković Ivka, Vuković Ante, Bolanča Ivan, et al. Abdominal wall endometriosis eleven years after cesarean section: case report [J]. Acta Clin Croat, 2017, 56(1):162-165.
[51] Rindos Noah B, Mansuria Suketu. Diagnosis and management of abdominal wall endometriosis: a systematic review and clinical recommendations [J]. Obstet Gynecol Surv, 2017, 72(2):116-122.
[52] Morton CA, Birnie AJ, Eedy DJ. British Association of Dermatologists' guidelines for the management of squamous cell carcinoma in situ (Bowen's disease) 2014 [J]. Br J Dermatol, 2014, 170(2):45-260.
[53] Neagu TP, Tiglis M, Botezatu D, et al. Clinical, histological and therapeutic features of Bowen's disease [J]. Rom J Morphol Embryol, 2017, 58(1):33-40.
[54] Petrella LI, Pereira WC, Valle HA, et al. Study of superficial basal cell carcinomas and Bowen disease by qualitative and quantitative ultrasound biomicroscopy approach [J]. Conf Proc IEEE Eng Med Biol Soc, 2010, 2010:5999-6002.
[55] Cameron MC, Lee E, Hibler BP, et al. Basal cell carcinoma: epidemiology; pathophysiology; clinical and histological subtypes; and disease associations [J]. J Am Acad Dermatol, 2019, 80(2):303-317.
[56] Vega N, Wortsman X, Navarrete N, et al. Color Doppler ultrasound supports early diagnosis of mixed high and low risk of recurrence subtypes in the same basal cell carcinoma lesion [J]. Dermatol Surg, 2018, 44(5):741-743.
[57] Wang SQ, Liu J, Zhu QL, et al. High-frequency ultrasound features of basal cell carcinoma and its association with histological recurrence risk [J]. Chin Med J (Engl), 2019, 132(17):2021-2026.
[58] Wortsman X, Vergara P, Castro A, et al. Ultrasound as predictor of histologic subtypes linked to recurrence in basal cell carcinoma of the skin [J]. J Eur Acad Dermatol Venereol, 2015, 29(4):702-707.
[59] Hernández T, Blazquez S, Aguilar B, et al. Usefulness of high-frequency ultrasound in the classification of histologic subtypes of primary basal cell carcinoma [J]. Actas Dermosifiliogr, 2017, 108(1):42-51.
[60] Desai TD, Desai AD, Horowitz DC, et al. The use of high-frequency ultrasound in the evaluation of superficial and nodular basal cell carcinomas [J]. Dermatol Surg, 2007, 33(10):1220-1227.
[61] Hogue L, Harvey VM. Basal cell carcinoma, squamous cell carcinoma, and cutaneous melanoma in skin of color patients [J]. Dermatol Clin, 2019, 37(4):519-526.
[62] Korhonen N, Ylitalo L, Luukkaala T, et al. Characteristics and trends of cutaneous squamous cell carcinoma in a patient cohort in Finland 2006-2015 [J]. Acta Derm Venereol, 2019, 99(4):412-416.
[63] Que SKT, Zwald FO, Schmults CD. Cutaneous squamous cell carcinoma: incidence, risk factors, diagnosis, and staging [J]. J Am Acad Dermatol, 2018, 78(2):237-247.
[64] Hernández T, Aguilar B, Troya M. Ultrasound in the management of non-melanoma skin cancer [J]. Actas Dermosifiliogr, 2015, 106 Suppl 1:21-28.
[65] Kozovska Z, Gabrisova V, Kucerova L. Malignant melanoma: diagnosis, treatment and cancer stem cells [J]. Neoplasma, 2016, 63(4):510-517.
[66] Wong SL, Faries MB, Kennedy EB, et al. Sentinel lymph node biopsy and management of regional lymph nodes in melanoma: American society of clinical oncology and society of surgical oncology clinical practice guideline update [J]. J Clin Oncol, 2018, 36(4):399-413.
[67] Niebling MG, Haydu LE, Karim RZ, et al. Reproducibility of AJCC staging parameters in primary cutaneous melanoma: an analysis of 4924 cases [J]. Ann Surg Oncol, 2013, 20(12):3969-3975.
[68] Uematsu T, Kasami M, Kiyohara Y. B-mode ultrasound imaging, Doppler imaging, and real-time elastography in cutaneous malignant melanoma and lymph node metastases [J]. Healthcare (Basel), 2013, 1(1):84-95.
[69] Blum A, Schmid-Wendtner MH, Mauss-Kiefer V, et al. Ultrasound mapping of lymph node and subcutaneous metastases in patients with cutaneous melanoma: results of a prospective multicenter study [J]. Dermatology, 2006, 212(1):47-52.
[70] Cohen JM, Granter SR, Werchniak AE. Risk stratification in extramammary Paget disease [J]. Clin Exp Dermatol, 2015, 40(5):473-478.
[71] Keung EZ, Gershenwald JE. The eighth edition American Joint Committee on Cancer (AJCC) melanoma staging system: implications for melanoma treatment and care [J]. Expert Rev Anticancer Ther, 2018, 18(8):775-784.
[72] Hata M, Koike I, Wada H, et al. Radiation therapy for extramammary Paget's disease: treatment outcomes and prognostic factors [J]. Ann Oncol, 2014, 25(1): 291-297.
[73] Llombart B, Serra C, Requena C, et al. Guidelines for diagnosis and treatment of cutaneous sarcomas: dermatofibrosarcoma protuberans [J]. Actas Dermosifiliogr, 2018, 109(10):868-877.
[74] Ma C, Sun Y, Yang X, et al. Improving precision of resection by pre-surgery inspections with contrast-enhanced ultrasound for dermatofibrosarcoma protuberans [J]. Dermatologic therapy, 2016, 29(6):473-475.
[75] Criscito MC, Martires KJ, Stein JA. Prognostic factors, treatment, and survival in dermatofibrosarcoma protuberans [J]. JAMA Dermatol, 2016, 152(12):1365-1371.
[76] Cardoso JC, Calonje E. Malignant sweat gland tumours: an update [J]. Histopathology, 2015, 67(5):589-606.
[77] Tolkachjov SN, Hocker TL, Baum CL, et al. Treatment of porocarcinoma with mohs micrographic surgery: the Mayo clinic experience [J]. Dermatol Surg, 2016, 42(6):745-750.
[78] Worley B, Owen JL, Bolotin D, et al. Evidence-based clinical practice guidelines for microcystic adnexal carcinoma: informed by a systematic review [J]. JAMA dermatology, 2019, 155(9):1059–1068.

[79] Hadravsky L, Kazakov DV, Stehlik J, et al. Aggressive extraocular sebaceous carcinoma of the scalp involving the brain in a patient with Muir-Torre syndrome [J]. Am J Dermatopathol, 2016, 38(8):618-622.
[80] Cicinelli MV, Kaliki S. Ocular sebaceous gland carcinoma: an update of the literature [J]. Int Ophthalmol, 2019, 39(5):1187-1197.
[81] Kaliki S, Gupta A, Ali MH, et al. Prognosis of eyelid sebaceous gland carcinoma based on the tumor category of the American joint committee on cancer (AJCC) classification [J]. Int Ophthalmol, 2016, 36(5):681-690.
[82] Baum SH, Mohr C. Metastases from distant primary tumours on the head and neck: clinical manifestation and diagnostics of 91 cases [J]. Oral Maxillofac Surg, 2018, 22(2):119-128.
[83] Wong CY, Helm MA, Helm TN, et al. Patterns of skin metastases: a review of 25 years' experience at a single cancer center [J]. Int J Dermatol, 2014, 53(1):56-60.
[84] Thompson JF, Haydu LE, Uren RF, et al. Preoperative ultrasound assessment of regional lymph nodes in melanoma patients does not provide reliable nodal staging: results from a large multicenter trial [J]. Ann Surg, 2019, 7. [Epub ahead of print]
[85] He L, Huang G. Spectral Doppler ultrasound for predicting long-term response to topical timolol in children with infantile hemangioma [J]. J Clin Ultrasound, 2017, 45(8):480-487.
[86] Requena L, Santonja C, Martinez-Amo JL, et al. Cutaneous epithelioid sarcomalike (pseudomyogenic) hemangioendothelioma: a little-known low-grade cutaneous vascular neoplasm [J]. JAMA Dermatol, 2013, 149(4):459-65.
[87] Latrive A, Teixeira LR, Gomes AS, et al. Characterization of skin port-wine stain and hemangioma vascular lesions using Doppler OCT [J]. Skin Res Technol, 2016, 22(2):223-229.
[88] Johnson CM, Navarro OM. Clinical and sonographic features of pediatric soft-tissue vascular anomalies part 2: vascular malformations [J]. Pediatr Radiol, 2017, 47(9):1196-1208.
[89] Gong X, Yu W, Li J, et al. High-frequency ultrasound investigation of port-wine stains: hemodynamic features revealed by 10- and 22-MHz transducers [J]. J Ultrasound Med, 2019, 38(3):641-648.
[90] Troilius A, Svendsen G, Ljunggren B. Ultrasound investigation of port wine stains [J]. Acta Derm Venereol, 2000, 80(3):196-199.
[91] Chen ST, Guo LH, Yan JN, et al. Ultrasound biomicroscopy and high-frequency ultrasound for evaluating extramammary paget disease with pathologic correlation [J]. J Ultrasound Med, 2019, 38(12):3229-3237.
[92] Jambusaria-Pahlajani A, Schmults CD, Miller CJ, et al. Test characteristics of high-resolution ultrasound in the preoperative assessment of margins of basal cell and squamous cell carcinoma in patients undergoing Mohs micrographic surgery [J]. Dermatol Surg, 2009, 35(1):9-15.
[93] Marmur ES, Berkowitz EZ, Fuchs BS, et al. Use of high-frequency, high-resolution ultrasound before Mohs surgery [J]. Dermatol Surg, 2010, 36(6):841-847.
[94] Wortsman X, Castro A, Figueroa A. Color Doppler ultrasound assessment of morphology and types of fistulous tracts in hidradenitis suppurativa (HS) [J]. J Am Acad Dermatol, 2016, 75(4):760-767.
[95] Takemura N, Fujii N, Tanaka T. Epidermal cysts: the best surgical method can be determined by ultrasonographic imaging [J]. Clin Exp Dermatol, 2007, 32(4):445-447.
[96] Huang SY, Xiang X, Guo RQ, et al. Quantitative assessment of treatment efficacy in keloids using high-frequency ultrasound and shear wave elastography: a preliminary study[J]. Sci Rep, 2020, 10(1):1375.
[97] Ohara K, Fujisawa Y, Murata Y, et al. A proposal for a TNM staging system for extramammary Paget disease: retrospective analysis of 301 patients with invasive primary tumors[J]. Journal of dermatological science, 2016, 83(3):234-239.
[98] Bichakjian CK, Olencki T, Aasi SZ, et al. Basal cell skin cancer, version 1.2016, NCCN clinical practice guidelines in oncology[J]. J Natl Compr Canc Netw, 2016, 14(5):574–597.
[99] Brantsch KD, Meisner C, Schonfisch B, et al. Analysis of risk factors determining prognosis of cutaneous squamous-cell carcinoma: a prospective study[J]. Lancet Oncol. 2008, 9(8):713-720.
[100] Jambusaria-Pahlajani A, Kanetsky PA, Karia PS, et al. Evaluation of AJCC tumor staging for cutaneous squamous cell carcinoma and a proposed alternative tumor staging system[J]. JAMA Dermatol, 2013, 149(4):402-410.
[101] Work Group, Invited Reviewers, Kim JYS, et al. Guidelines of care for the management of cutaneous squamous cell carcinoma[J]. J Am Acad Dermatol, 2018, 78(3):560-578.
[102] Tripodi S A, Rocca B J, Mourmouras V, et al. Benign glomus tumor of the urinary bladder [J]. Arch Pathol Lab Med, 2013,137(7):1005-1008.
[103] Park H J, Jeon Y H, Kim S S, et al. Gray-scale and color Doppler sonographic appearances of nonsubungual soft-tissue glomus tumors[J]. J Clin Ultrasound, 2011,39(6):305-309.

第六章

皮肤非肿瘤性病变的超声诊断

第一节 · 炎症性皮肤疾病的超声诊断

一、皮肤水肿

（一）临床与病理

皮肤水肿（edema）是指液体过多的潴留在皮肤及皮下组织间隙内，分为局部性或全身性水肿。引起水肿的原因有很多，全身性水肿主要见于心源性、肾源性、肝源性及代谢性疾病。局部性水肿多见于局部创伤、灼伤、肢体静脉血栓形成等疾病。

临床表现为局部或全身不同程度的肿胀，多见于下肢。按压水肿部位，可有凹陷或无凹陷。

（二）高频超声

灰阶超声

水肿常表现为皮下软组织增厚，回声增高，内见条带状或裂隙样的低回声结构，为液体潴留的表现（图 6-1-1）。

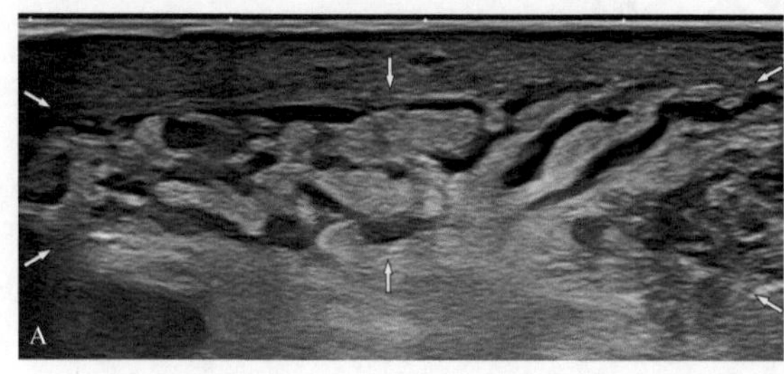

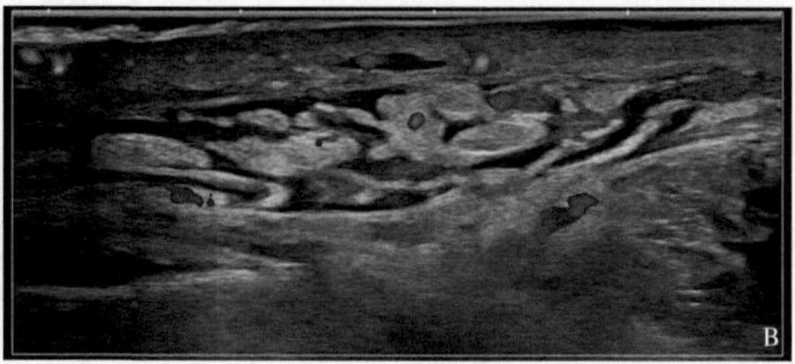

图 6-1-1 **皮下水肿**

A. 灰阶超声：皮下软组织增厚，回声增高，内呈“裂隙样”改变（箭头所指处）（探头频率：24 MHz）。B. 彩色多普勒超声：增厚的皮下软组织内测出稀疏血流信号（探头频率：24 MHz）

（三）鉴别诊断

1. 淋巴管炎及丹毒

这几种疾病均表现为皮肤及软组织的肿胀，但淋巴管炎及丹毒表现为软组织张力增高，伴有显著的红、肿、热、痛，彩色多普勒超声可测出丰富血流信号，可与皮肤水肿鉴别。

2. 病因学鉴别

灰阶超声可以发现临床症状不显著的皮肤水肿，应予以临床提示以便其进一步检查。超声可以排除血栓性水肿，但皮肤水肿原因很多，经常需结合临床病史综合考虑。

（四）诊断要点

(1) 皮肤水肿依据临床表现即可诊断。

(2) 灰阶超声表现为皮下软组织增厚，回声增高，内见条带状或裂隙样的低回声结构。

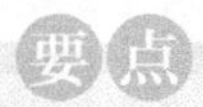

· 皮肤水肿分为局部性或全身性水肿。

· 灰阶超声表现为皮下软组织增厚，回声增高，内见条带状或裂隙样的低回声结构。

· 主要应与淋巴管炎及丹毒等鉴别。

二、脂膜炎

（一）临床与病理

脂膜炎（panniculitis）是发生在脂肪层的炎症。全身脂肪组织均可受累，多见于皮下浅表脂肪层。本病可为原发于脂肪小叶的非化脓性炎症，即结节性脂膜炎，也称为韦伯病（Weber - Christian）。也可由创伤等原因所致。本病好发于女性。临床上，病灶呈红色或肤色的质硬小结节，多数伴有疼痛。

病理上可分为小叶性脂膜炎与间隔性脂膜炎。病理表现早期主要是小叶内脂肪细胞变性、坏死，伴有不同程度的血管炎改变。后期皮下脂肪萎缩，发生纤维化，可伴有钙化。随病程进展，结节性脂膜炎部分结节可自行破溃，为液化性脂膜炎。依据其病理进程的不同阶段，脂膜炎可分为结节型脂膜炎、液化型脂膜炎及钙化型脂膜炎。

（二）高频超声

1. 灰阶超声

脂膜炎的超声表现与其所处的病理进程有关。

(1) 结节型脂膜炎：表现为皮下脂肪组织增厚，回声增高，内见片状高回声及不规则的低回声结构。形态不规则，边界不清晰。病灶无明显占位感。

(2) 钙化型脂膜炎：随着病程进展，病灶内部可见强回声，形态规则或不规则，后方伴声影。

(3) 液化型脂膜炎：部分病灶内部可见低或无回声区，为脂肪组织液化坏死的表现。

2. 彩色多普勒超声

病灶内部无血流信号或测出稀疏血流信号（图 6-1-2）。

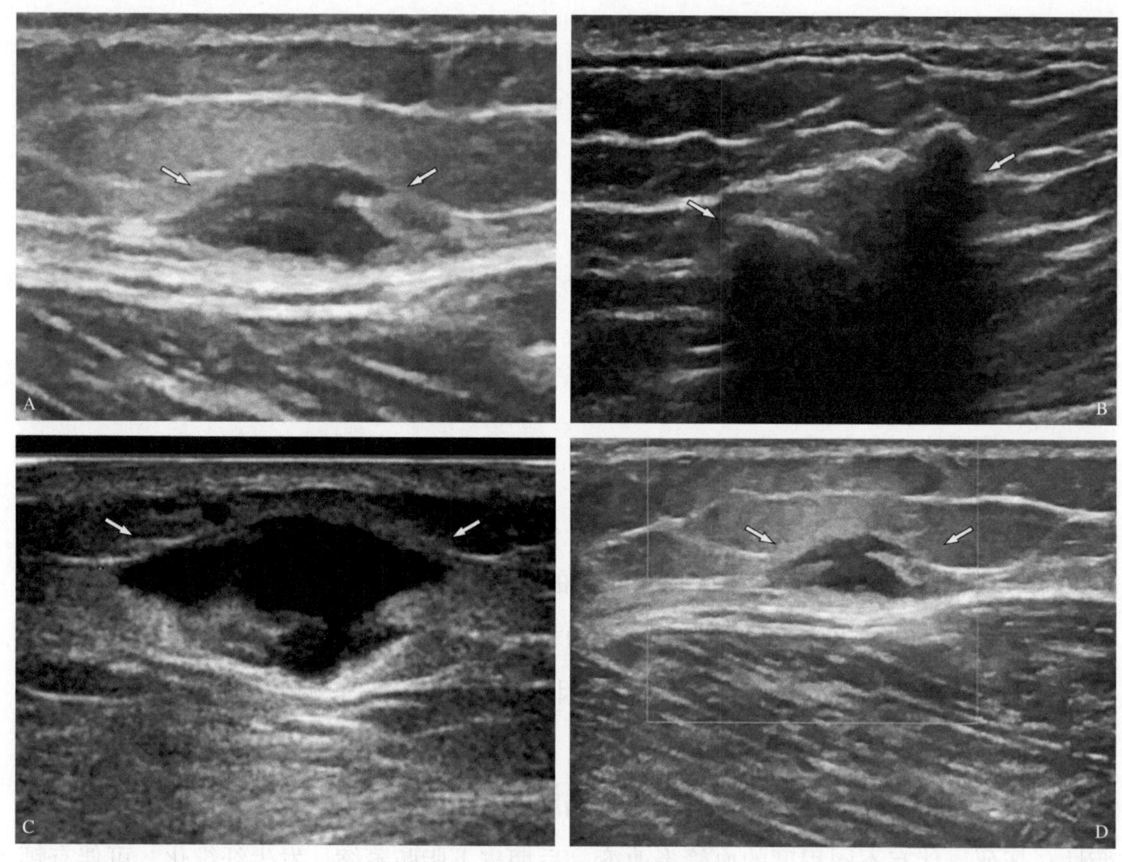

图 6-1-2　**不同病理进程的脂膜炎**

A. 结节型脂膜炎：灰阶超声表现为皮下脂肪层增厚，回声增高，内部回声不均匀，高回声区内见片状低回声结构（箭头所指处），约 8.3 mm × 6.9 mm，厚 5.1 mm，病灶总体无占位感（探头频率：15 MHz）。B. 钙化型脂膜炎：灰阶超声皮下脂肪层内片状强回声结构（箭头所指处），约 10.8 mm × 9.6 mm，厚 3.7 mm。形态不规则，后方伴宽大声影（探头频率：15 MHz）。C. 液化型脂膜炎：灰阶超声表现为皮下脂肪层内混合回声结构（箭头所指处），无回声为主，约 11.9 mm × 10.4 mm，厚 10.7 mm。形态不规则，边界尚清晰，后方回声增强（探头频率：15 MHz）。D. 彩色多普勒超声：病灶内部未测出血流信号（探头频率：15 MHz）

（三）鉴别诊断

1. 浅表脂肪瘤

脂肪瘤为位于皮下的结节，部分高于体表，无皮肤颜色变化。本病质软，患者几乎无不适。而脂膜炎呈红色或肤色的质硬小结节，多伴疼痛。

灰阶超声上，脂肪瘤表现为皮下脂肪层内的稍高、等或低回声结构，内部可见条带状高回声分隔。形态规则，边界清晰。而脂膜炎无明显占位感，内部回声不均匀，常见液化及钙化。仔细观察超声特征可鉴别两者。

2. 结节性筋膜炎

该病起源于筋膜组织，是一种良性的纤维细胞增生性病变。临床病程短，患者常因皮下触及肿块伴疼痛就诊。病灶一般体积小，且生长迅速。与结节性筋膜炎相似，脂膜炎也可表现为皮下的质硬小结节，多伴疼痛。

灰阶超声上脂膜炎位置表浅，无明显占位感。病灶内部回声不均匀，常见液化及钙化。而结节性筋膜炎位置较深，与深、浅筋膜关系密切，表现为实性低回声的小结节，内部少见液化和钙化。

（四）诊断要点

(1) 临床表现有助于脂膜炎诊断。病灶呈红色或肤色的质硬小结节，多伴疼痛。

(2) 结节型脂膜炎：表现为皮下脂肪组织增厚，回声增高，内见片状高回声及不规则的低回声结构。病灶无明显占位感。钙化型脂膜炎：为脂肪层内的强回声，后方伴声影。液化型脂膜炎：病灶内部可见低或无回声结构。

虽然不同病理阶段其超声表现不同，但病灶均位于皮下脂肪层内。彩色多普勒超声示病灶内部多数无血流信号。

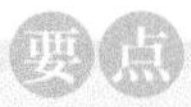

· 脂膜炎依据病程不同可分为结节型脂膜炎、液化型脂膜炎及钙化型脂膜炎。好发于女性。多数伴有疼痛。

· 不同病理阶段其超声表现不同，但病灶均位于皮下脂肪层内。主要应与浅表脂肪瘤、结节性筋膜炎等鉴别。

三、毛囊炎

（一）临床与病理

毛囊炎为一组累及毛囊及毛囊周围的化脓性感染性疾病，致病菌主要为金黄色葡萄球菌。机体抵抗力低下、皮肤不清洁、多汗等易诱发本病。

毛囊炎多见于成人男性，好发于头皮、颈部、胸背部。皮损开始表现为毛囊口米粒大小的小丘疹，中心有毛发穿过。周围有红晕。数日后形成小脓疱，脓疱破溃或干涸后形成黄痂，痂皮脱落后痊愈，一般不留瘢痕。

（二）高频超声

1. 灰阶超声

病灶所在处真皮层增厚，可见穿过真皮层的斜形低回声带，边界不清晰。

2. 彩色多普勒超声

病灶部位可测出血流信号。

（三）诊断要点

(1) 依据临床表现即可诊断。毛囊炎临床表现为以毛囊为中心的红色丘疹，中心见毛发贯穿，结合局部红、肿、热、痛的症状即能诊断。

(2) 超声上表现为真皮层增厚，内见斜形低回声带，即毛囊结构。

（四）鉴别诊断

蜂窝织炎：临床表现可鉴别两者。蜂窝织炎累及真皮深层及皮下软组织。病灶呈红色斑疹，范围较大。好发于小腿和足部。临床症状为急性炎症的表现，即皮肤局部的红、肿、热、痛等，患者可伴有高热。而毛囊炎临床表现为以毛囊为中心的红色丘疹，中心见毛发贯穿。

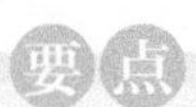

- 毛囊炎为毛囊开口的化脓性炎症，致病菌主要为金黄色葡萄球菌，好发于头皮、颈部、胸背部。
- 超声表现病灶处真皮层增厚，内可见穿过真皮层的斜形低回声带，边界不清晰，内可测出血流信号。

四、蜂窝织炎

（一）临床与病理

蜂窝织炎（cellufitis）为一组累及真皮及淋巴管的弥漫性化脓性感染。足癣、局部感染常为诱因。多数由链球菌引起，少部分由金黄色葡萄球菌引起。蜂窝织炎累及真皮深层及皮下软组织。病灶呈红色斑疹，范围较大，边界不清晰。好发于小腿和足部。临床症状为急性炎症的表现，即皮肤局部的红、肿、热、痛等。患者伴有高热。严重者会形成局部脓肿、出现坏疽。实验室检查示白细胞计数、血沉、C-反应蛋白升高。

（二）高频超声

1. 灰阶超声

灰阶超声表现为皮下局限性回声紊乱区，内部高低回声相间，无明显包膜及结节感，周边软组织显著增厚，回声增高。内部经常出现透声差的无回声区，即脓肿。

2. 彩色多普勒超声

病灶周边或内部可测出血流信号（图 6-1-3）。

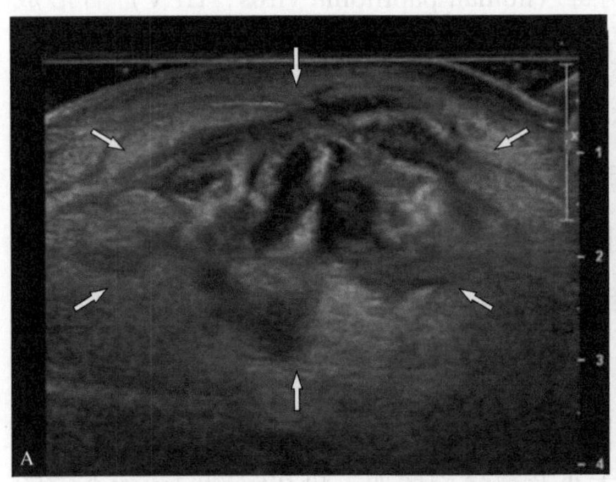

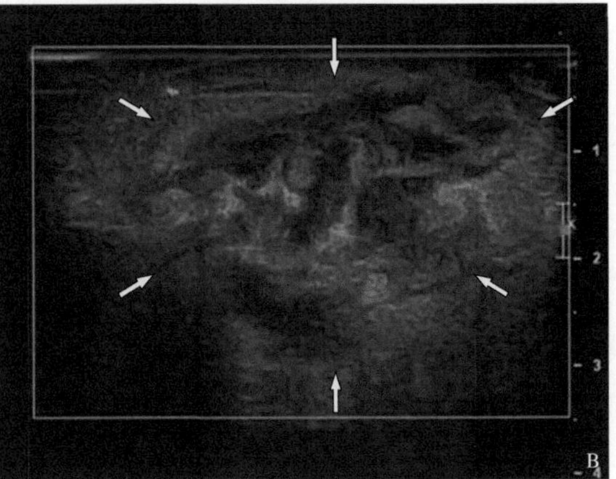

图 6-1-3 **蜂窝织炎**

男性，32 岁。A. 灰阶超声：皮下软组织内见一混合回声结构（箭头所指处），范围约 62.6 mm × 58.7 mm，厚 55.6 mm。形态不规则，边界不清晰。病灶内部回声不均匀，高低回声相间（探头频率：15 MHz）。B. 彩色多普勒超声：病灶周边测出稀疏血流信号，内部未测出血流信号（探头频率：15 MHz）

（三）鉴别诊断

本病超声表现与淋巴管炎及丹毒类似，但一般纵向累及深度较两者深，横向面积没有两者大，更易出现脓肿。单纯超声检查鉴别三者较为困难，需要结合临床指标综合诊断。

（四）诊断要点

蜂窝织炎的诊断主要根据临床表现及实验室检查。超声主要提供病变累及的深度、内部有无脓肿、是否存在异物或血管损伤等关键信息，并用于治疗后的复查及随访。

要点

· 蜂窝织炎为一组累及真皮及淋巴管的弥漫性化脓性感染。

· 超声表现为皮下回声紊乱区，无明显结节感，周边软组织增厚，回声增高。内部常见无回声区。周边或内部可测出血流信号。

· 诊断主要根据临床表现及实验室检查。主要应与淋巴管炎及丹毒等鉴别。

五、疣

（一）临床与病理

疣（wart）是角质细胞感染人乳头瘤病毒（human papilloma virus，HPV）后形成的体表赘生物。随着基底层的感染与克隆性增殖的发生，皮肤会出现表皮增厚与角化过度。数周或数月后便会形成肉眼可见的疣体。起初为针尖样大小的丘疹，后逐渐增大，呈圆形或多角形。病灶表面粗糙、质硬，呈灰黄、污黄或污褐色，继续进展呈乳头状(图 6-1-4)。疣是常见的皮肤病，可以在任何年龄发生，儿童时期很常见。有研究表明，5%~30% 的儿童和年轻人患有疣。疣可以持续多年，几乎没有炎症迹象，可在几个月到几年之内自愈。

疣的主要病理变化为棘层上部及颗粒层可见空泡细胞及乳头瘤样增生，角质层内可见叠瓦状角化过度，嵴间凹陷处颗粒层细胞大小及数量均增加。疣在解剖学或形态学的基础上可细分为寻常疣、跖疣、扁平疣、生殖器疣（尖锐湿疣）。

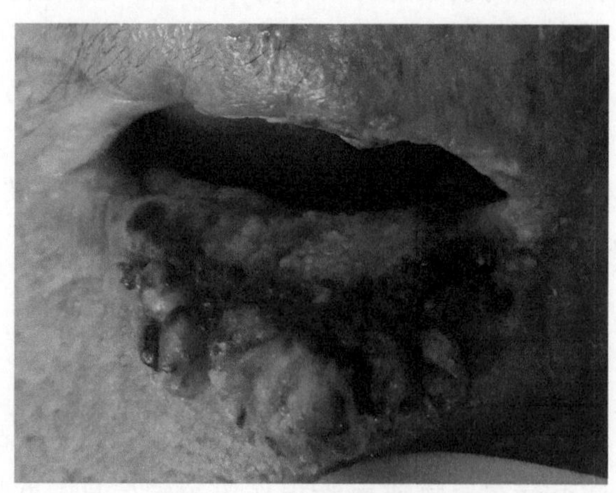

图 6-1-4　**疣肉眼观**

病灶肉眼观：下唇见一污褐色的粗糙斑块

（二）高频超声

1. 灰阶超声

该病通常表现为表面不规则隆起，显著角化过度，厚重的声影导致病变内部及基底部无法清晰显示。病灶形态不规则，边界不清晰。

2. 彩色多普勒超声

病灶内部可测出血流信号，但由于受角化过度产生的声影的影响，病灶内部的血流信号常无法显示（图 6-1-5、图 6-1-6）。

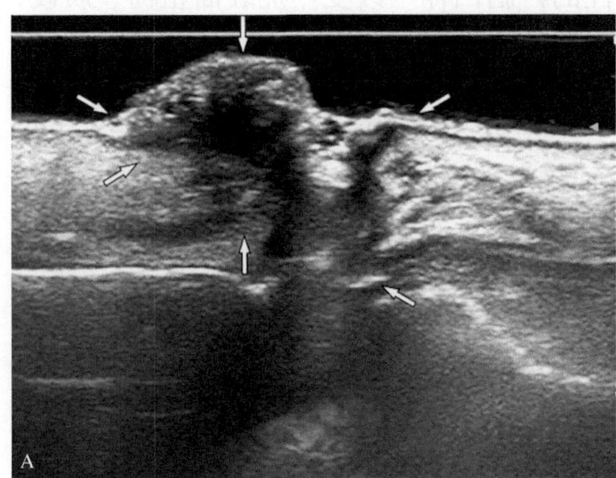

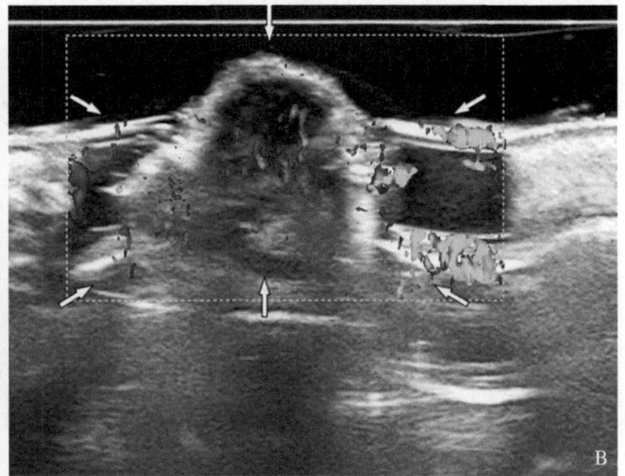

图 6-1-5　**病毒疣**

女性，89 岁。A. 灰阶超声：表皮层内见一个低回声结构（箭头所指处），约 26.0 mm × 10.8 mm，厚 5.3 mm。表面见粗大线状强回声，后方伴声影。形态不规则，呈结节状生长，边界不清晰。病灶内部回声不均匀（探头频率：22 MHz）。B. 彩色多普勒超声：病灶内部测出血流信号（探头频率：22 MHz）

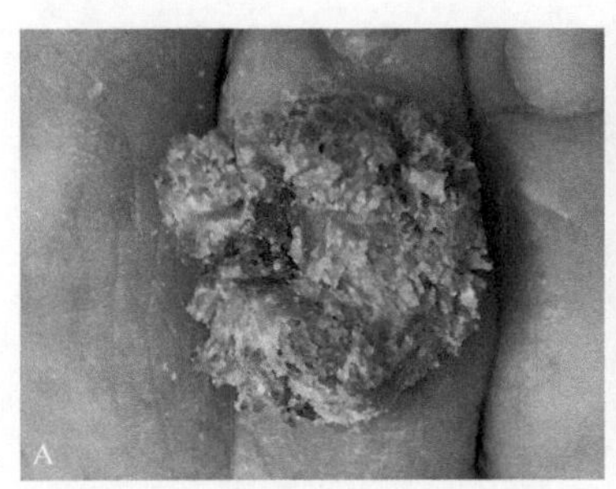

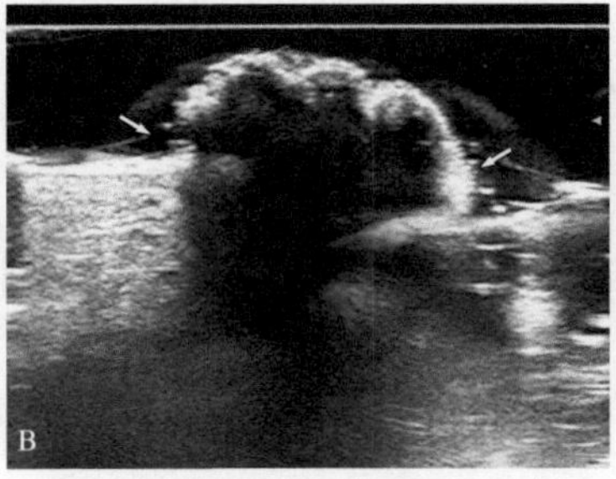

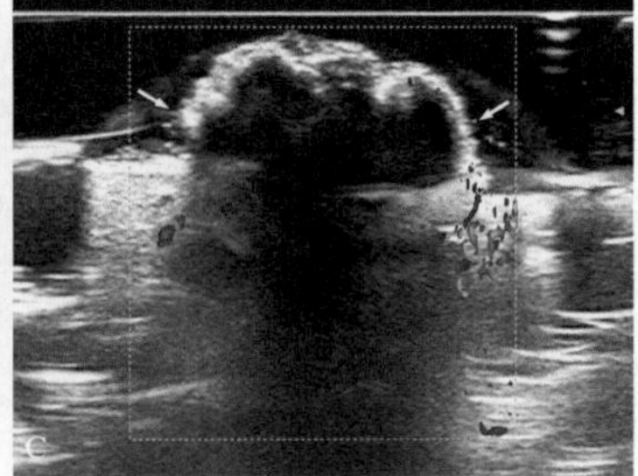

图 6-1-6　**寻常疣**

女性，76 岁。A. 病灶肉眼观：左足第三趾见一直径约 20.0 mm 的褐色丘疹，表面粗糙呈菜花状，触之软骨样硬度。B. 灰阶超声：表皮层内见一个低回声结构（箭头所指处），约 23.2 mm × 21.9 mm，厚 13.0 mm。表面隆起，并见粗线状强回声，后方伴声影，影响病灶内部及基底部观察。病灶形态不规则（探头频率：22 MHz）。C. 彩色多普勒超声：病灶内部未测出血流信号（探头频率：22 MHz）

（三）鉴别诊断

1. 日光性角化病

本病好发于中老年人头面部。超声上表现为表皮或表皮与真皮层内的低回声结构，表面见线状强回声，后方伴声影，但病灶内部及基底部仍可显示。形态呈结节状或不规则，病灶内部可有血流信号。疣好发于足部、唇及外生殖器处。灰阶超声上病灶表面出现的粗线状强回声较日光性角化病严重，病灶内部及基底部经常无法显示。

2. 脂溢性角化病

脂溢性角化病好发于中老年，疣好发于青少年。肉眼观，脂溢性角化病外观早期呈淡黄色或褐色斑片，小而扁平，后期呈特征性的“脑回样”改变。疣表面粗糙、质硬，呈灰黄、污黄或污褐色的乳头状表现。

灰阶超声上，脂溢性角化病表现为表皮层内的低回声结构，表面呈弧形隆起，呈粗线状强回声，后方伴声影，整体形态尚规则。而疣呈乳头状隆起，表面呈粗线状强回声，后方伴声影，形态不规则。

（四）诊断要点

(1) 青少年多见，肉眼观多呈褐色丘疹，表面粗糙呈菜花状。

(2) 超声表现为位于表皮层内的低回声结构，表面呈乳头状不规则隆起，见异常角化，后方伴宽大声影，致基底部显示不清。

(3) 彩色多普勒超声上，病灶内部无或测出稀疏血流信号。

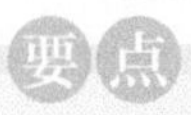

- 疣是角质细胞感染病毒后形成的体表赘生物，青少年多见。
- 超声表现为位于表皮层内的低回声结构，表面呈乳头状不规则隆起，见异常角化，后方伴宽大声影，致基底部显示不清。
- 诊断主要应与日光性角化病及脂溢性角化病等鉴别。

六、结节性筋膜炎

（一）临床与病理

筋膜炎（fasciitis）为附着在骨骼部位的肌肉筋膜所发生的无菌性炎症，是一种非特异性炎症。筋膜炎可发生于全身各个部位，多见于腰部、髂骨后嵴及肩胛区。本病主要有三种类型：①嗜酸性筋膜炎，是以嗜酸性粒细胞为主的炎症反应，产生具有橙子皮样结构的硬性增厚皮肤；②坏死性筋膜炎（最凶险），是一种严重的暴发性感染（通常由β溶血性链球菌引起）导致的浅筋膜广泛性坏死；③结节性/假性肉瘤性/增生性筋膜炎（最常见），其特征是成纤维细胞迅速生长伴有单核炎性细胞浸润，在软组织（通常是前臂）中可见增殖性毛细血管。本病为良性病变，但有时会误认为是纤维肉瘤。

结节性筋膜炎（nodular fasciitis，NF）是一种良性成纤维细胞和肌成纤维细胞快速增殖性病变。NF病因不明，可能与创伤、炎症及感染有关。可发生于所有年龄，多见于20~40岁。临床上最常表现为单发的肿块在几天或几周内迅速生长，肿块直径多小于4 cm，偶有疼痛或压痛。病程较短，多不超过3个月。现认为NF是一种自限性病变。

病理上，根据病变主要的组织成分，NF可分为黏液型、细胞型和纤维型，还有特殊组织分型，如骨化型。本病的组织病理学类型可随病程进展，从早期活跃的黏液型过渡为细胞型，再到晚期成熟的纤维型，这三种亚型有连续性，故病变中可包含不同的组织学类型。

（二）高频超声

1. 灰阶超声

多数表现为均匀低回声或以低回声为主的混合回声结构。形态规则，边界清楚，无明显包膜。NF根据解剖位置可分为皮下型、筋膜型及肌内型，不同分型的NF有其相对特征性的超声表现。①皮下型（最多见）：即位于浅筋膜的脂肪层，表现为形态规则的低回声结构，边界清楚，内部回声均匀。②筋膜型：即位于浅筋膜的膜性层或深筋膜内，位于肌间的NF亦属于筋膜型。部分病变沿筋膜向皮下脂肪小叶的纤维间隔延伸，边界不清，浸润性生长，呈不规则的“星状”突起；部分病变周围可见包膜样强回声，且包膜样回声与病变周围的筋膜相延续，呈“筋膜尾征”。③肌内型：即病变位于肌肉内。此型病灶位置较深，体积较大，表现为肌层内低回声结构，在横断面上边界较清楚，纵断面上病变与肌束及筋膜间的分界不清。此外，皮下型和筋膜型属于浅表型NF，即位于真皮层深方和肌肉浅方的NF。

2. 彩色多普勒超声

病灶内部无血流信号或测出稀疏血流信号，周边可测出血流信号（图6-1-7）。

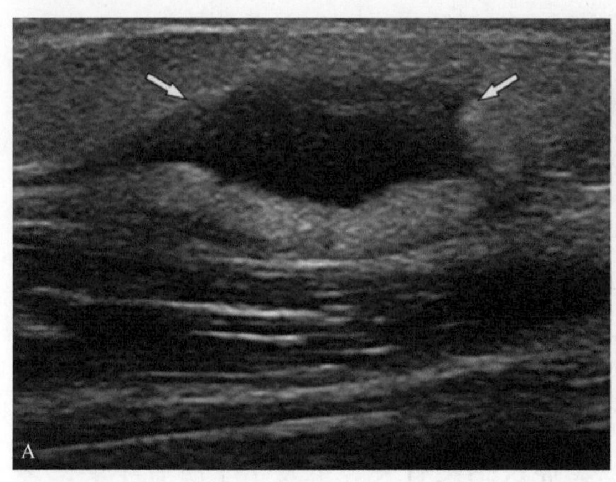
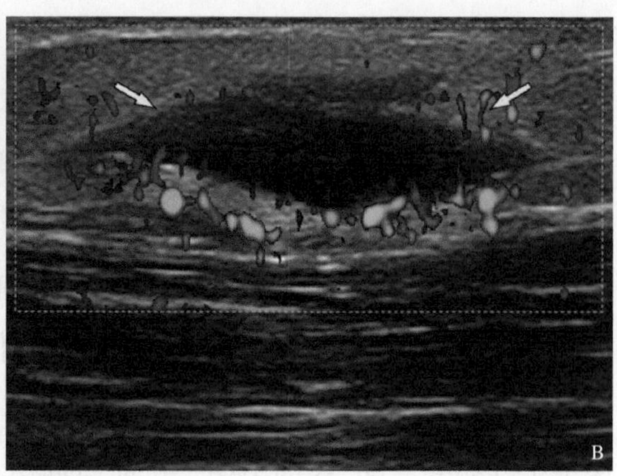

图 6-1-7 **筋膜炎**

女性，25 岁。A. 灰阶超声：表现为皮下脂肪层回声增高，内可见一低回声结构（箭头所指处），约 15.4 mm × 14.7 mm，厚 6.7 mm。形态不规则，边界欠清晰，内部回声均匀（探头频率：15 MHz）。B. 彩色多普勒超声：病灶周边测出丰富血流信号（探头频率：15 MHz）（箭头所指处）

（三）鉴别诊断

1. 浅表脂肪瘤

脂肪瘤为位于皮下的结节，部分高于体表，无皮肤颜色变化，质软，患者几乎无不适。而结节性筋膜炎病程短，患者常因皮下触及肿块伴疼痛就诊，病灶一般体积小，且生长迅速。

灰阶超声上，脂肪瘤表现为皮下脂肪层内的稍高、等或低回声结构，内部可见条带状高回声分隔，形态规则，边界清晰；而结节性筋膜炎位置较深，与深、浅筋膜关系密切，表现为实性低回声的小结节。

2. 表皮样囊肿

表皮样囊肿病灶多呈半球形隆起的肿物，皮肤表面颜色无变化，病变生长缓慢，质软，患者一般无明显不适。而结节性筋膜炎病程短，且生长迅速，患者常因皮下触及肿块伴疼痛就诊。

灰阶超声上，表皮样囊肿常表现为位于皮下软组织内的混合回声结构，内部一般为弥漫性强弱相间点状回声，可见特征性的低回声“裂隙”，病灶后方回声增强，有时病灶通过窦道与体表相连。而结节性筋膜炎病灶位置与深、浅筋膜关系密切，表现为实性低回声的小结节，内部回声尚均匀，无窦道与体表相通。

（四）诊断要点

(1) 临床表现有助于 NF 的诊断。病灶为迅速生长的单发肿块，偶有自发疼痛或压痛。

(2) 结节性筋膜炎多数表现为均匀低回声或以低回声为主的混合回声结构。形态规则、边界清楚、无明显包膜。不同分型的 NF 有其相对特征性的超声表现。

彩色多普勒超声检查病灶内部无血流信号或测出稀疏血流信号。

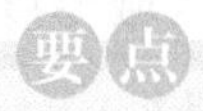

· 结节性筋膜炎依据病灶位置不同可分为皮下型、筋膜型和肌内型筋膜炎。好发于中青年。病灶生长迅速，病程短，偶伴有疼痛。

· 不同分型的结节性筋膜炎的超声表现不同，病灶位置与深、浅筋膜关系密切。主要应与浅表脂肪瘤、表皮样囊肿等鉴别。

七、硬皮病

(一) 临床与病理

硬皮病（scleroderma）是发生在皮肤局部或全层的炎症、变性、增厚和纤维化，继而进展为硬化和萎缩的结缔组织病，可以引起多系统损害，包括消化道、肺、心脏和肾等，是死亡率最高的结缔组织疾病之一。病因尚不明确，但工作中常暴露于二氧化硅的人群患此病相对危险性增高。本病好发于中青年女性。临床上，典型的皮肤损害依次经历水肿期、硬化期和萎缩期三个阶段。①水肿期：硬皮病早期出现皮肤肿胀、紧绷感，为非凹陷性、硬性肿胀。一般从手和面部开始，手指可呈“腊肠指”样改变。②硬化期：皮肤逐渐增厚、变硬，表面光滑呈蜡黄色皮革样改变。皮肤与深层组织粘连，不能移动，不能捏起，汗毛减少。病变可累及面部、四肢及躯干，面部受累时表现为“面具脸”。③萎缩期：病变可累及皮下组织、肌肉等。皮肤全层均可萎缩变薄，皮肤直接贴附于骨面，呈“皮包骨”样改变。病变处少汗、毛发脱落。皮肤受累的程度与内脏表现的严重程度、不良反应、残疾的增加和预期寿命的缩短有关。

病理上可分为早期（炎症、水肿期）和晚期（硬化、萎缩期）。早期表现为真皮胶原纤维肿胀和均一化，真皮胶原间和血管周围有以淋巴细胞为主的炎细胞浸润，血管壁水肿，弹力纤维破碎。晚期胶原纤维束肥厚、硬化，排列紧密，仅血管周围有炎细胞浸润，管壁增厚、硬化，管壁狭小甚至阻塞，皮脂腺和汗腺萎缩，脂肪层变薄，有钙质沉积。

抗 Scl-70 抗体是系统性硬皮病的特异性抗体。

（二）高频超声

1. 灰阶超声

硬皮病的超声表现与其所处的病理进程有关。早期硬皮病表现为真皮层弥漫性增厚，回声正常或稍高。随着病程进展，病变区域厚度变薄，回声逐渐增高，至晚期可出现真皮层、皮下软组织甚至肌肉组织萎缩（图 6-1-8）。

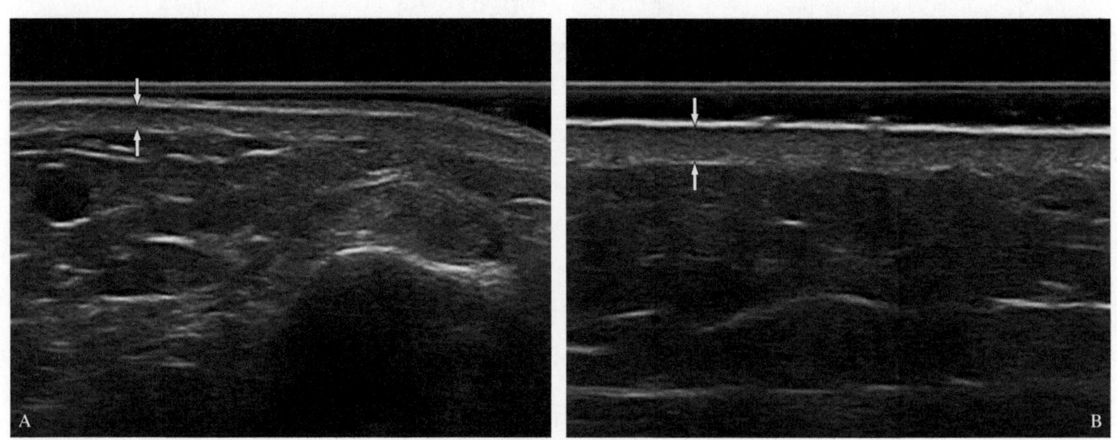

图 6-1-8 **健康人和硬皮病患者的皮肤厚度对比**

A. 正常皮肤：厚度正常，厚 1.3 mm（箭头所指处）。回声正常，内部回声均匀（探头频率：18 MHz）。B. 硬皮病早期：真皮层增厚，厚 2.0 mm（箭头所指处）。回声稍增高，内部回声均匀。病变区总体无占位感（探头频率：18 MHz）[图片引自 Li H et al，Arthritis research & therapy，2018，20(1)：181]

2. 彩色多普勒超声

病灶内部无血流信号或测出稀疏血流信号。

3. 剪切波弹性成像

硬皮病的弹性超声表现与皮肤的受累程度有关。

正常皮肤弹性模量平均值一般不超过 100 kPa，颜色为蓝色或蓝绿色，颜色均匀。硬皮病的皮肤弹性模量平均值通常大于 200 kPa，随着病变的进展，弹性模量也相应增加。早期病变多呈蓝绿色或黄色，颜色较均匀。进展期病变颜色加深，呈蓝绿色、黄色、橘红色、红色等多颜色混杂，颜色不均匀。晚期病变主要呈橘红和深红色，颜色较均匀。颜色越深，该部位弹性模量越大，即硬度越高（图 6-1-9）。

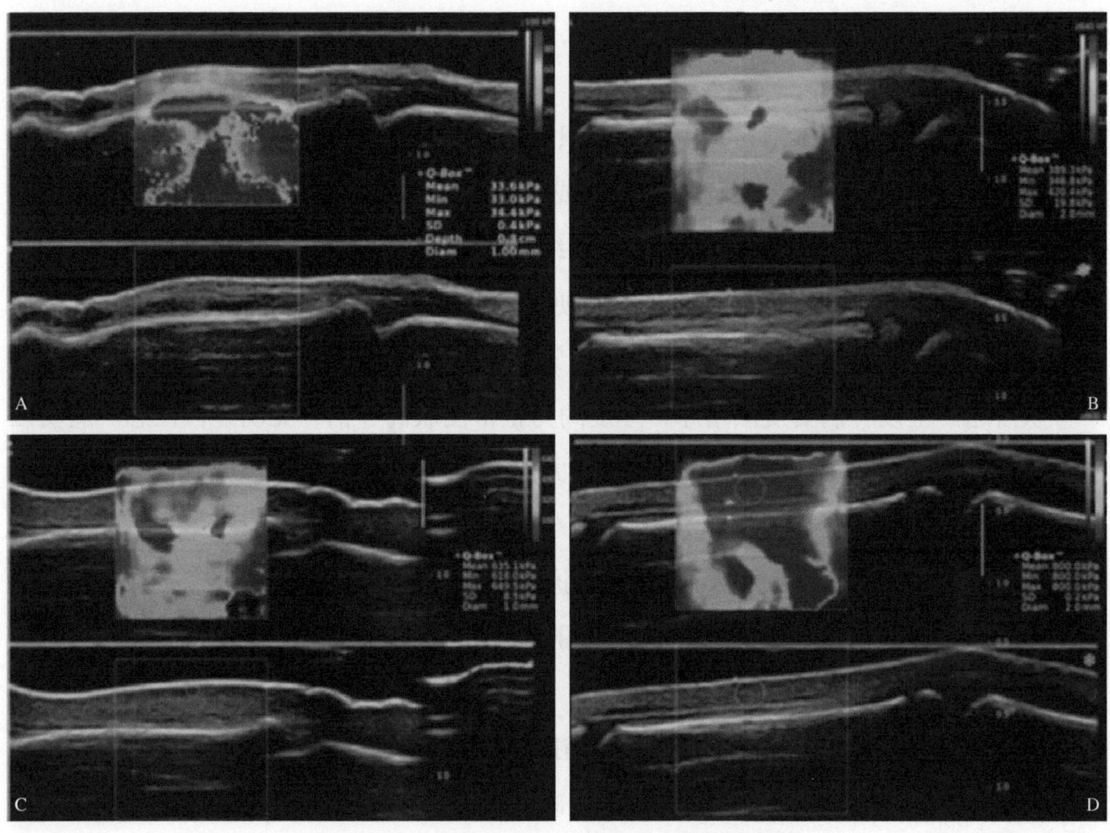

图 6-1-9 **健康人和硬皮病患者的皮肤硬度对比**

A. 正常皮肤：二维剪切波弹性超声表现为取样框内皮肤层和皮下组织呈蓝色或蓝绿色，颜色均匀，平均弹性模量为 34 kPa。B. 早期系统性硬化：二维剪切波弹性超声表现为彩色取样框内皮肤层和皮下组织呈绿色和黄色，颜色较均匀，平均弹性模量为 389 kPa。C. 进展期：二维剪切波弹性超声表现为彩色取样框内皮肤层和皮下组织呈绿色、黄色、橘黄色和红色等多种颜色混杂，颜色不均匀，平均弹性模量为 635 kPa。D. 二维剪切波弹性超声表现为彩色取样框内皮肤层和皮下组织主要呈橘黄色和红色，颜色深而均匀，平均弹性模量为 800 kPa。［图片引自 Yang Y et al，Clinical and experimental rheumatology，2018，36（4）：S118−S125］

（三）鉴别诊断

1. 嗜酸性粒细胞性筋膜炎

嗜酸性粒细胞性筋膜炎是累及肢体皮肤深筋膜而有硬皮病样表现的结缔组织疾病。皮肤改变为最早的客观表现，以肢体皮肤肿胀、绷紧发硬起病，或兼有皮肤红斑及关节活动受限，病变部位以下肢尤其是小腿下部多见。在肢体上举时呈橘皮样外观。而硬皮病早期以雷诺现象多见，皮肤表面不会出现凹陷。

硬皮病的超声表现主要位于表皮及真皮层，无明显占位感。而嗜酸性粒细胞性筋膜炎的超声表现主要位于皮下深部组织，与深、浅筋膜关系密切，有时可见实性低回声的占位。仔细观察超声特征可鉴别两者。

2. 成人硬肿病

硬肿病是因酸性黏多糖在真皮大量聚积和胶原纤维束增粗引起皮肤肿胀和硬化的一种结缔组织疾病。临床病变常先发于后颈或肩部，迅速向面部、胸背、上臂等处发展，呈进行性、对称性、弥漫性皮肤变硬，无萎缩、发炎及毛发脱落等现象，局部感觉如常。捏压硬肿病患者的皮肤，皮肤可起皱。而硬皮病患者的皮肤有紧绷感，捏压不会起皱，晚期会出现皮肤萎缩、发炎及毛发脱落等现象。以上临床特征可供两者鉴别。

灰阶超声上硬肿病真皮层增厚，厚度约为正常皮肤的 3 倍，无明显占位感。病变区呈等回声或稍高回声，常见强回声斑点和后方回声衰减。与硬皮病难以鉴别。

（四）诊断要点

(1) 临床表现有助于硬皮病诊断：皮肤变硬，不起皱，初发以面部及四肢远端多见，汗腺、皮脂腺功能障碍，毳毛脱落，雷诺现象常见。系统性硬皮病患者的其他器官易受累。

(2) 抗核抗体、抗 Scl-70 抗体阳性可辅助诊断。

(3) 高频超声可测量皮肤厚度变化，反映其病程。

(4) 剪切波弹性成像可量化评估硬皮病的受累程度和临床分期。

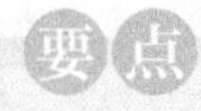

- 灰阶超声上，早期表现为真皮层增厚，随着病程进展，病变区域厚度变薄、回声增高，至晚期可出现真皮层、皮下软组织甚至肌层萎缩。
- 弹性超声可评估硬皮病的严重程度。
- 主要应与嗜酸性粒细胞性筋膜炎、成人硬肿病等鉴别。

八、皮肤红斑狼疮

（一）临床与病理

皮肤红斑狼疮（cutaneous lupus erythematosus，CLE）是一种慢性复发性的自身免疫性疾病。本病是红斑狼疮的皮肤表现形式，可先于全身性受累而出现。本病病因不明，其中遗传因素、环境因素（日光照射和吸烟）及药物起着重要作用。本病好发于女性，病灶多呈鳞状红斑性类牛皮癣或糠疹样，形状多为圆形，可伴有瘙痒。CLE 按照临床表现可分以下类型：①急性 CLE，包括局限性和泛发性；②亚急性 CLE，包括环形红斑型和丘疹鳞屑型；③慢性 CLE，包括局限性和播散性盘状红斑狼疮、疣状红斑狼疮、肿胀性红斑狼疮、深在性红斑狼疮、冻疮样红斑狼疮、Blaschko 线状红斑狼疮。

CLE 的组织病理学特征为基底细胞液化变性的交界性皮炎，并伴有真皮血管及皮肤附属器周围淋巴细胞浸润。表皮层可见异常角化，过碘酸雪夫反应（PAS）表达的阳性物质可在表皮层 / 真皮层交界处沉积，导致萎缩性瘢痕形成。CLE 治疗旨在预防复发和瘢痕形成。局部疗法多使用类固醇和钙调神经磷酸酶抑制剂，而全身疗法则以羟氯喹作为首选药物。

（二）高频超声

1. 灰阶超声

表现为皮损区真皮层增厚，内可见一低回声结构，边界尚清晰，内部回声欠均匀，皮下软组织回声增高。

2. 彩色多普勒超声

病灶内部可测出血流信号（图 6-1-10）。

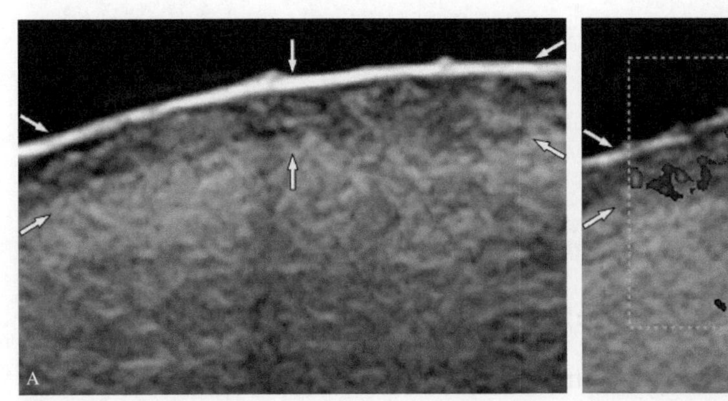

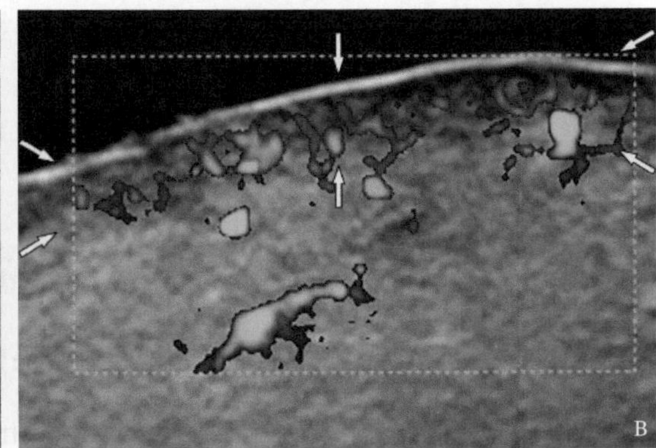

图 6-1-10 **皮肤红斑狼疮**

A. CLE 灰阶超声表现为真皮层增厚，形态尚规则，边界尚清晰，内部回声欠均匀，皮下软组织回声增高（探头频率：22 MHz）；B. 彩色多普勒超声于病灶内部测出丰富血流信号（探头频率：22 MHz）

（三）鉴别诊断

1. 寻常型银屑病

本病与 CLE 皮损外观相似，均表现为皮肤红斑样鳞屑。寻常型银屑病好发于头皮、四肢伸侧；而 CLE 好发于面部。灰阶超声上，寻常型银屑病病变区主要位于表皮层，表现为角质层异常的角化及棘层不同程度增厚。CLE 病变区主要位于真皮层，表现为真皮层增厚，内可见低回声结构，皮下软组织增厚、回声增高。

2. 皮肌炎

皮肌炎病变主要累及横纹肌，皮疹可为首发症状，以眶周对称性水肿性紫红斑多见。而 CLE 病灶广泛，多呈鳞状红斑性类银屑病或糠疹样，形状多为圆形，可伴有瘙痒。

（四）诊断要点

（1）CLE 病灶多呈鳞状红斑性类银屑病或糠疹样，形状多为圆形，可伴有瘙痒。

（2）CLE 灰阶超声表现为真皮层增高，内可见低回声结构，边界尚清晰，内部回声欠均匀，皮下软组织回声增高。

（3）彩色多普勒超声示病灶内部可见血流信号。

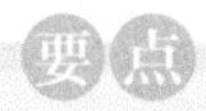

· CLE 依据临床表现可分为急性、亚急性及慢性。好发于女性。

· 多表现为真皮层增厚，内可见低回声结构，边界尚清晰，皮下软组织回声增高。

· 主要应与类风湿性关节炎、皮肌炎等鉴别。

九、皮肌炎

（一）临床与病理

皮肌炎（dermatomyositis，DM）是发生在皮肤、小血管和肌层的非化脓性炎症，是一种自身免疫性结缔组织病。临床上以 Gottron 斑丘疹、Gottron 征或肌无力为特征，常累及多种脏器，亦可伴发肿瘤和其他结缔组织病。病因尚不明确，一般认为与遗传和病毒感染有关。本病有明显的种族差异，非裔美国人发病率最高。临床上，55% 的患者皮疹出现在肌炎之前，25% 与肌炎同时出现，15% 出现在肌炎之后。本病皮肤病变主要表现为：① Gottron 斑丘疹，即以双上眼睑为中心的面部浮肿性紫红斑。这种紫红色皮疹还可出现在前额、颧部、鼻梁、鼻唇沟及颈前、胸上部（V 形分布）和颈后、上背、肩及上臂外侧（披肩样分布）。②“技工手”样变（Gottron 征）：掌指关节和近端指关节伸侧出现萎缩性丘疹和斑疹，伴少量鳞屑。指垫皮肤角化、增厚、皲裂。手掌、足底、躯干和四肢也可有角化过度伴毛囊角化；手指的掌面和侧面出现污秽、暗黑色的横条纹。③其他皮肤黏膜改变：头皮处可出现红色萎缩性斑块，上覆鳞屑，常误诊为银屑病或脂溢性皮炎；甲周毛细血管扩张，甲小皮角化。还可出现光过敏、瘀痒、脂膜炎、皮肤黏蛋白沉积、白斑、多灶性脂肪萎缩和雷诺现象等。

病理上皮肌炎皮肤改变无显著特异性，早期红斑区病灶表现为表皮棘层萎缩、钉突消失，基底细胞液化变性。真皮胶原纤维水肿，血管扩张，周围以淋巴细胞浸润为主，间有少量组织细胞。晚期表现为表皮和皮肤附属器萎缩，胶原纤维均质化或硬化，少数患者有钙化现象。直接免疫荧光检查有时在表皮和真皮交界处可见 IgG、IgM 和 C3 沉积。肌肉基本病理变化为肌纤维变性和血管周围、间质内炎性病变，如横纹消失、肌浆透明变性、肌纤维膜核增加、纤维断裂、颗粒和空泡变性、肌束间水肿、肌纤维小血管周围和间质内以淋巴细胞为主的炎症细胞浸润。晚期病例有肌束萎缩、硬化和钙化。

（二）高频超声

1. 灰阶超声

表现为皮下软组织层内低回声区，表面见强回声，后方伴声影。形态不规则，边界不清晰。病灶内部回声不均匀。

2. 彩色多普勒超声

病灶内部无血流信号（图 6-1-11）。

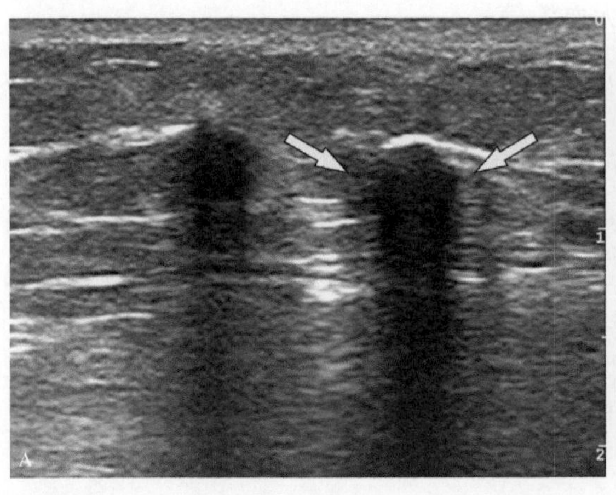

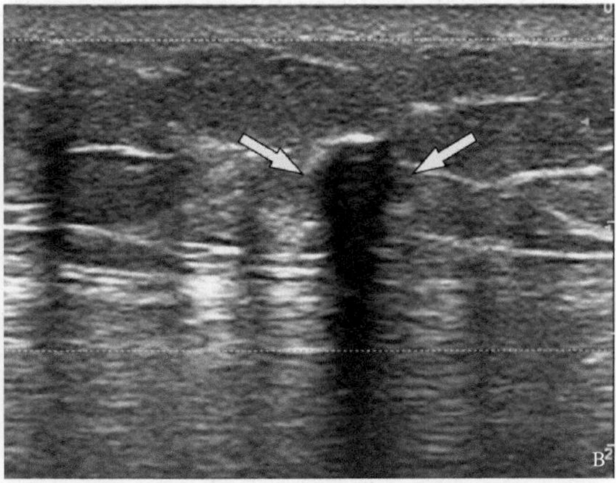

图 6-1-11 **皮肌炎**

A. 灰阶超声：皮下软组织层内可见数个低回声区，较大者范围约 13.2 mm × 10.1 mm（箭头所指处）。病灶表面见强回声，形态不规则，边界不清晰。病灶内部回声不均匀，后方伴声影（探头频率：15 MHz）。B. 彩色多普勒超声：病灶内部未测出血流信号（探头频率：15 MHz）（箭头所指处）

（三）鉴别诊断

1. 皮肤红斑狼疮

CLE 临床上以双颊蝶形红斑为特征，全身皮肤均可累及，多呈鳞状红斑性类银屑病或糠疹样，形状多为圆形，可伴有瘙痒。可与皮肌炎合并存在，有时难以鉴别。

灰阶超声上 CLE 表现为真皮层增厚，内可见一低回声结构，呈匍匐形，边界尚清晰，内部回声欠均匀，皮下软组织回声增高。而 DM 表现为皮下软组织内的低回声结构，表面见强回声，后方伴声影；形态不规则，边界不清晰；内部回声不均匀。仔细观察超声特征可鉴别两者。

2. 日光性皮炎

日光性皮炎起源于表皮，为正常皮肤过度接受日光中的紫外线照射后发生的急性光毒性反应；临床病程短，一般 1 周内痊愈；超声上一般无明显异常。而面部皮肌炎一般持续数月至数年，可在日晒后加重，但短时间内不会痊愈。通过超声表现和患者病史可鉴别两者。

（四）诊断要点

（1）临床表现有助于皮肌炎诊断：Gottron 斑丘疹、Gottron 征或肌无力为皮肌炎的特征性表现。

（2）皮肌炎超声可表现为皮下软组织内的低回声结构，表面可见强回声，后方伴声影。形态不规则，边界不清晰，内部回声不均匀。

（3）彩色多普勒超声检查病灶内部多数无血流信号。

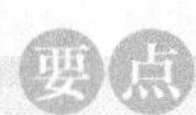

· 皮肌炎超声可表现为皮下软组织内的低回声结构，表面可见强回声，后方伴声影。形态不规则，边界不清晰，内部回声不均匀。

· 主要应与系统性红斑狼疮、日光性皮炎等鉴别，超声可作为皮肌炎鉴别诊断的辅助方式。

第二节 · 软组织异物的超声诊断

（一）临床与病理

软组织异物（foreign bodies）即通过皮肤进入皮下软组织的外源性物体。随着交通及建筑业的迅猛发展，伴有皮下软组织异物的创伤更加常见。大的异物可以触及，甚至肉眼可见，临床较易诊断，而微小异物嵌入皮下软组织内部，肉眼观及触诊均难以发现。常见的异物有木片、玻璃、金属片和鱼刺等。

临床表现为受伤部位的皮肤表面见红斑和 / 或瘢痕，可触及硬块，患者可有不同程度的疼痛。组织学上病灶部位可见巨噬细胞和炎性细胞浸润。

（二）高频超声

1. 灰阶超声

超声检查可证实异物的存在，并提供其大小、位置等信息。但对异物的定性诊断需结合临床病史。不同性质的异物超声表现略有不同，但也具有一定的相似性。

软组织的玻璃刺伤、木刺伤超声表现为局部软组织内见点状，条状或不规则的强回声或高回声结构，边界清晰，后方不伴声影（图 6-2-1A、B）。

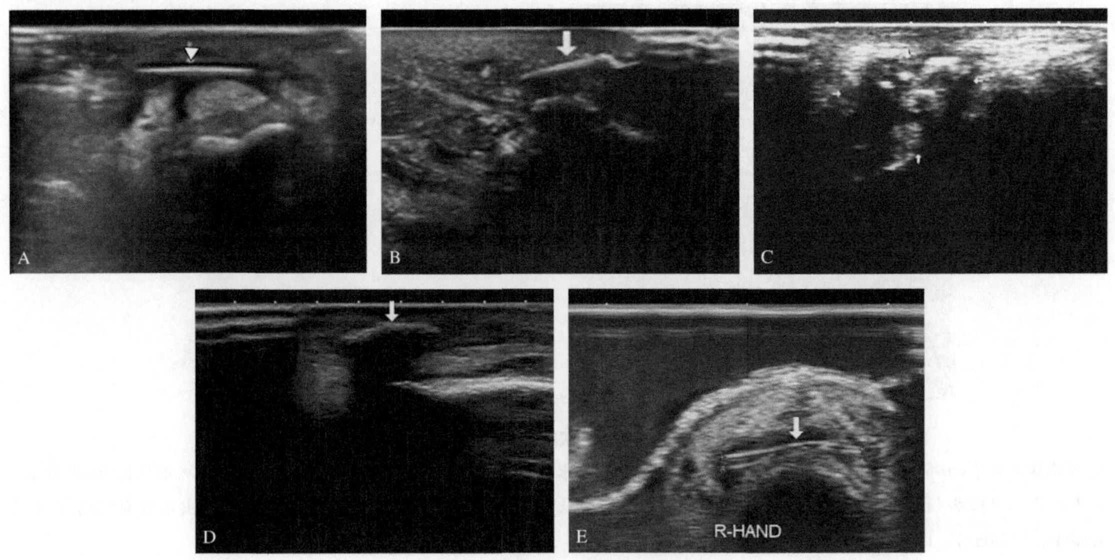

图 6-2-1　**常见软组织异物**

A. 手指皮下软组织玻璃伤的超声表现。B. 左足皮下软组织木刺伤的超声表现。C. 面部皮下软组织碎石伤的超声表现。D. 左手臂皮下软组织橡胶伤的超声表现。E. 右手无名指皮下软组织鱼刺伤的超声表现

软组织的碎石伤和橡胶伤超声表现为局部软组织中见点状或半圆形弧形强回声结构，后方伴声影（图 6-2-1C、D）。

软组织的鱼刺伤多数超声表现为局部软组织内见条状平行的强回声带，边界清晰，后方不伴声影（图 6-2-1E、图 6-2-2）。

异物周围软组织的超声表现根据有无感染、出血等表现不同。部分异物周围见低回声结构，为周边软组织炎性改变或肉芽肿的超声表现。若异物周边见不规则液性区包绕，则为局部脓肿形成或出血的超声表现。

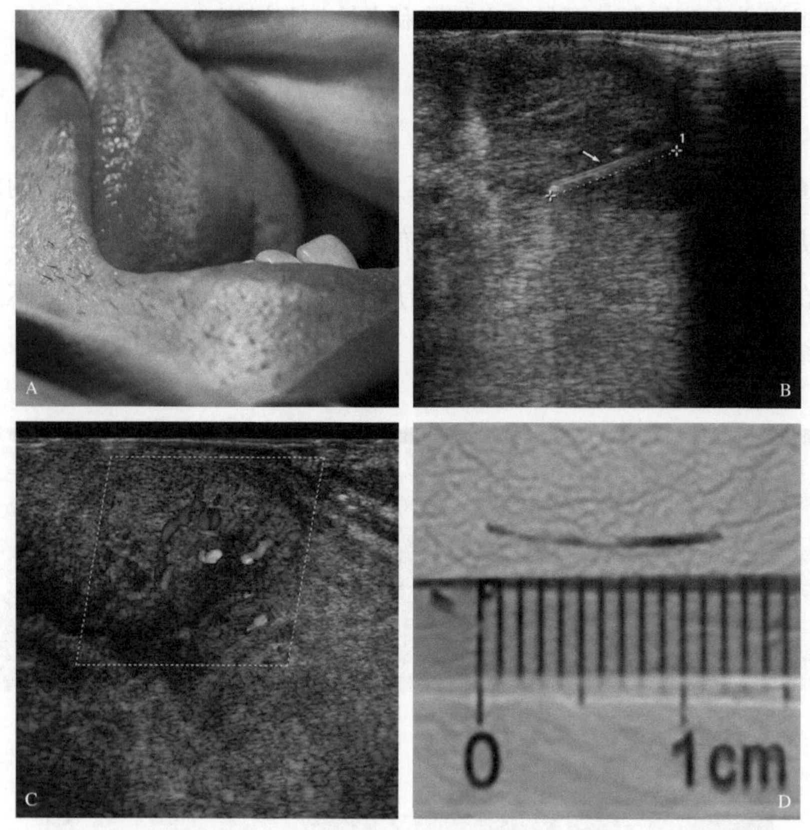

图 6-2-2　**软组织鱼刺伤**

A. 肉眼观：舌下局部变红。B. 灰阶超声：舌部软组织内见一长径约 12.0 mm 的条状强回声结构（箭头所指处），边界清晰，后方无声影（探头频率：15 MHz）。C. 彩色多普勒超声：条状强回声结构周边见低回声区，内部可测出丰富血流信号（探头频率：15 MHz）。D. 取出的异物：鱼刺

2. 彩色多普勒超声

异物周边可测出血流信号也可无血流信号。

（三）鉴别诊断

1. 皮肤肿瘤

异物伤的部分患者受伤当时没有意识到异物留在体内，后期因发现伤口部位的红斑或触及局部硬块伴有不同程度的疼痛就诊。此时应和皮肤的良恶性肿瘤鉴别。皮肤各类肿瘤有特定的发生部位，患者大多数无明显不适，部分伴有瘙痒和疼痛。皮肤肿瘤性病变灰阶超声上多表现为低回声、高回声或混合回声结构。而异物表现为点状、条状的强回声或高回声结构。结合病史较易鉴别。

2. 丹毒

临床主要表现为下肢或面部的红斑，与周围正常皮肤分界清晰。受累部位可有红、肿、热、痛。灰阶超声主要表现为皮下浅筋膜脂肪层增厚，内见迂曲管状的低回声结构。彩色多普勒超声检查，病灶内部可测出丰富血流信号。本病和软组织异物较易鉴别，异物灰阶超声主要表现为皮下软组织内点状、条状的强回声及高回声结构，结合病史，即可诊断。

（四）诊断要点

(1) 患者有被玻璃、木头或鱼刺等刺伤的病史，为诊断提供关键信息。此外，异物的存在导致局部明显疼痛，或者形成肉眼可见的创面或病灶，也有助于快速地定位异物可能存在的位置。

(2) 根据异物的种类不同，超声可表现为点状、线状的强回声或高回声结构，边界清晰。强回声或高回声结构的后方可伴声影。异物周围的软组织可见低回声的炎性区和/或无回声的液性区（脓肿或血肿）。

(3) 异物在皮下的位置可能会发生迁移，部分可以远离穿刺伤口部位，因此，建议超声检查时应扩大检查范围。

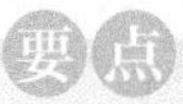

· 软组织异物即通过皮肤进入皮下软组织的外源性物体。

· 根据异物的种类不同，超声可表现为点状、线状的强回声或高回声结构，边界清晰。周围软组织可见低回声炎性区和/或无回声液性区（脓肿或血肿）。

· 诊断主要依据明确的病史。病史不明确者应与皮肤肿瘤及丹毒等鉴别。

第三节 · 银屑病及银屑病关节炎的超声诊断

（一）临床与病理

银屑病俗称牛皮癣，是一种慢性炎症性皮肤病。病程长且易复发。该病好发于青壮年，多累及皮肤和关节。临床表现以红斑、鳞屑为主。全身均可发病，以头皮、四肢伸侧较为常见，多在冬季加重。除遗传、免疫、代谢等因素对其发病影响较大外，感染、药物、精神因素在其发病中也起到重要作用。根据临床特征可将银屑病分为 4 个类型：寻常型银屑病、脓疱型银屑病、红皮病型银屑病和关节病型银屑病。

1. 寻常型银屑病

临床中最常见的一种类型。典型者病灶肉眼观表现为境界清楚、形状大小不一的红色丘疹或斑丘疹，表面覆盖多层银白色或云母样鳞屑。鳞屑易于刮除，刮除鳞屑后露出的淡红发亮的半透明薄膜即“薄膜现象”。刮破薄膜可见小出血点即“Auspitz 征”。“薄膜现象”和“Auspitz 征”为其特征性表现。病灶好发于头皮、骶部和四肢伸侧面。部分患者有不同程度的瘙痒（图 6-3-1A）。

2. 脓疱型银屑病

较少见，分泛发型和局限型，常因药物刺激、妊娠及感染引起。临床上以红斑及无菌性脓疱为主要特征。泛发型全身均可发病，以四肢屈侧和皱褶部位多见。局限型皮损多局限于掌。临床表现为红斑上的小脓疱，伴瘙痒或疼痛。多呈周期性发作，在缓解期往往出现寻常型银屑病病灶（图 6-3-1B）。

3. 红皮病型银屑病

较少见，病情较重。常因寻常型银屑病进展期使用刺激性较强药物或长期大量应用糖皮质激素，减量过快或突然停药所致。表现为全身皮肤大片红斑、肿胀和脱屑，伴有发热、畏寒、不适等全身症状（图 6-3-1C）。

4. 关节病型银屑病

一种与银屑病相关的炎性关节病，又称银屑病关节炎（psoriatic arthritis, PsA），任何年龄均可发病，高峰年龄为 30~50 岁。男女发病无明显差异。患者临床症状明显，表现为关节和周围软组织疼痛、僵硬、运动障碍和畸形等（图 6-3-1D）。

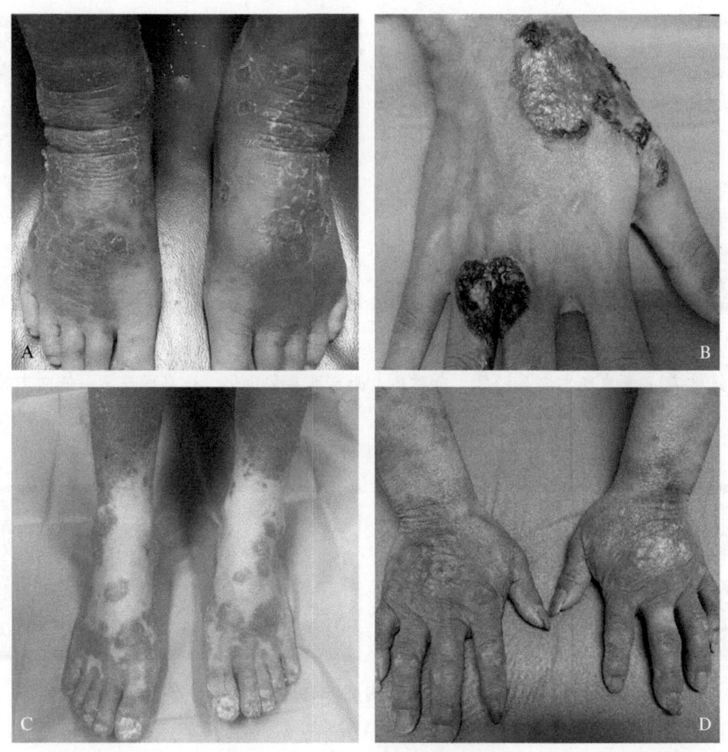

图 6-3-1　**各型银屑病肉眼观**

A. 寻常型银屑病病灶肉眼观：双侧小腿及足背红色斑丘疹，表面覆盖多层银白色鳞屑。B. 脓疱型银屑病病灶肉眼观：手背暗红色的丘疹，表面覆盖鳞屑，并见脓疱。C. 红皮病型银屑病病灶肉眼观：双侧下肢皮肤大片红斑和脱屑。D. 关节病型银屑病病灶肉眼观：双手皮肤见红色皮疹并伴有关节变形

（二）高频超声

1. 寻常型银屑病

进行期、静止期及退行期灰阶超声观察病变区域主要位于表皮层，一般表现均为表面线状强回声，后方伴声影，为角质层角化过度和角化不全的表现。表皮内可见棘层不同程度增厚，呈线状低回声。真皮层增厚，回声可增高。

2. 脓疱型银屑病和红皮病型银屑病

灰阶超声表现相似，主要表现为表皮增厚，回声增高，真皮回声减低，表皮和真皮层之间可见到条带状无回声或极低回声区（图 6-3-2）。

3. 关节病型银屑病（PsA）

对于 PsA，附着点炎（又称末端病）是最基本的病理改变。指韧带、肌腱、关节囊等插入骨部分的炎症，随着病情进展可引起骨质破坏和新骨形成，并导致关节强直等严重并发症（图 6-3-3）。

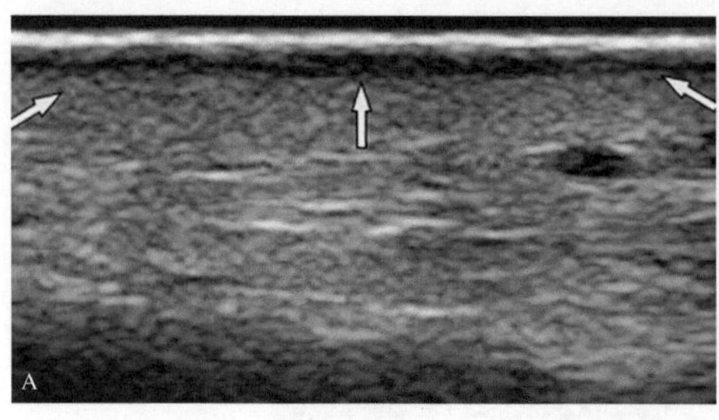

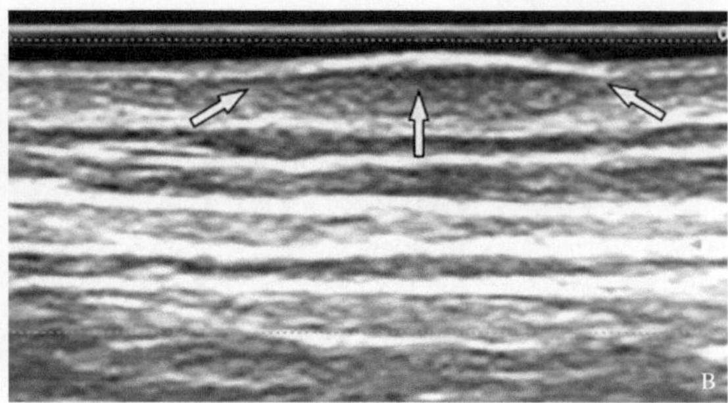

图 6-3-2　**银屑病**

A. 灰阶超声（寻常型银屑病）：表皮及真皮层增厚，角质层表面可见异常角化，棘层增厚呈一低回声带（箭头所指处）（探头频率：22 MHz）。B. 灰阶超声（脓疱型银屑病）：表皮增厚，回声增高。真皮层内见条带状低回声（探头频率：22 MHz）

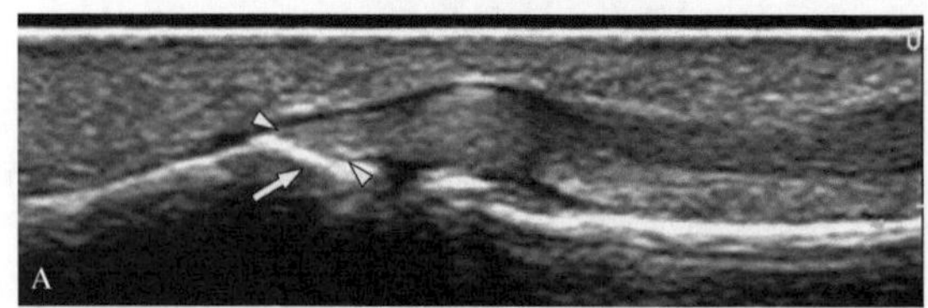

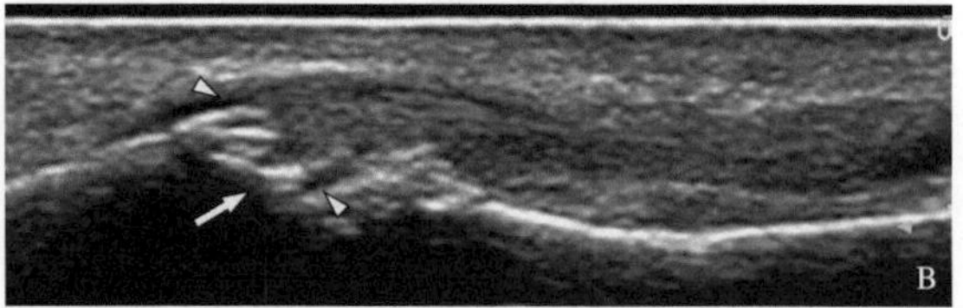

图 6-3-3　**关节病型银屑病：肌腱附着点炎**

A. 灰阶超声：正常指屈肌腱远端附着点处回声未见异常（△所指处），附着处的骨皮质光滑（箭头所指处）（探头频率：22 MHz）。B. 灰阶超声：指屈肌腱远端附着点处增粗、圆钝、回声减低，失去正常的纤维结构回声（△所指处）。附着处的骨皮质粗糙，凹凸不平（箭头所指处）（探头频率：22 MHz）

PsA 亦可累及滑膜关节和肌腱，导致滑膜增生、腱鞘炎（或腱周炎）和肌腱病等。滑膜增生的灰阶超声一般表现为关节隐窝或关节间隙内的低回声结构（图 6-3-4A），少数表现为等回声或高回声。彩色或能量多普勒超声在 PsA 活动期多可测出丰富血流信号（图 6-3-4B）。腱鞘炎表现为包绕肌腱的腱鞘增厚，回声减低。PsA 活动期，彩色多普勒超声

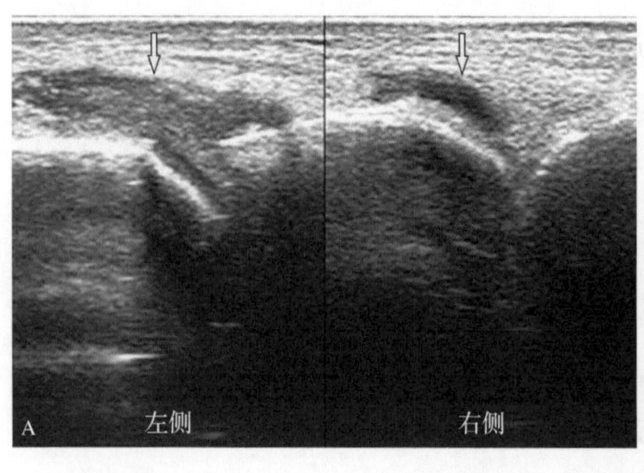

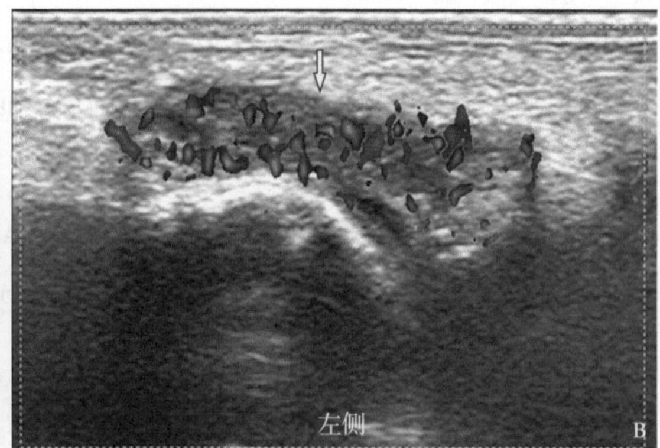

图 6-3-4　**关节病型银屑病：滑膜炎**

A. 灰阶超声：关节间隙内见低回声结构，为增生的滑膜组织（箭头所指处）（探头频率：22 MHz）。B. 彩色多普勒超声：检查病灶处测出丰富血流信号（探头频率：22 MHz）

检查腱鞘内及周边可测出血流信号（图 6-3-5）。腱鞘积液表现为包绕肌腱的腱鞘扩张，内见无回声区。彩色多普勒超声检查积液内无血流信号（图 6-3-6）。肌腱炎灰阶超声表现为肌腱增粗、回声减低，内部无撕裂征象（图 6-3-6）。

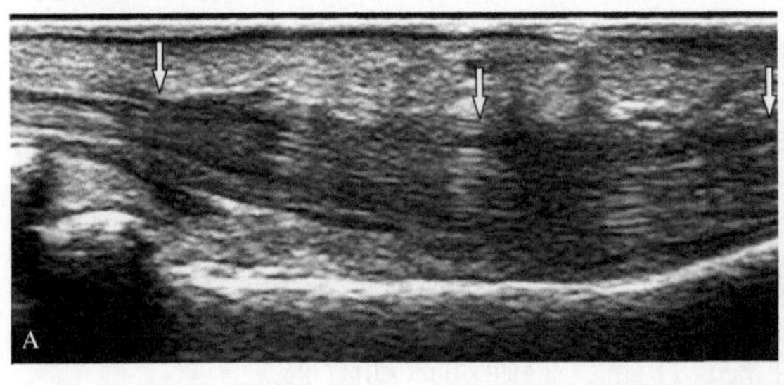

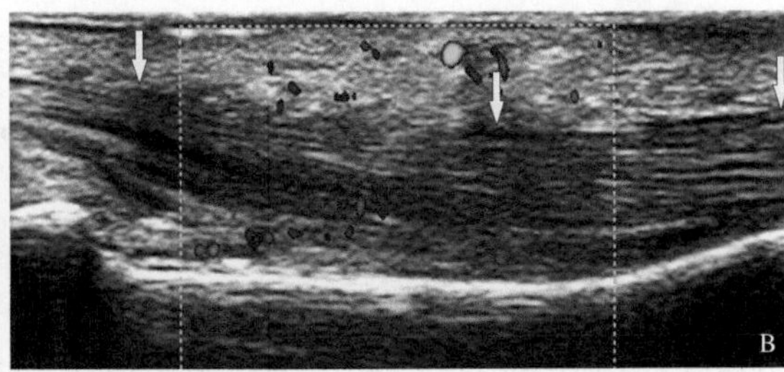

图 6-3-5　**关节病型银屑病：腱鞘炎**

A. 灰阶超声：指屈肌腱腱鞘增厚，回声减低（箭头所指处），边界不清晰（探头频率：22 MHz）。B. 彩色多普勒超声：腱鞘内及周边见丰富血流信号（探头频率：22 MHz）

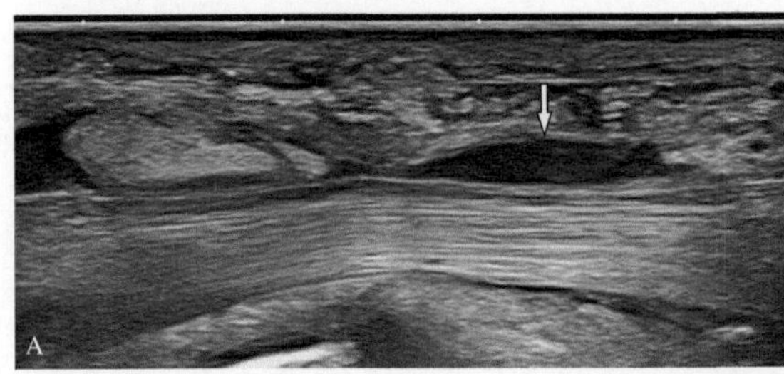

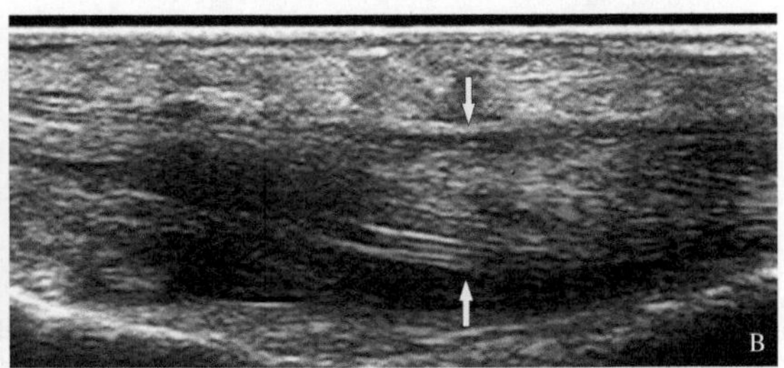

图 6-3-6　**关节病型银屑病：腱鞘积液及肌腱炎**

A. 灰阶超声：肌腱周围见无回声区（箭头所指处），内部透声可，边界清晰（探头频率：22 MHz）。B. 灰阶超声：指屈肌腱局部增粗、回声减低（箭头所指处）（探头频率：22 MHz）

（三）鉴别诊断

1. 脂溢性皮炎

好发于成年人及新生儿，往往头皮开始出现病灶，逐渐向下蔓延。好发于多汗、多毛的部位。初发病灶表现为毛囊周围的红色小丘疹，逐渐融合成大小不等的红色斑片，表面可覆盖油腻性的鳞屑或痂皮。伴有不同程度的瘙痒。相较于正常皮肤，该病的超声表现不明显，临床病史及超声表现有助于两者鉴别。

2. 痛风性关节炎

患者常有高尿酸血症病史，好发第一趾跖关节，常在高嘌呤饮食的诱因下出现关节疼痛，疼痛剧烈，影响活动。灰阶超声上，关节处以多发点状结晶体及双轨征（尿酸盐结晶沉积于软骨表面形成的线状高回声与骨皮质形成的线状强回声形成的轨道样结构）

改变为特征，晚期可见痛风石及骨侵蚀表现。而 PsA 继发于银屑病，无上述临床特征及超声表现。

3. 类风湿关节炎

与 PsA 类似，均累及小关节，但本病类风湿因子为阳性，超声表现以滑膜炎及晚期骨质破坏为特征。而 PsA 伴有银屑病病史，并伴有特殊指甲病变，类风湿因子常为阴性。超声表现以附着点炎为特征性表现。此外，PsA 伴有银屑病病史，可伴有指（趾）甲病变。

（四）诊断要点

（1）外观上，银屑病皮肤改变以红斑、鳞屑为主，可遍布全身。关节病型银屑病有银屑病病史并伴有关节和周围软组织疼痛、肿胀、压痛、僵硬和运动障碍。

（2）不同类型银屑病超声表现不同。其中关节病型银屑病以附着点炎为特征性表现，并可见滑膜炎、腱鞘炎、关节腔积液等非特异性关节炎表现。

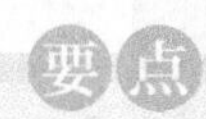

• 银屑病是一种慢性炎症性皮肤病。病程长且易复发。好发于青壮年。

• 不同类型银屑病超声表现不同。

• 关节病型银屑病以附着点炎为特征性表现，并可见滑膜炎、腱鞘炎、关节腔积液等非特异性关节炎表现。

第四节 · 痛风性关节炎的超声诊断

（一）临床与病理

痛风（gout）是由于尿酸代谢异常，高尿酸血症导致单钠尿酸盐结晶体析出，在关节及周围软组织处沉积，进而引起关节炎症的一种代谢性疾病。高尿酸血症被认为是痛风发病的基础，但在高尿酸血症患者中仅有 20% 会发展为痛风。研究认为多数高尿酸血症不发展为痛风的原因在于：体内启动了抗炎机制，诱发结晶自溶，从而阻断了痛风发作。

随着生活水平的提高和饮食方式的改变，痛风的发病率逐年升高，据统计我国痛风发病率约为 1.1%，成为成人最常见的关节炎。本病发病人群男性 > 女性。临床上痛风可分为四期：无症状的高尿酸血症期、急性痛风期、间歇期和慢性期。在无症状高尿酸血症期，患者仅表现为血尿酸水平升高，无任何临床症状。急性期表现为突发的关节剧痛，伴有皮肤红肿，多数累及单个关节，多数患者难以入眠、行走困难，多数 1 周左右可自发缓解。间歇期，患者红、肿、热、痛的症状较前明显缓解。慢性期，病程较短者无明显症状，病程较长者会出现骨质破坏、痛风石的形成，导致关节变形，此时会严重影响关节的功能，影响患者生活质量（图 6-4-1）。

痛风最常见的部位为第一跖趾关节，其次为足背关节、踝关节、膝关节、掌指关节及指间关节等。

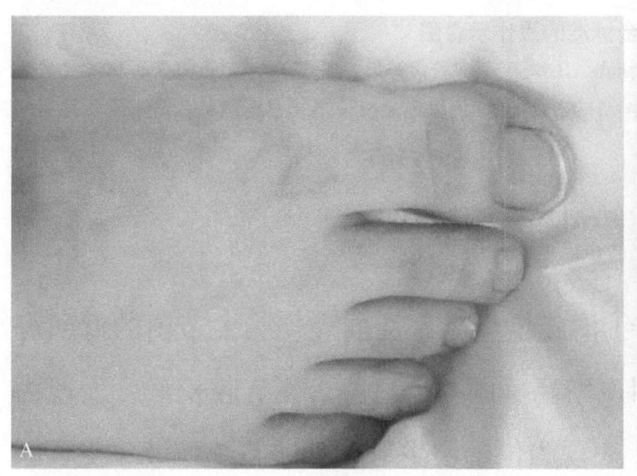

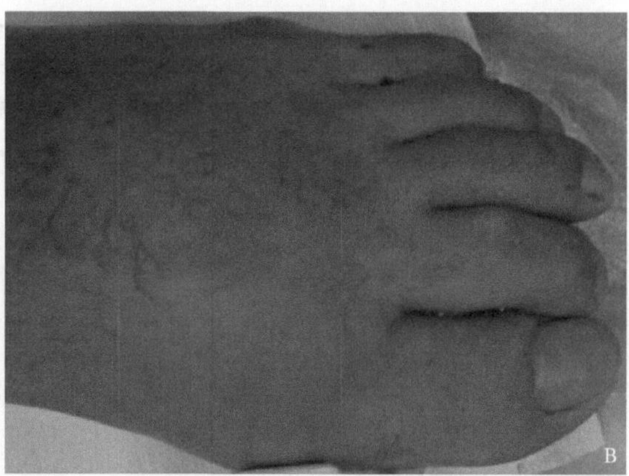

图 6-4-1 **不同时期痛风的肉眼观**

A. 无症状高尿酸血症期，第一跖趾关节处肉眼观未见异常改变。B. 急性期，第一跖趾关节处皮肤红、肿。C. 间歇期，第一跖趾关节处皮肤略红，不肿。D. 慢性期，手指关节痛风石形成，关节变形（见后页）

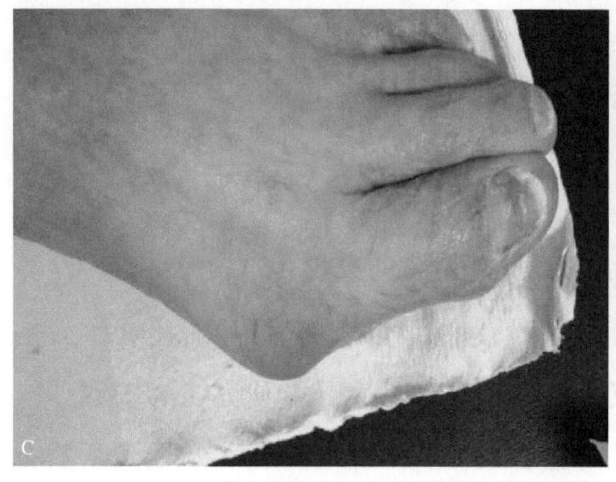

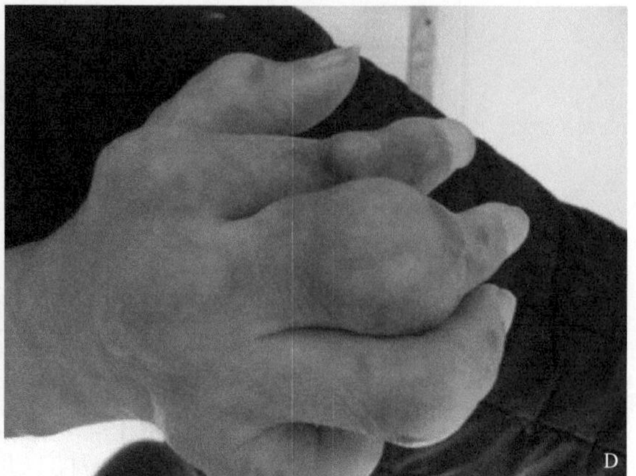

图 6-4-1 （续）

痛风诊断的金标准为关节腔抽液在偏振光显微镜下观察到单钠尿酸盐结晶（图 6-4-2）。但因其为有创的方式、受关节腔积液量的影响，临床上应用较少。目前临床上使用的是美国风湿病学会 / 欧洲抗风湿联盟于 2015 年制定的痛风分类标准，主要从临床特征、实验室检查及影像学方面进行综合评估，指南采用系统评分法，总分≥ 8 分即可诊断（表 6-4-1）。

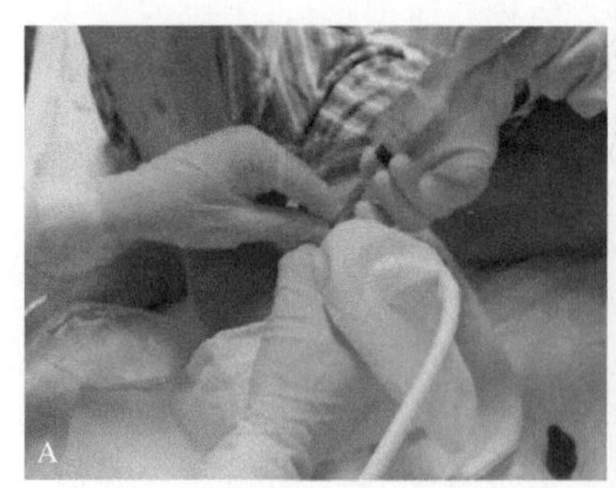

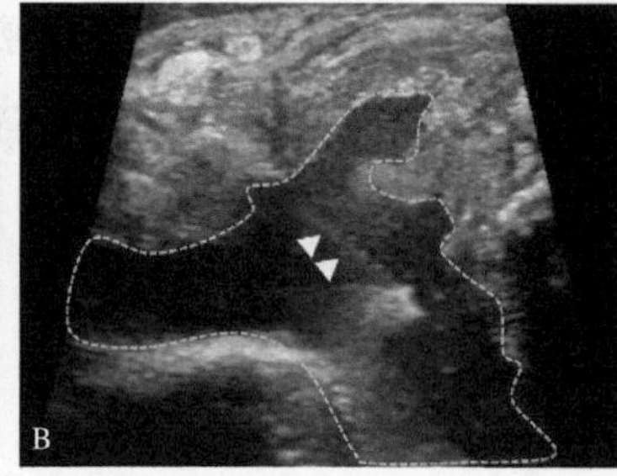

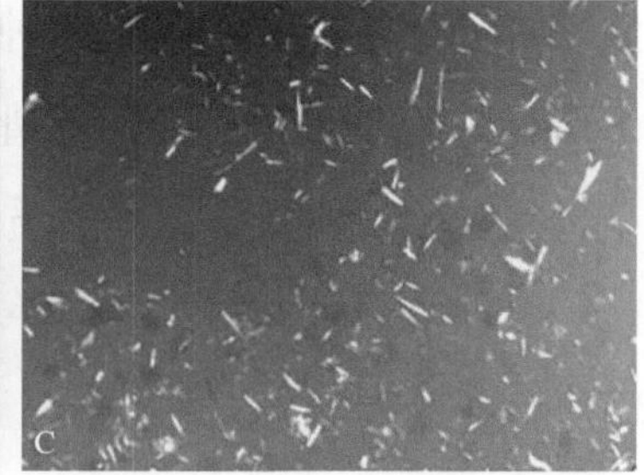

图 6-4-2 **痛风诊断金标准的操作示意图**

A. 超声引导下第一跖趾关节腔穿刺抽液，采用 5 ml 的注射器抽液。B. 灰阶超声：第一趾跖关节内可见无回声的积液（虚线描记处）及线状高回声，即注射器针道（△所指处）（探头频率：15 MHz）。C. 偏振光显微镜下观察到细针状的尿酸盐结晶

（二）高频超声

1. 灰阶超声

病程较短者受累关节处可见以下特征：①滑膜增生，急性期表现为关节内的低回声结构，内部回声不均匀，间歇期及慢性期回声增高（图 6-4-3）；②关节腔积液，表现为关节腔内的无回声区（图 6-4-4）；③结晶体，表现为位于增生滑膜、关节腔积液、皮下软组织或肌腱内的点状强回声，可表现为“暴风雪征”（图 6-4-5）；位于肌腱内时常表现为斑片状或云雾状高回声，部分后方伴声影；④“双轨征”，是由结晶体沉积在关节软骨表

表 6-4-1　2015 年美国风湿病学会 / 欧洲抗风湿联盟痛风分类标准

一、纳入标准：至少一次外周关节或滑囊发作肿胀、疼痛或触痛		
二、充分标准（符合此条件即可诊断）：在有症状发作过的关节滑液或痛风石中发现单钠尿酸盐（MSU）结晶		
三、评分标准（不符合充分标准时使用）		
项目	**类别**	**评分**
症状发作时受累关节类型	踝关节或足中段（未累及第一跖趾关节）	1
	第一跖趾关节受累	2
症状发作的特征 • 受累关节变红 • 受累关节不能耐受触摸或按压 • 行走困难或受累关节活动障碍	符合 1 项	1
	符合 2 项	2
	符合 3 项	3
症状发作的时间进程：无论是否抗炎治疗，至少符合以下 2 项 • 疼痛 24 h 内达高峰 • 症状在 14 天内缓解 • 发作间期症状完全缓解	一次典型发作	1
	反复典型发作	2
痛风石的临床依据（位于透明皮肤下的白色结节，通常上覆血管，常位于关节、耳朵、鹰嘴滑囊、指腹、肌腱）	有	4
血尿酸水平	<4 mg/dl (0.24 mmol/L)	－4
	4~6 mg/dl (0.24~0.36 mmol/L)	0
	6~8 mg/dl (0.36~0.48 mmol/L)	2
	8~10 mg/dl (0.48~0.60 mmol/L)	3
	⩾ 10 mg/dl (0.60 mmol/L)	4
曾有症状的关节滑液分析	MUS 阴性	－2
• 在曾有症状发作的关节或滑囊内发现尿酸盐沉积的证据 • 超声“双轨征”或双能量 CT 证实尿酸盐沉积	有（任一种）	4
痛风相关关节损伤的影像学证据：X 线证实手和（或）足至少一处关节侵蚀	有	4

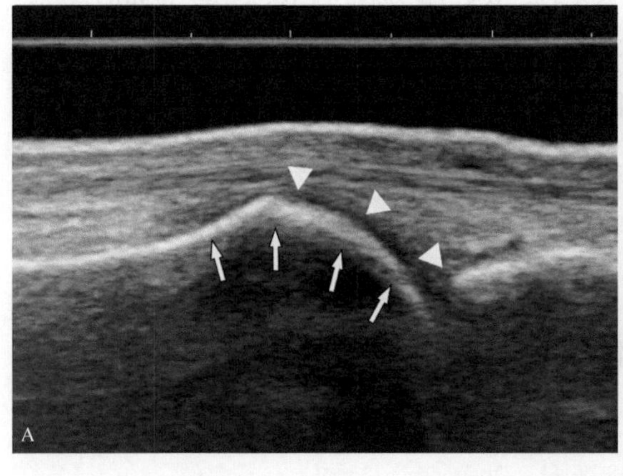

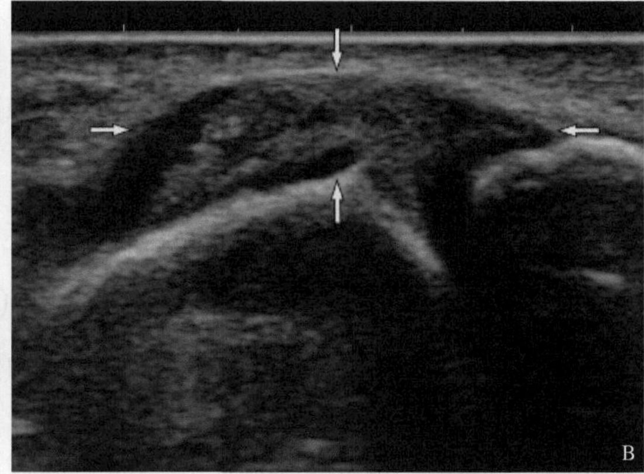

图 6-4-3　**正常关节及滑膜增生**

A. 灰阶超声：正常第一跖趾关节上可见光滑、连续骨皮质形成的强回声（箭头所指处），其浅方可见软骨形成的线状的近似无回声（▽所指处）（探头频率：15 MHz）。B. 灰阶超声：滑膜增生表现为关节内的低回声结构（箭头所指处），内部回声欠均匀，关节间隙稍增宽（探头频率：15 MHz）

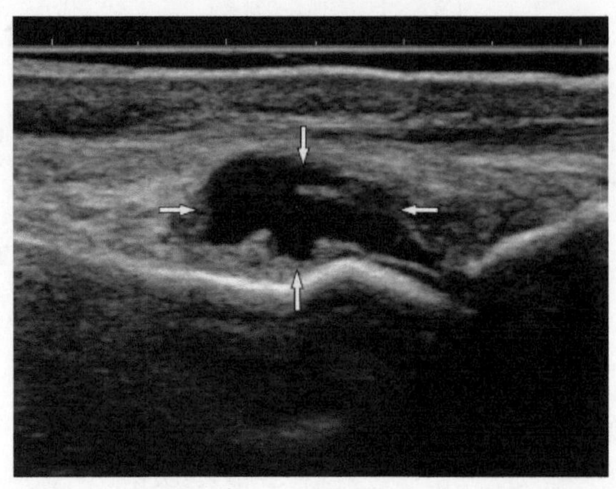

图 6-4-4 **关节腔积液**

灰阶超声：表现为关节腔内的无回声结构（箭头所指处）（探头频率：15 MHz）

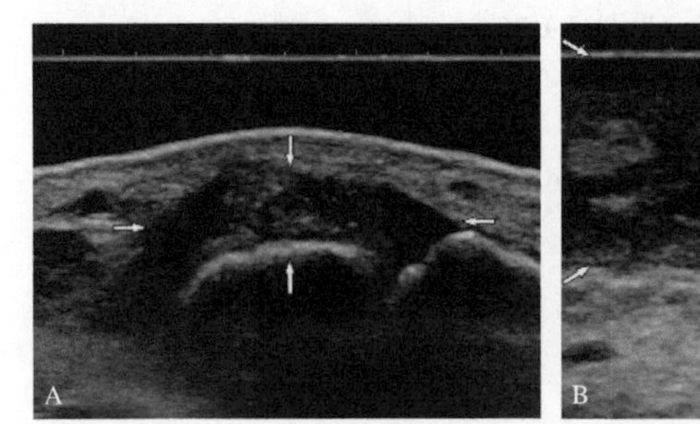

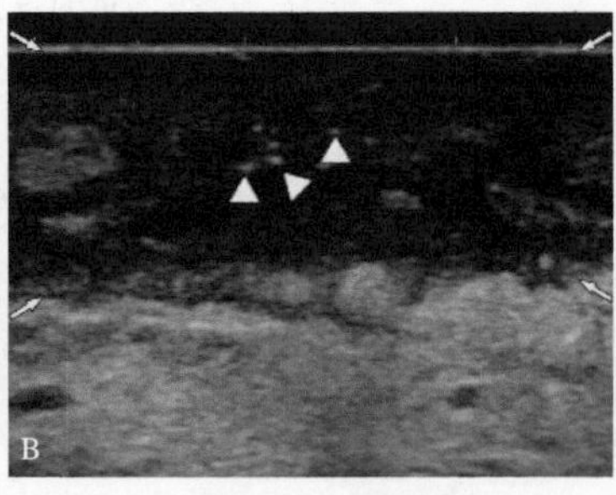

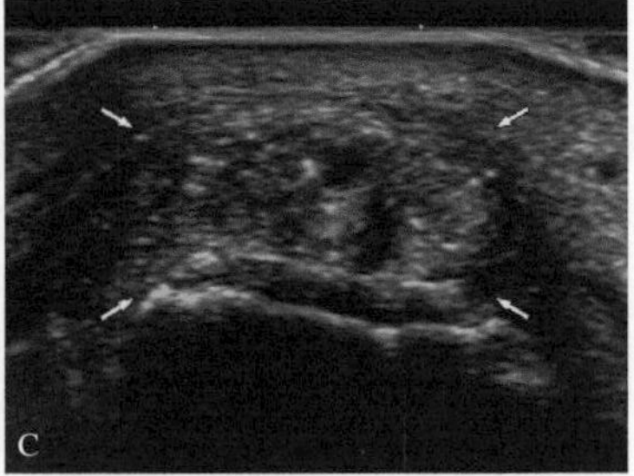

图 6-4-5 **结晶体**

A. 灰阶超声：结晶体表现为散在分布在滑膜内的点状强回声（箭头所指处）（探头频率：15 MHz）。B. 灰阶超声：结晶体表现为沉积在皮下软组织内的点状强回声（△所指处），伴有软组织增厚，回声减低，内见条带状低回声区（箭头所指处）（探头频率：15 MHz）。C. 灰阶超声：滑膜内见多发点状强回声，呈“暴风雪征”改变（箭头所指处）（探头频率：15 MHz）

面形成的线状强回声与骨皮质形成的线状强回声组成的轨道样结构，在纵断面和横断面均可观察到，是痛风特异性最高的超声表现（图 6-4-6）。

病程较长者除了上述可见的特征外，还可见到：①骨侵蚀，表现为骨皮质局部回声连续性中断，骨质凹凸不平，呈虫蚀样改变（图 6-4-7）；②痛风石，表现为类圆形的结构，可呈高回声也可呈低回声，周边可见纤细的低回声晕，多数后方无声影，部分可见声影（图 6-4-8）。

2. 彩色多普勒超声

急性期病变滑膜内可测出丰富血流信号，间歇期病变滑膜内可测出稀疏血流信号，而慢性期病变滑膜内无血流信号（图 6-4-9）。

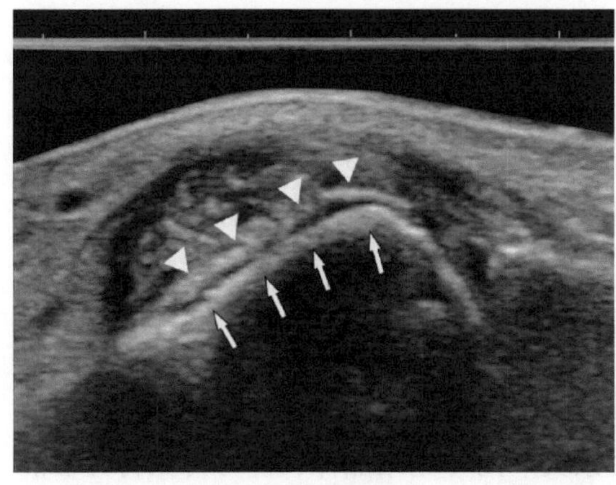

图 6-4-6 **"双轨征"**

灰阶超声：可见由结晶体沉积在关节软骨表面形成的线状强回声（▽所指处）与骨皮质形成的线状强回声（箭头所指处）组成的轨道样结构（探头频率：15 MHz）

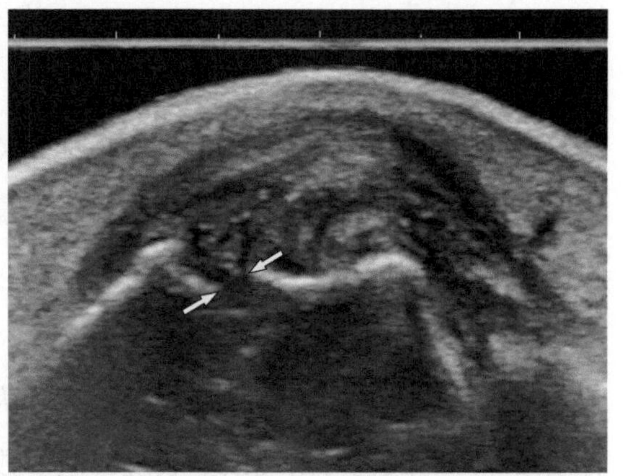

图 6-4-7 **骨侵蚀**

灰阶超声：骨皮质局部连续性中断（箭头所指处）（探头频率：15 MHz）

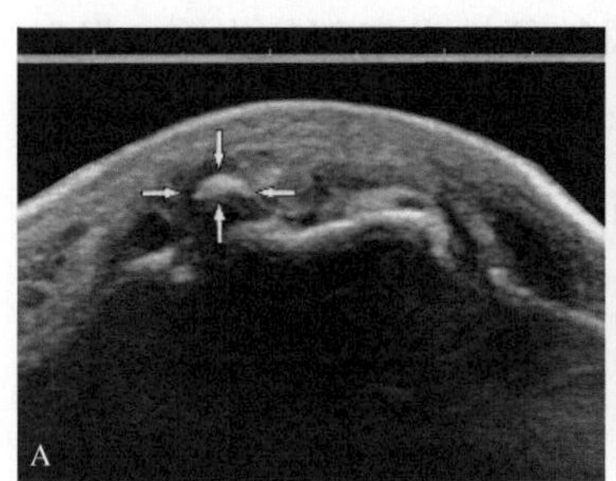

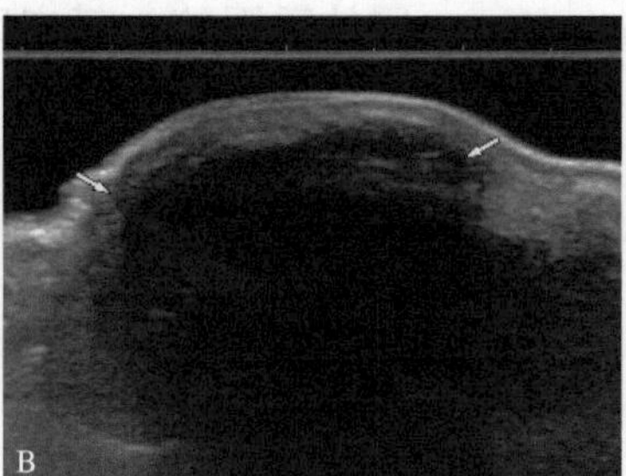

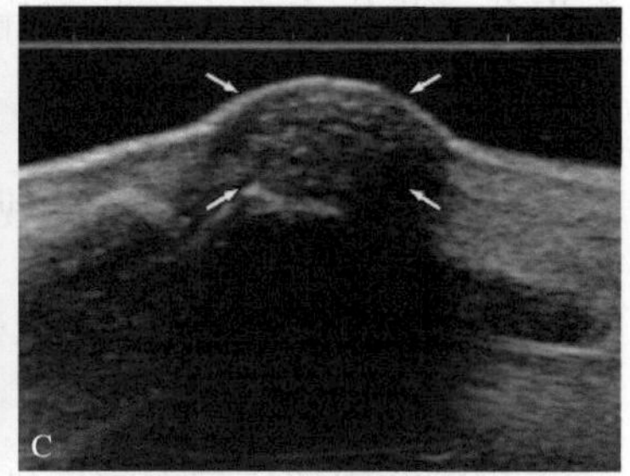

图 6-4-8 **痛风石**

A. 灰阶超声：表现为位于滑膜内的团块状强回声，后方无声影（箭头所指处）（探头频率：15 MHz）。B. 灰阶超声：表现为皮下软组织内的片状强回声，后方伴宽大声影（箭头所指处）（探头频率：15 MHz）。C. 灰阶超声：表现为位于皮下软组织内的椭圆形的低回声结构（箭头所指处），内见多发点状强回声（探头频率：15 MHz）

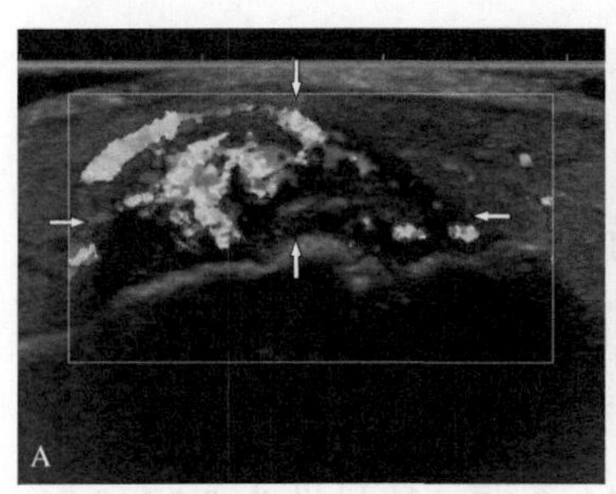

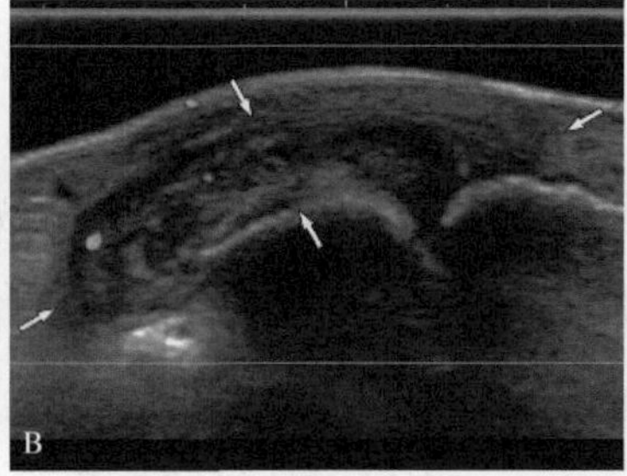

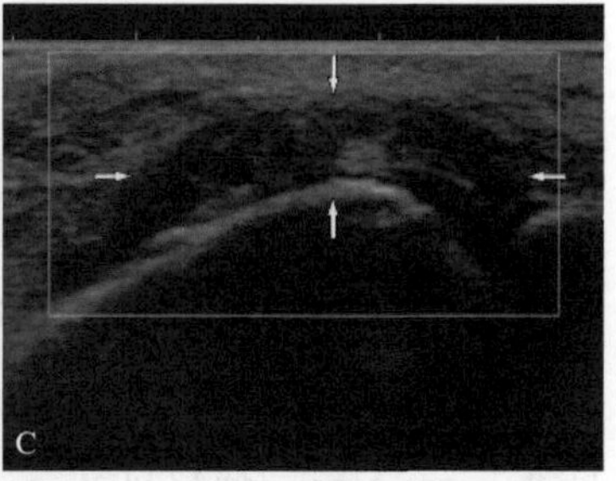

图 6-4-9 **痛风不同时期的彩色多普勒血流信号**

A. 急性期彩色多普勒超声：滑膜内测出丰富血流信号（箭头所指处）（探头频率：15 MHz）。B. 间歇期彩色多普勒超声：滑膜内测出稀疏血流信号（箭头所指处）（探头频率：15 MHz）。C. 慢性期彩色多普勒超声：滑膜内无血流信号（箭头所指处）（探头频率：15 MHz）

（三）鉴别诊断

1. 类风湿性关节炎

类风湿关节炎是以侵蚀性、对称性多关节炎（多为手、足关节）为主要临床表现的自身免疫性疾病；女性多见，常伴有关节晨僵，血清中抗环瓜氨酸肽抗体、类风湿因子阳性；主要病理变化主要为慢性的滑膜炎。而痛风多累及单个关节，特征性部位为第一跖趾关节，多数患者伴有高尿酸血症。

灰阶超声上，类风湿关节炎主要表现为滑膜增厚、关节腔积液，随着病情进展出现骨质破坏。痛风也可出现以上表现，但多数受累关节内可见结晶体，部分可见特异性的“双轨征”。临床表现、血清学指标及超声表现均有助于二者鉴别。

2. 骨关节炎

骨关节炎是一种慢性退行性疾病，发生于中老年人，特点是逐渐加重的关节的损伤和退化，临床表现为关节疼痛、僵硬、屈伸受限等。而痛风特征性发病部位为第一跖趾关节，多为突发疼痛，多数1周左右可自发缓解。

灰阶超声上骨关节炎表现为软骨变薄或消失、关节腔积液、骨质粗糙可见骨赘形成。而痛风可见结晶体、痛风石，部分可见特异性的“双轨征”。

（四）诊断要点

（1）发病部位具有特征性，第一跖趾关节多见，多累及单个关节。

（2）患者常伴有高尿酸血症，急性发作时常伴有高嘌呤饮食、劳累等诱因，表现为关节突发剧痛，皮肤红肿。

（3）超声上可表现为滑膜炎、关节腔积液、结晶体、“双轨征”、骨侵蚀、痛风石等征象。典型表现为“双轨征”、痛风石和“暴风雪征”。

（五）临床价值

超声为诊断痛风的重要影像学方法，2015年美国风湿病学会/欧洲抗风湿联盟痛风分类标准明确提出了超声上的“双轨征”对于诊断痛风的价值。但研究表明超声上的痛风石和“暴风雪征”也可增加痛风的诊断效能。研究显示“双轨征”对痛风诊断的敏感性为0.72~0.91，特异性为0.68~0.83；痛风石的敏感性为0.34~0.87，特异性为0.38~0.96；“暴风雪征”的敏感性为0.23~0.42，特异性为0.85~0.94。

我们前期研究发现彩色多普勒血流信号在痛风急性期比间歇期更丰富，另外剪切波弹性成像上间歇期滑膜的硬度明显高于急性期痛风，以上两种方法可用于鉴别痛风的分期。

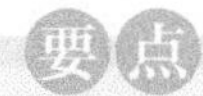

· 痛风性关节炎发病于关节部位，表现为剧烈疼痛及皮肤红肿，最常累及第一跖趾关节。

· 高尿酸血症是其发病基础。

· 典型超声表现为“双轨征”、痛风石和“暴风雪征”。

第五节 · 本章小结

高频超声成像常被用来评估皮肤炎症性疾病，其中“厚度测量”是最常用的指标。近年来，超声特征、血流评估以及硬度测量等指标也被用于临床。

一项研究利用 20 MHz 高频超声进行皮肤厚度测量，评估了硬斑病治疗过程中真皮胶原的反应。Wortsman 等在手术前，用高频超声观察化脓性汗腺炎亚临床囊性病变的边界及内部情况，提高了该类手术的治疗效果。El-Zawahry 应用高频超声测量了 8 例常见的皮肤疾病（局限性硬皮病、瘢痕疙瘩、扁平苔藓、慢性湿疹、银屑病、鲜红斑痣，脂溢性角化病和皮肤光老化）的真皮、表皮厚度，并描述各自的高频超声特征。另有学者将 30 MHz 的高频超声应用于鉴别萎缩硬化性苔藓和硬皮病。

除此之外，有学者将多普勒超声用于局限性硬皮病的活动性评估，发现异常的组织回声和血管密度水平都可以代表疾病的活性。Wang 等评价了超声剪切波弹性成像在局限性硬皮病中的诊断价值，发现超声剪切波弹性可以定量评估不同阶段局限性硬皮病的硬度；同时，如果对皮肤厚度进行归一化，其定量结果还可帮助实现疾病的分期。Yang 等应用超声剪切波弹性成像对硬皮病患者的皮肤硬度进行定量比较，证明弹性相关定量指标（剪切波速度）比高频超声（皮肤厚度）能更灵敏地反馈皮肤病生理变化。

皮肤是人体感染和损伤最频繁的器官，相关疾病也可以用高频超声来评估。有学者证明了高频超声具备检测外伤后软组织中残留异物的能力，避免异物残留导致的感染、过敏，甚至残疾。另有学者发现，便携的高频超声可以帮助社区医师快速而准确地在软组织感染的患者中区分脓肿和蜂窝织炎，使得相关患者能够在基层获得合理治疗，极大提高了基层医疗的服务质量。同样利用便携高频超声，对囊肿破裂、血管瘤溃烂 / 血栓、化脓性汗腺炎、蜂窝织炎、蝇蛆病、甲下脓肿等症状显著但诊断困难的感染性疾病都有很好的诊断作用，适用于医疗资源缺乏的区域或院前急救等场景。

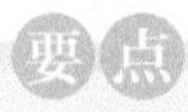

· 高频超声可用于皮肤非肿瘤性疾病的诊断和定性分析。

· 剪切波弹性成像可定量分析组织的硬度，为皮肤非肿瘤性疾病的诊断提供了新的方法。

参考文献

[1] 中华医学会皮肤性病学分会性病学组，中国医师协会皮肤科分会性病亚专业委员会．尖锐湿疣诊疗指南(2014)[J]. 中华皮肤科杂志，2014, 47(8):598-599.

[2] Wortsman X, Wortsman J. Clinical usefulness of variable-frequency ultrasound in localized lesions of the skin [J]. J Am Acad Dermatol, 2010, 62(2):247-256.

[3] Kleinerman R, Whang TB, Bard RL, et al. Ultrasound in dermatology: principles and applications [J]. J Am Acad Dermatol, 2012, 67(3):478-487.

[4] Bhatta AK, Keyal U, Liu Y. Application of high frequency ultrasound in dermatology [J]. Discov Med, 2018, 26(145):237-242.

[5] Zhang LJ, Guerrero-Juarez CF, Hata T, et al. Dermal adipocytes protect against invasive staphylococcus aureus skin infection [J]. Science, 2015, 347(6217):67-71.

[6] Subramaniam S, Bober J, Chao J, et al. Point-of-care ultrasound for diagnosis of abscess in skin and soft tissue infections [J]. Acad Emerg Med, 2016, 23(11):1298-1306.

[7] Sterling JC, Gibbs S, Haque Hussain SS, et al. British Association of Dermatologist' guidelines for the management of cutaneous warts 2014 [J]. Br J Dermatol, 2014, 171(4):696-712.

[8] Michalek IM, Loring B, John SM. A systematic review of worldwide epidemiology of psoriasis [J]. J Eur Acad Dermatol Venereol, 2017, 31(2):205-212.

[9] Zabotti A, Bandinelli F, Batticciotto A, et al. Musculoskeletal ultrasonography for psoriatic arthritis and psoriasis patients: a systematic literature review [J]. Rheumatology, 2017, 56(9):1518-1532.

[10] Acquacalda E, Albert C, Montaudie H, et al. Ultrasound study of entheses in psoriasis patients with or without musculoskeletal symptoms: a prospective study [J]. Joint Bone Spine, 2015, 82(4):267-271.

[11] Blankenship RB, Baker T. Imaging modalities in wounds and superficial skin infections [J]. Emerg Med Clin North Am, 2007, 25(1):223-234.

[12] Kreuter A, Gambichler T, Breuckmann F, et al. Pulsed high-dose corticosteroids combined with low-dose methotrexate in severe localized scleroderma [J]. Arch Dermatol, 2005, 141(7):847-852.

[13] Wortsman X, Jemec GB. Real-time compound imaging ultrasound of hidradenitis suppurativa [J]. Dermatol Surg, 2007, 33(11):1340-1342.

[14] El-Zawahry MB, Abdel EEHM, Abd-El-Rahman RS, et al. Ultrasound biomicroscopy in the diagnosis of skin diseases [J]. Eur J Dermatol, 2007, 17(6):469-475.

[15] Chen HC, Kadono T, Mimura Y, et al. High-frequency ultrasound as a useful device in the preliminary differentiation of lichen sclerosuset atrophicus from morphea [J]. J Dermatol, 2004, 31(7):556-559.

[16] Wortsman X, Wortsman J, Sazunic I, et al. Activity assessment in morphea using color Doppler ultrasound [J]. J Am Acad Dermatol, 2011, 65(5):942-948.

[17] Yang Y, Yan F, Wang L, et al. Quantification of skin stiffness in patients with systemic sclerosis using real-time shear wave elastography: a preliminary study [J]. Clin Exp Rheumatol, 2018, 36 Suppl 113(4):118-125.

[18] Yang Y, Qiu L, Wang L, et al. Quantitative assessment of skin stiffness using ultrasound shear wave elastography in systemic sclerosis [J]. Ultrasound Med Biol, 2019, 45(4):902-912.

[19] Wortsman X. Sonography of dermatologic emergencies [J]. J Ultrasound Med, 2017, 36(9):1905-1914.

[20] Meister P, Bückmann FW, Konrad E. Nodular fasciitis (analysis of 100 cases and review of the literature) [J]. Pathol Res Pract, 1978, 162 (2): 133-165.

[21] Lee KJ, Jin W, Kim GY, et al. Sonographic features of superficial-type nodular fasciitis in the musculoskeletal system [J]. J Ultrasound Med, 2015, 34(8):1465-1471.

[22] Nikolaidis P, Gabriel HA, Lamba AR, et al. Sonographic appearance of nodular fasciitis [J]. J Ultrasound Med, 2006, 25 (2):281-285.

[23] Kim ST, Kim HJ, Park SW, et al. Nodular fasciitis in the head and neck: CT and MR imaging findings [J]. AJNR Am J Neuroradiol, 2005, 26 (10):2617-2623.

[24] Filotico R, Mastrandrea V. Cutaneous lupus erythematosus: clinico-pathologic correlation. [J]. G Ital Dermatol Venereol, 2018, 153(2):216-229.

[25] Naredo E, Uson J, Jimrnez-Palop M, et a1. Ultrasound-detected musculoskeletal urate crystal deposition: which joints and what findings should be assessed for diagnosing gout? [J]. Ann Rheum Dis, 2014, 73(8):1522-1528.

[26] Glazebrook KN, Guimaraes Is, Murthy NS, et a1. Identification of intraarticular and periarticular uric acid crystals with dual-energy CT: initial evaluation [J]. Radiology, 2011, 261(2):516-524.

[27] Wang Q, Guo LH, Li XL, et al. Differentiating the acute phase of gout from the intercritical phase with ultrasound and quantitative shear wave elastography [J]. Eur Radiol, 2018, 28(12):5316-5327.

[28] Richette P, Doherty M, Pascual E, et al. 2018 updated European League Against Rheumatism evidence-based recommendations for the diagnosis of gout [J]. Ann Rheum Dis, 2020, 79(1):31-38.

[29] Denton CP, Khanna D. Systemic sclerosis [J]. Lancet (London, England), 2017, 390(10103):1685-1699.

[30] Li H, Furst DE, Yang L, et al. High-frequency ultrasound of the skin in systemic sclerosis: an exploratory study to examine correlation with disease activity and to define the minimally detectable difference [J]. Arthritis research & therapy, 2018, 20(1):181.

[31] Yang Y, Yan F, Qiu L, et al. Quantification of skin stiffness in patients with systemic sclerosis using real-time shear wave elastography:

a preliminary study [J]. Clinical and experimental rheumatology, 2018,36(4):S118-S125.
[32] Muro Y, Sugiura K, Akiyama M. Cutaneous manifestations in dermatomyositis: key clinical and serological features-a comprehensive review [J]. Clinical reviews in allergy & immunology, 2016,51(3):293-302.
[33] Malattia C, Damasio MB, Pederzoli S, et al. Whole-body MRI in the assessment of disease activity in juvenile dermatomyositis [J]. Annals of the rheumatic diseases, 2014,73(6):1083-1090.

第七章

超声与皮肤衰老及整形

第一节 · 超声与皮肤衰老

皮肤在内、外因素的交互作用下逐渐老化，导致外观的改变以及生理功能的衰退与障碍。皮肤的老化有两个特点。首先，皮肤外观改变并不致病，但比功能障碍获得更多关注，其原因在于人类外貌的衰老会引起焦虑等一系列心理问题。第二，皮肤在衰老过程中，外部环境的促进因素尤为明显，尤其是日光辐射（紫外线、红外线或可见光波长）暴露。

虽然皮肤老化不可逆，但外部防护及各种科学干预也可起到延缓上述过程的作用。在此背景下，对皮肤老化的监测和评估成为临床的一大需求。长期以来，评估皮肤老化的方法仅限于临床观察以及组织学活检。前者止于表面，信息不充分；后者有创，并且存在离体组织形态、结构、张力失真的弊端。因此，临床需要一种全面、无创、活体的评估方法。

超声是实现皮肤可视化的技术之一，可用于皮肤衰老的评估。研究表明，皮肤总厚度在 70 岁之前保持不变，之后再逐渐减少。在超声上，“表皮下低回声带”和“真皮内高回声带”随年龄增长发生的一系列改变，是皮肤老化的特征性超声表现：①表皮下低回声带逐渐变厚，并在日光暴露侧较明显，在婴儿中厚度为 0，而在老年人可占皮肤总厚度的 75%。病理上与真皮乳头层对应。②真皮内高回声带则显现出相反的趋势，随着年龄的增长逐渐变薄，病理上与真皮网状层对应。

然而，需要指出的是，当前高频超声的分辨力接近 20 μm，除了上述超声表现，仍不足以清晰显示出皮肤老化的微观结构改变。

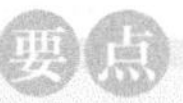

· 在超声上，“表皮下低回声带”和“真皮内高回声带”随年龄增长发生的一系列改变，是皮肤老化的特征性超声表现。

· 超声是研究大面积皮肤和 / 或组织深处结构的首选技术，可用于评估皮肤老化。

第二节 · 超声与整形

随着高频探头在便携式超声设备平台上的装备与推广，以及聚焦超声仪器的小型化，超声技术已逐渐为整形医学专业人员广泛应用，在医学美容和重建外科手术中占据重要地位。其临床应用模式包括成像与治疗两个方面。文献检索的结果显示，目前成熟应用超声技术的器官及项目领域包括乳腺（18.15%）、头颈部（10.23 %）、显微外科和重建术（21.80%）、皮肤（17.50%）、吸脂减重（28.38%）和其他（4.96%）。

上述几方面存在交叉和重叠，如头颈部、显微外科、皮肤及吸脂减重方面的应用理论上均属于广义的皮肤超声领域。在头颈部，超声可用于该区域内的肌群、小动脉、小神经以及骨性结构的显示，以及治疗前后皮肤厚度的测量，为手术提供更加安全、精准的术前规划和术中引导。同时聚焦超声在皱纹消除及皮肤紧致方面具有满意的美学效果，成为超声治疗的重要应用领域。

显微外科手术方面，超声主要作用在于评估血管情况，如术前对移植皮瓣关键血管的识别与定位，以避免损伤血管，或选择性阻断血管；术后皮瓣血供恢复情况的监测，以评估整体疗效。此外，超声造影在该领域应用较为突出，被认为比彩色多普勒超声具有更高的敏感性和阴性预测价值，在评估皮瓣血管的走行、通畅性、脂肪灌注方面具有较大优势。

由于当前物质经济的迅速发展，人们对优美体型的追求更高，吸脂减重方面的医疗美容需求非常巨大。在此背景下，超声引导的可视化吸脂操作使得手术的安全性大大提高，并且减少了手术的时间及其带来的疼痛。在治疗方面，超声可用于促进新胶元蛋白生成以及皮肤和皮下组织的恢复，其原理在于通过高频聚焦超声热效应，导致目标区域内分子的氢键断裂，有效刺激并导致胶元蛋白的紧缩，从而达到提升皮肤的弹性和紧致度的目的。此外，超声波作为一种能量，对脂肪有液化效应，因而成为对困难区域进行吸脂手术的必要方法。

综上所述，超声技术在美容整形医疗领域具有诊断与治疗的双重功能。在其帮助下，术前规划更加精准，手术过程得以加快，并发症的发生率进一步降低，有效提高了患者的满意度。需要指出的是，相关设备成本的不断减低虽然有利于技术的推广，但一定程度上助长了滥用及不规范操作。因此，在开展超声技术的过程中，需要时刻强调质量控制的重要性，推行规范化的操作，将技术发展真正惠及人类。

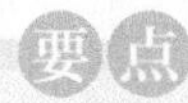

· 超声技术在美容整形医疗领域具有诊断与治疗的双重功能。

参考文献

[1] Szymańska E, Nowicki A, Mlosek K, et al. Skin imaging with high frequency ultrasound -preliminary results [J]. Eur J Ultrasound, 2000, 12(1):9-16.

[2] Kumagai K, Koike H, Nagaoka R, et al. High-resolution ultrasound imaging of human skin in vivo by using three-dimensional ultrasound microscopy [J]. Ultrasound Med Biol, 2012, 38(10):1833-1838.

[3] Newton VL, Mcconnell JC, Hibbert SA, et al. Skin ageing: molecular pathology, dermal remodeling and the imaging revolution [J]. G Ital Dermatol Venereol, 2015, 150(6):665-674.

[4] Shung KK. High frequency ultrasonic imaging [J]. J Med Ultrasound, 2009, 17(1):25-30.

[5] Steinmetz, P. Bedside Ultrasound. Montreal[M].Canada: A-line Press,2013.

[6] Miller DL, Smith NB, Bailey MR, et al. Overview of therapeutic ultrasound applications and safety considerations [J]. J Ultrasound Med, 2012,31:623-634.

第八章

高频超声在皮肤疾病中的应用前景

第一节 · 全新诊疗模式的建立

传统的皮肤疾病诊疗模式下，单纯的外观观察（含皮肤镜）与有创的病理学诊断直接衔接。两者之间缺乏一种无创、简便及经济的过渡诊断方法，以实现皮肤疾病的危险分层：一方面精准筛选真正可疑的高危病例，另一方面避免对低危病例实施不必要的活检。针对上述目标，结合高频超声的技术优势，我们提出将高频超声嵌入传统诊疗流程中，优化并完善皮肤疾病的临床诊疗模式（图 8-1-1）。

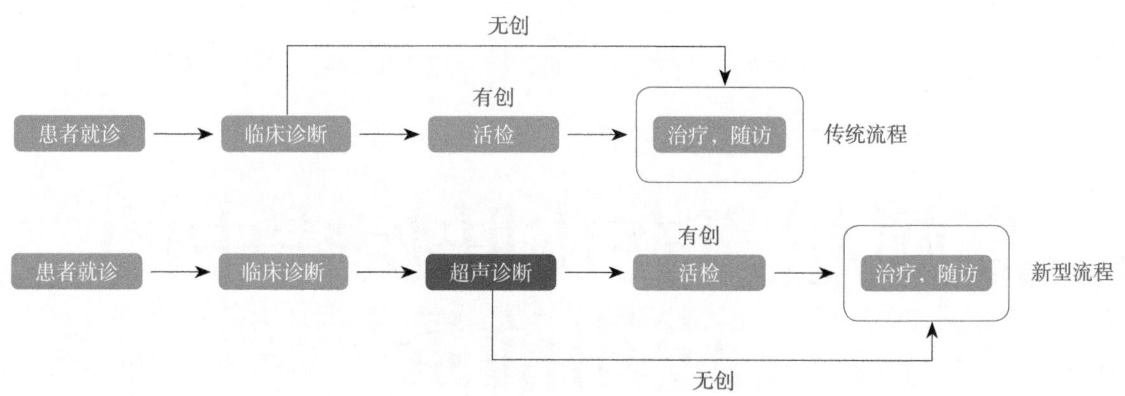

图 8-1-1　**高频超声改变了皮肤疾病的诊疗模式**

第二节 · 未来展望

超声影像设备在医学生物工程技术的推动下进步非常迅速，有望彻底改变未来皮肤超声的工作模式，甚至带来整个皮肤无创诊断事业的变革。

一、超快速超声定位显微镜的超分辨力成像

目前超声成像的分辨力存在瓶颈，主要是因为超声存在“衍射”现象，使得超声成像技术长期以来一直拘泥于分辨力与穿透性的平衡，成像分辨力持续停留在亚毫米级别。对于皮肤精细的结构，诸如汗腺、毛囊、末梢神经等皮肤附属器，高频超声的分辨力仍有进一步提升的必要。同时高频状态下的血流成像亦存在不小的挑战，特别在 50 MHz 以上频率区间仅解决了结构成像问题，目前尚无可靠的血流灌注信息获取方法。

已有研究表明，新兴的超快速超声定位显微镜既可用于结构成像，又可用于深度超过 10 mm 的鼠类大脑微血管（直径小于 10 μm）的血流动力学定量。该技术最初被设计用于在显微尺度上对微小血管实现超高分辨力的无创成像。其原理为通过静脉注射惰性气体微泡作为对比增强剂，对其进行超快帧率（超过 500 帧 / 秒）的超声成像，捕获去相关性的瞬态信号，从而提供了一种类似于光学定位显微镜的方法。以上研究成果为“基于超声波实现非侵入性显微成像”的临床应用铺平了道路。超快速超声定位显微镜技术突破“衍射”现象对传统声学成像的限制，其超高的分辨力有利于清晰显示皮肤的细微结构，同时具备结构 + 灌注的双模态成像能力，为临床提供大量信息。此外，该技术成像速度快，易于在临床推广。因此在皮肤病学领域，超快速超声定位显微镜技术被认为具有巨大应用潜力。

二、柔性探头

人体表面并非绝对平整，而是呈不同程度的弧度，部分区域如关节或面部五官区域的轮廓不规则。然而现有的超声探头均为坚硬材质制作的刚性结构，特别是属于线阵探头的高频超声探头与皮肤的接触面为一直线，对超声检查产生两大影响：首先，对隆起病灶存在“强行准直”效应，导致病灶轮廓的变形，严重影响对病

灶形态范围的准确判断；其次，对于一些位于隆起或凹陷部位的病灶，如鼻梁、鼻唇沟、臀沟，耳廓等部位，经常出现探头形态与病灶表面极不匹配的情况，导致成像效果不佳。

目前国外有科研团队研发出了柔性的贴片式超声探头，可以在不规则表面上工作。该设计为一个小型电子部件（岛）阵列，每一个岛又通过弹簧般的结构（桥）相互连接。岛含有电极以及压电换能器设备。桥是一种弹簧状的弹性弯曲铜线，使得贴片能适应非平面的表面，且不会影响其电子功能。基于该种探头，皮肤病灶与探头柔性贴合后其形态将得以最大程度还原。上述设计尚在研发阶段，一旦走向临床将极大提升皮肤超声的成像效果。

三、人工智能辅助下的自动扫查

皮肤疾病的超声检查目前是依靠人工手持探头完成，但该工作模式存在两个弊端：首先皮肤疾病位置表浅，对压力敏感，故要求检查时操作者尽量固定探头，保持与体表处于“接触而不施压”状态。然而在检查过程中，很难维持上述状态，操作者经常不自主施压；其次高频超声的探头视野一般较小，皮肤病灶有时表面积巨大，需要人工往复移动探头来覆盖病灶所有区域，过程繁琐并且难免遗漏。

在此背景下，人工智能辅助的自动扫查有望实现智能的机械握持与程序化扫查。其原理为通过压力反馈装置，精准反馈探头与体表的力学状态，通过动态校准与运动轨迹匹配控制探头的起伏，以保持探头在纵向方位上始终处于“接触而不施压”的理想状态。同时通过视觉识别与智能路径规划技术，自动识别病灶的边界，并基于此合理安排探头在横向方位上的移动轨迹，甚至可以做到逐点扫描，代替人工简单的往复运动式扫查方式。上述技术的实施将解放人工，提高检查效率和图像质量。

四、皮肤光声研究和临床试验新进展

很多皮肤疾病的发展过程与血红蛋白、胶原蛋白、脂质等分子含量和分布的变化相关，这些化学成分的变化在超声成像中难以发现，但在光声成像和光声谱检测中却可以轻易被检测出来，在临床上可以作为超声的补充检查手段。

近 20 年来，医学光声成像（photoacoustic imaging，PAI）技术发展非常迅速。它是一种利用脉冲激光作为声波激发源，基于生物组织光吸收和热弹性质的差异，对产生的光声信号进行图像重建，获取组织物理化学信息的新兴生物医学影像技术。由于生物组织中的各种大分子带有大量的碳、氢、氧、氮、磷等元素，这些元素之间的分子键的共振频率多位于可见光和红外波段，因此很多生物大分子，如含氧血红蛋白、脱氧血红蛋白、磷脂、胶原蛋白、水等都在这些波段有特定的吸收峰。当采用不同波长的脉冲激光辐照生物组织时，组织中的大分子就会吸收不同波长的激光产生光致超声信号，对信号进行图像重建或者做谱分析，就能挖掘出这些大分子的信息。

首先，PAI 在血管识别方面具有天然优势。在近红外波段，血红蛋白相对其他大分子的光吸收率非常高，因此在这些波段，PAI 对血红蛋白具有很高的特异性。另外，由于 PAI 是光进声出，生物组织对高频超声的衰减远远小于超声成像，使得微血管的 PAI 成为可能。因此，PAI 在与血管畸形的皮肤疾病的诊断方面极具潜力。经多年研究，同济大学光声交叉研究团队已成功将 PAI 技术应用于鲜红斑痣（PWS）诊断及 PDT 术后疗效跟踪评估的初步临床试验，其理论结果和临床试验结果受邀发表在 Springer 出版社出版的新书 *LED-based Biomedical Photoacoustic Imaging: From Bench to Bedside* 中。对 PWS 患者的跟踪试验结果表明，光声成功地对 PWS 患者皮下微血管的增生情况进行了成像，并量化了微血管增生的厚度和密度，为 PWS 的临床诊断和 PDT 治疗的疗效评估提供了直观影像和量化数据，可以帮助医生更好的选择治疗方案（图 8-2-1、图 8-2-2）。

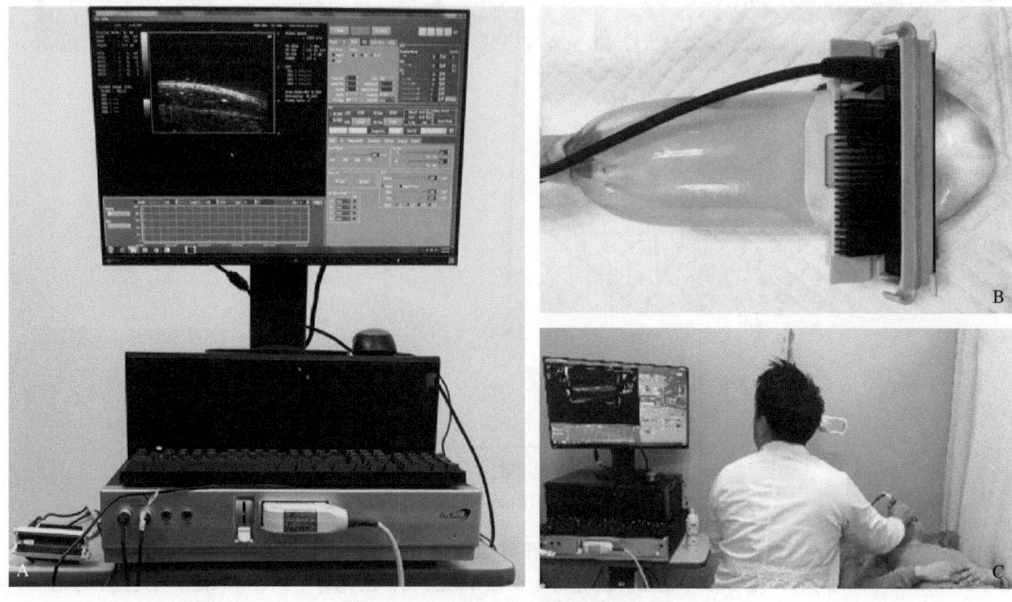

图 8-2-1　**光声装备和常用体位**

A. 基于 LED 的光声成像系统。B. 带有耦合水囊的光声成像探头。C. 对患者进行光声成像诊断的示意图

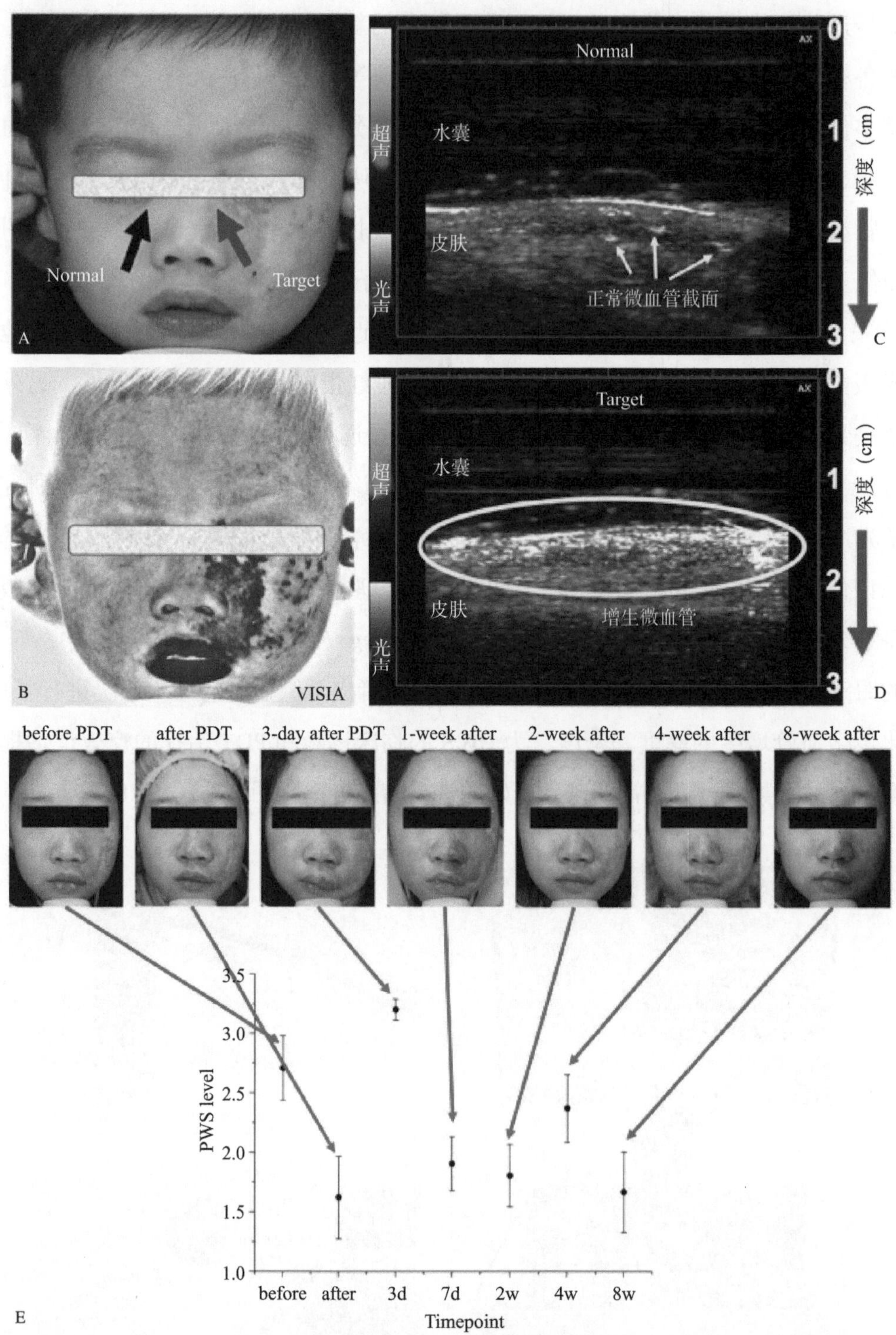

图 8-2-2　**光声在鲜红斑痣中的应用**

A. 患者 1 面部正常和 PWS 病灶成像区域示意图。B. 患者 1 面部 VISIA 图。C. 患者 1 正常部位超声（灰度）与光声（伪彩）融合成像。D. 患者 1 PWS 病灶部位超声（灰度）与光声（伪彩）融合成像。E. 患者 2 PDT 术前和术后 PWS 血管增生水平的光声量化评估曲线

图 8-2-3 **光－声多模态分子指纹成像系统**

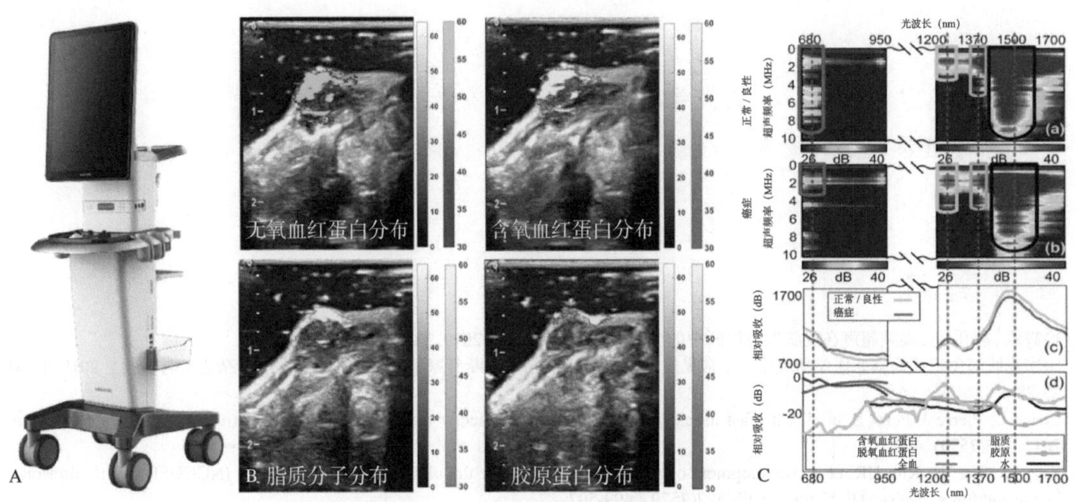

A. 同济大学光声交叉研究团队自主研发的光－声多模态分子指纹成像系统样机（TWPA）。B. 对小鼠种植瘤中不同分子在体光声（伪彩）－超声（灰度）融合成像结果。C. 正常组织与癌症的光声“分子指纹图”

这种光声评估策略还可以协助医生评估许多与血管畸形或者毛细血管扩张相关的其他皮肤疾病，如日光性角化病、鲍恩病、浅表基底细胞癌、鳞状细胞癌和乳腺外 Paget 病等，以及一些伴有血管异常的炎症性皮肤病，如银屑病。在光透入深度范围内，这项技术也可以用于新生血管、肿瘤等疾病的评估。

其次，除了血红蛋白以外，光声检测技术也对磷脂、胶原蛋白、黑色素、水等分子敏感。如图 8-2-3 所示，同济大学光声交叉研究团队在科技部资助下已完成光 - 声多模态分子指纹成像系统的研发，在动物试验中实现了不同分子分布的光声成像，并基于光声谱挖掘离体组织的“分子指纹”信息，团队即将针对黑色素肿瘤、鳞状细胞癌等皮肤肿瘤开展光声谱评估的临床试验，预计在 2020 年底完成临床试验。前期研究表明这项技术在早期肿瘤诊断、病变过程、疗效监控等方面都极具潜力。

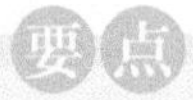

· 高频超声可优化并完善皮肤疾病的临床诊疗模式。

· 新型超声影像技术的持续研发和临床转化，将不断提升无创诊断技术在皮肤疾病诊疗中的价值，有望变革皮肤疾病传统的医学模式。

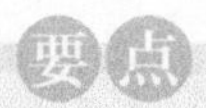

·光声作为一种新兴的成像和检测技术，有望在皮肤及其他光透入深度范围内的组织开展疾病诊断和疗效评估方面发挥更大的作用。

参考文献

[1] 徐辉雄，郭乐杭．高频超声在皮肤疾病诊断中的应用 [J]. 肿瘤影像学，2019, 28(5): 289-295.

[2] 国家皮肤与免疫疾病临床医学研究中心．常见皮肤病高频皮肤超声诊断专家共识 [J]. 中国医学前沿杂志（电子版），2019, 11(8): 23-28.

[3] Errico C, Pierre J, Pezet S, et al. Ultrafast ultrasound localization microscopy for deep super-resolution vascular imaging[J]. Nature, 2015, 527(7579): 499-502.

[4] Kim YJ, Seo JH, Kim HR, et al. Development of a control algorithm for the ultrasound scanning robot (NCCUSR) using ultrasound image and force feedback[J]. Nature, 2015, 527(7579): 499-502.

[5] Hu H, Zhu X, Wang C, et al. Stretchable ultrasonic transducer arrays for three-dimensional imaging on complex surfaces[J]. Sci Adv, 2018, 4(3): eaar3979.

[6] Wang X, Pang Y, Xie X, et al. Non-invasive laser-induced photoacoustic tomography for structural and functional in vivo imaging of the brain [J]. Nature Biotechnology, 2003, 21(7):803-806.

[7] Mallidi S, Luke GP, Emelianov S. Photoacoustic imaging in cancer detection, diagnosis, and treatment guidance [J]. Trends Biotech, 2011, 29(5): 213-221.

[8] Shengsong, Yu Q, Guan X, et al. Interstitial assessment of aggressive prostate cancer by physiochemical photoacoustics: an ex vivo study with intact human prostates [J]. Medical Physics, 2018, 45(9), 4125-4132.

附 录

附录一 · 皮肤高频超声报告模板

医院 LOGO

×× 医院皮肤超声检查报告

（请在"□"内划"√"，横线及空格处填写相应文字）　　门诊号 / 住院号：________

患者身份信息

姓名：　　年龄：　　性别：　　病区：

临床诊断：　　申请医师：　　申请日期：　　检查仪器：

病灶部位：________　**编号：**________

超声表现

范围：　直径：□声像图测量 ____ × ____，□体表视诊测量 ____ × ____，

厚度 ____ mm，距体表 ____ mm。

累及层次：□表皮　□真皮　□皮下软组织　□深部结构（骨骼、肌肉、筋膜等）

内部回声：□低回声　□等回声　□高回声　□无回声　□混合回声

□实性　□囊性　□囊实混合性

□均匀　□不均匀

病灶形态：□匍匐形　□结节形　□不规则形

表面情况：形态：□半圆形隆起　□不规则隆起　□凹陷　□平坦

异常角化：□有　□无

基底情况：形态：□平坦　□隆起　□不规则

邻近分界线：□表皮 / 真皮交界　□真皮 / 皮下软组织交界

与上述分界线关系：□远离　□接触　□突破

特殊征象：________________

血流信号：□无　□稀疏　□丰富　□存在粗大的滋养血管

淋巴结情况：部位 ____ 直径 ____ × ____，最大长径 / 最大短径 ____2，

皮髓质分界　□清晰　□不清晰　□消失

淋巴门　□清晰　□不清晰　□消失

血流信号　□门型　□周围型　□不规则

印象 / 结论 / 诊断

检查者：　　记录者：　　审核者：　　日期：

附录二 · 皮肤超声检查申请单模板

医院
LOGO

×× 医院皮肤超声检查申请单

(请在“□”内划“√”) 门诊号 / 住院号 ____________

姓名		性别	□男□女	年龄		科室		申请医师	

病史及体征：

临床诊断：

传染病史：□无 □有，患病情况 _____

皮肤超声

□浅表肿物或皮损

部位：1. 2. 3.

□淋巴结

部位： □颈部

□腋下

□腹股沟

□其他部位 _____

关节超声

关节部位： □手关节（腕及远端手部关节）

□足关节（踝及远端足部关节）

□肘关节 □肩关节 □膝关节

□其他 _____

检查须知

1. 检查时间：××××。
2. 检查地点：××××。
3. 报告领取时间：当场出具报告。
4. 注意事项：××××。

附录三·常见皮肤病高频皮肤超声诊断专家共识

国家皮肤与免疫疾病临床医学研究中心，中国医师协会皮肤科医师分会皮肤外科亚专业委员会，中国中西医结合学会皮肤性病学专业委员会皮肤影像学组，国家远程医疗与互联网医学中心皮肤科专委会，华夏皮肤影像人工智能协作组，中华医学会皮肤性病学分会皮肤影像亚学组，中国医学装备人工智能联盟皮肤科专业委员会，中国医疗保健国际交流促进会皮肤科分会皮肤影像学组，中国医学装备协会皮肤病与皮肤美容分会皮肤影像学组，中华预防医学会皮肤病与性病预防与控制专业委员会皮肤影像学组。

高频皮肤超声技术是传统超声技术的延伸，20~75 MHz 的高频超声拥有更高的分辨率和更适合皮肤组织的穿透深度，在皮肤科疾病中具有广阔的应用前景。特别是对于各种良 / 恶性皮肤肿瘤，高频超声可以提供丰富的无创诊断依据，并且可以提供肿瘤累及范围、浸润深度等信息，为治疗方案的选择提供依据。对于一些炎症性疾病，高频超声可以对其累及范围进行检测，并提供治疗前后疾病发展转归的客观信息。随着高频超声设备的进一步普及，其在皮肤科将有更加广阔的应用前景。

1. 高频超声的定义、基本特点和应用现状

超声是一种传统的无创影像检查技术，广泛应用于各种器官、系统疾病的检查和诊断。一般将高于 7 MHz 的超声称为高频超声，高于 20 MHz 超声称为甚高频超声。

提高超声频率可以获得更高的分辨率，但同时会导致其穿透深度下降。一定范围内（20~75 MHz）的高频超声既可获得足够的分辨率，又可保持足以观察皮肤组织的穿透深度（2~10 mm），近年来在皮肤科得到了越来越多的应用。目前，常用的高频超声设备通常备有 20~22 MHz 和 50~75 MHz 的探头各一，以便兼顾不同区域、不同皮损的检测需求。

各种良 / 恶性皮肤肿物（色素细胞相关肿瘤、鳞状细胞相关肿瘤、基底细胞癌、纤维瘤、囊肿、瘢痕、血管瘤、血管淋巴管畸形等）可以通过高频超声作出一定的鉴别，并可以观察其受累程度；一些皮肤炎症性疾病（银屑病、硬斑病等）也可以借助高频超

引自：中国医学前沿杂志（电子版），2019，11(8)：23-27。通讯作者：李航 E-mail：drlihang@126.com；卢漫 E-mail：graceof@163.com。

声，通过与周边正常组织的对比观察判断其受累范围，甚至通过不同时期皮损回声强度的变化判断其发展 / 恢复情况。

2. 正常皮肤的高频超声表现

正常皮肤在高频超声下表现出明显的层次和结构[1, 2]。

表皮层表现为细条带状强回声（图 1），有时可见“三线征”（即上下两条强回声带加中央一条中等至弱回声带）；在一些角质层特别厚的区域（如足底），表皮回声极强（图 2），导致后方出现回声衰减。在相对更高频率的超声下，表皮与真皮的界限会显示得更加清晰。

真皮通常表现为较宽的中等回声区域，真皮深层的回声有时较浅层略强（图 1）。在真皮较厚的区域（如肩背部、臀部），过高频率的超声因穿透能力有限不能完整显示全层皮肤Ⅰ列（图 3），需使用相对低频率的超声进行观察。

皮下组织在超声影像中表现为低回声，其中常可见条索状或网格状强至中等回声带（图 4）。多数情况下需要使用相对低频率的超声观察皮下组织。

除皮肤层次外，部分皮肤附属器也可以在高频超声下清晰地观察到。在有终毛的区

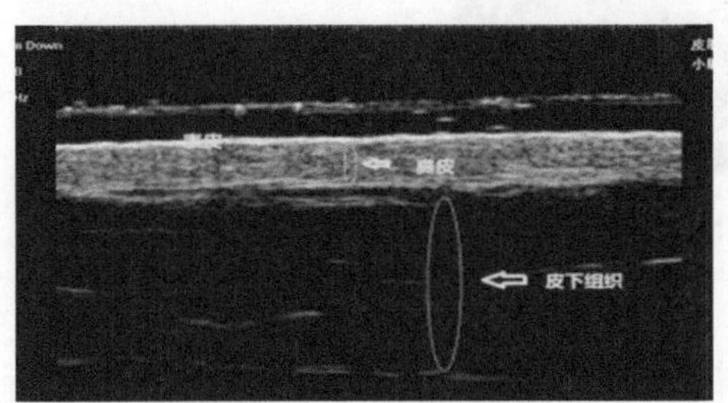

图 1　正常皮肤 (50 MHz)

注：可见强回声的表皮、中等回声的真皮及低回声的皮下组织

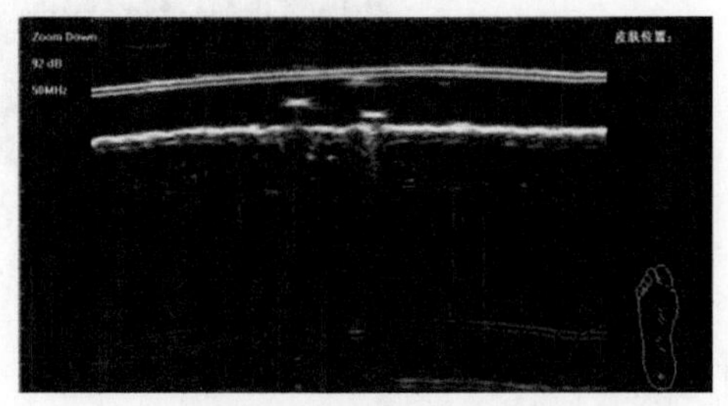

图 2　足底（50 MHz）

注：表皮强回声，真皮和皮下组织几乎不可见

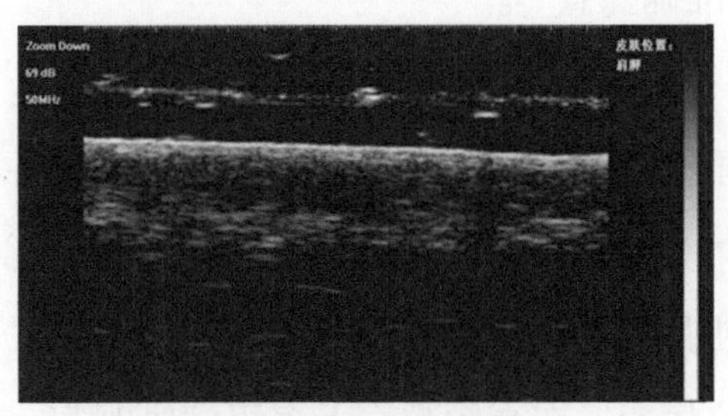

图 3　肩背部（50 MHz）

注：真皮深层部分组织未能显示

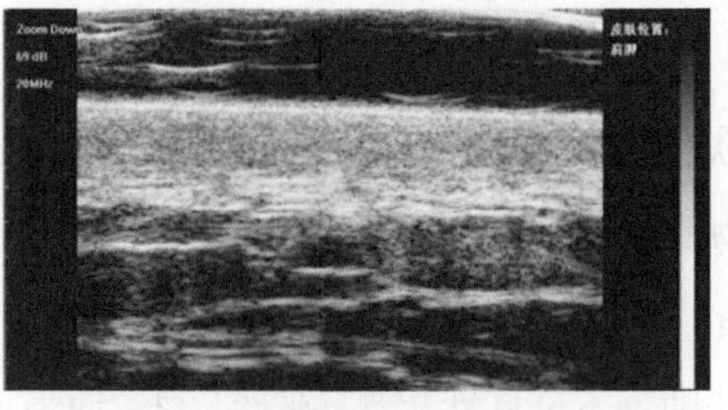

图 4　肩背部（20 MHz）

注：可见皮下组织内条索状中等回声带

域（头皮、须毛、腋毛区），50~75 MHz 超声可以观察到真皮内纵向平行排列的低回声条带（图 5），对应毛囊结构 [3]。甲单位也可以在高频超声下很好地显示：甲板为两条纤细清晰的强回声带加中央的一条中低回声带，甲床为中等至低回声区域（图 6）[3]。在 50~75 MHz 超声下，甲板显示得更加清晰，而甲下常表现为声影（图 7）；在 20~22 MHz 超声下，甲床和甲母可以更完整地显示。

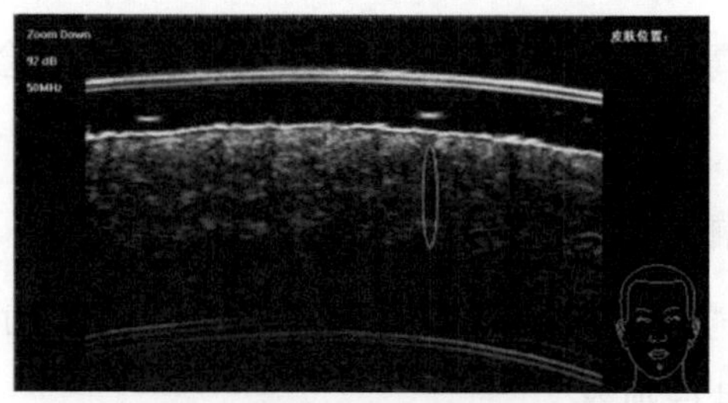

图 5　**下颌（男性，50 MHz）**

注：可见真皮内纵向平行排列的低回声条带

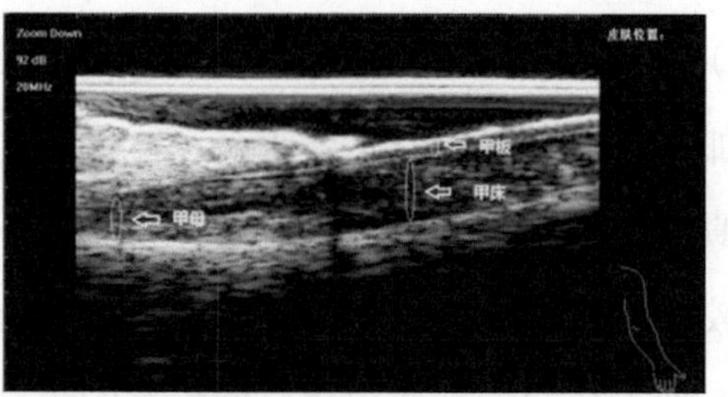

图 6　**指甲（20 MHz）**

注：可见清晰的甲母、甲床、甲板和甲小皮结构

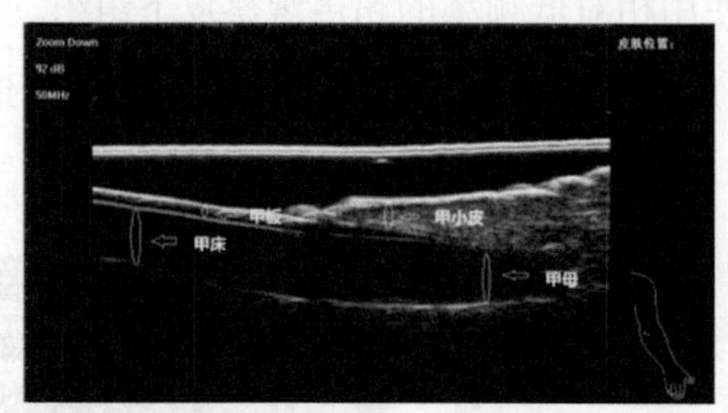

图 7　**指甲（50 MHz）**

注：甲母显示为大片声影，而甲板较 20MHz 超声更加清晰

基于不同频率高频超声穿透能力的不同，需对不同厚度或深度的皮肤疾病选择特定的诊断频率：较为浅表、超声易于穿透的皮损，一般选择更高频率的超声以获得更清晰的图像；因病灶肥厚、浸润较深、角化过度而导致超声不易穿透的皮损，需要选择相对较低频率的超声，以尽量确保对皮损深部情况的准确探查 [3]。

3. 常见皮肤肿物（非血管来源）的高频超声表现

皮肤良 / 恶性肿物是皮肤科重要的常见疾病。随着人群平均寿命的不断延长，各种皮肤肿物发病率亦不断升高，对此类疾病诊疗技术的要求也愈发提高。高频超声作为无创检查手段，且能提供肿物纵向累及范围的信息，使其在皮肤肿物中的应用愈加广泛 [4, 5]。

皮肤肿物不论良性 [4, 6]、恶性 [7-10]，均为占位病变，在高频超声下多可清晰观察。多数皮肤肿物在高频超声下为局限的中低回声区，不同类型的皮肤肿物在回声均匀程度、边缘清晰度、受累层次方面有不同的表现（回声均匀程度、边缘清晰程度并不直接提示皮损良 / 恶性），根据其临床表现特点选择不同频率的超声对准确了解肿物情况至关重要，详见表 1。

高频超声穿透能力相对较低，在观察皮损时容易受表皮厚度、角化程度、痂屑等因素的影响而产生声影，提前清除过度的角质、痂屑有助于准确观察皮损本身。更高频率的超声虽然清晰度更高，但其穿透力更低，在角化明显或过厚的皮损下方常会出现巨大声影，掩盖肿物本身表现（如鳞癌等）。所以不能因追求清晰度而一直选用过高频率的超声，必要时结合较低频率的超声观察才能更准确地了解肿物的真实情况。

对皮肤肿物而言，明确瘤体与周边组织的关系对判断肿物性质、侵犯范围至关重要，因而进行超声检查时，除观察肿物本身，还需要关注其与相邻外观正常皮肤、深层皮下软组织及皮肤附属器的关系，才能为后续治疗方式的选择提供正确的依据。

表 1　常见良 / 恶性皮肤肿物 B 超图像特点

	高频超声特点	超声频率选择	超声表现
交界痣	皮损过薄，高频超声无法分辨		
皮内痣 / 复合痣	真皮内（浅中层至深层）中低回声实性肿物，根据皮损浸润情况可呈椭圆形或条状，回声相对均匀，边缘较清晰，肿物后一般无显著声影	50~75 MHz 超声可更准确地显示皮损边缘；较大的色素痣如先天性色素痣，20~22 MHz 超声可以更好地确保显示皮损的完整性	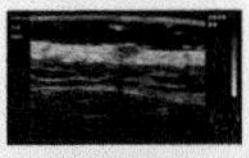
脂溢性角化病	皮层内实性低回声肿物，结节形或匍匐形轻度隆起于皮肤表面，表皮层增厚，浅层回声增强，边缘清晰，可伴声影	对于明显角化增厚的皮损，20~22 MHz 超声可减少声影出现，有利于观察皮损下的情况。50 MHz 探头可显示其“脑回状”的表面特征	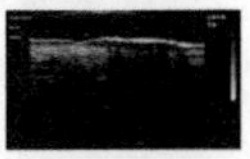
表皮样囊肿	未破裂时，表现为真皮或皮下内椭圆形囊实性肿物，边界清晰，内部回声均匀或稍不均匀，有时可见窦道连通体表	20~22 MHz 超声对较大的囊肿显示更加完整；50~75 MHz 超声可以更好地显示囊壁和窦道	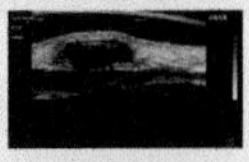
瘢痕疙瘩	皮肤内椭圆形或不规则的低回声肿物，边界尚清晰，可累及皮肤各个层次，肿物内回声不甚均匀	瘢痕疙瘩通常浸润较深，多数需要 20~22 MHz 超声进行观察	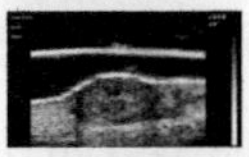
皮肤纤维瘤	真皮内实性低回声团块，边界一般不清晰	通常较小，50~75 MHz 超声更利于观察边界情况	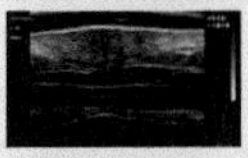
神经纤维瘤	真皮内实性低回声团块，常外凸，内部回声一般较均匀，边缘较清晰	神经纤维瘤边界清晰且一般较大，20~22 MHz 超声更适于观察	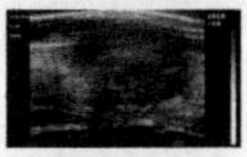
甲下血管球瘤	甲母内实性低回声肿物，椭圆形，边界清晰，甲板无受累	20~22 MHz 超声可更好地观察甲母、甲床的肿物；50~75 MHz 更利于观察甲板损害情况	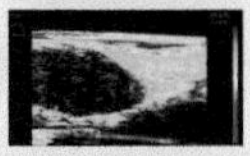
结节型基底细胞癌	皮肤内实性低回声肿物，累及表皮和真皮层，部分可突破至皮下软组织。形态多不规则，边界通常清晰，内部回声不均匀，有时可见特征性的点状强回声，后方一般无明显声影	该病常有深层浸润，应使用 20~22 MHz 超声，以尽量观察其浸润深度	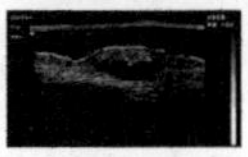

（续表）

	高频超声特点	超声频率选择	超声表现
浅表型基底细胞癌	表皮及真皮浅层内低回声肿物，不规则或匍匐型，边界一般较清晰，皮肤表面常凹凸不平	该型基底细胞癌浸润较浅，通常 50~75 MHz 超声即可兼顾深度和周边情况的探查	
日光性角化病	表皮层和真皮层内实性低回声区，病变区表皮回声增强，深层真皮层内常可见回声减低区，边界不清，形态不规则	该病为表皮来源病变，一般使用 50~75 MHz 超声进行观察；角化明显时影响超声穿透，使用 20~22 MHz 超声或在观察前去除部分角质	
侵袭性鳞状细胞癌	表皮起源，但常累及真皮和皮下软组织，表现为实性中低回声肿物，表面凹凸不平，经常形成溃疡，形态不规则，边界不清晰，肿物内回声不均匀；角化明显时可见表皮层明显角化增厚，常伴宽大声影	该病侵袭性明显，一般需要 20~22 MHz 超声进行观察；明显的角化影响超声穿透，应在检查前尽量去除	
原位恶性黑素瘤	高频超声无法分辨		
侵袭性恶性黑素瘤	表皮 / 真皮层内类实性低回声肿物或条带，边界不清，内部回声均匀或不均匀	亚洲人好发于角质层厚的肢端，不利于超声穿透，建议使用 20~22 MHz 超声与周边正常组织对比观察	
乳房外 Paget 病	表面平坦或少量褶皱，匍匐型生长方式，大多位于会阴区域，基底部可能位于表皮、真皮或皮下软组织，有时可见侵犯皮肤附属器，内部一般为低回声，回声较为均匀 [10]	大多数 Paget 均呈非常薄的匍匐型分布，必须用 50 MHz 探头才能清晰显示，部分较厚的病灶需要用 20 MHz 探头观察基底部情况	
鲍恩病	局限于表皮层的匍匐型病变，与真皮层有清晰而平坦的分界，但表面呈特征性的“波浪形”或“城垛形”隆起，同时伴有重度角化和声影。在声影的遮挡下，基底部分界限可能显示不清	鲍恩病的显示较为困难，首先该疾病非常薄而浅表，理论上需使用 50 MHz 探头，但该病常见重度角化，其声影严重影响 50 MHz 图像质量，故在实际检查中需根据具体情况灵活选用探头，必要时需要除痂	

4. 常见皮肤血管瘤和血管淋巴管畸形的高频超声表现

皮肤血管瘤和血管淋巴管畸形是婴幼儿常见疾病，部分类型在成年人和老年人群中亦不少见。此类疾病虽然对基本健康无太大影响，但在外观方面常给患者带来较大困扰。随着人们生活水平的提高，皮肤血管 / 淋巴管来源肿物越来越受到患者和医生的重视。超声一直以来都是观察血管的有力工具，高频超声进一步提高了对皮肤较细小血管的观察能力，可为皮肤血管瘤和血管淋巴管畸形的影像检查提供很好的帮助。

对于皮肤血管瘤和血管淋巴管畸形，高频超声可以提供影像诊断和较明确的受累范围和层次判断，为制订治疗计划提供依据。并且，通过治疗前后的高频超声影像对比，还可以为非手术治疗前后效果比较提供客观依据。

血管 / 淋巴管来源肿物分为有内皮细胞增生的血管淋巴管瘤和无内皮细胞增生的血管淋巴管畸形，二者均为真皮内的局限聚集的管腔结构，在超声下均表现为低回声区。不同类型的血管瘤 / 血管淋巴管畸形，尤其是先天性的血管瘤 / 血管淋巴管畸形累及的皮肤层次差异很大，需要根据不同表现选择合适的超声频率，详见表 2。

5. 常见皮肤炎症免疫性疾病的高频超声表现

炎症性皮肤病是皮肤科种类最多、诊断最繁杂的一大类疾病，此类疾病均以皮肤不同层次、不同程度、不同类型的炎症浸润为主要特点，伴随角化、皮屑等表皮改变和肿胀、硬化等真皮改变。

在高频超声影像中，此类疾病本身表现特异性较低，多数仅表现为皮肤各层厚度和回声强度的变化，需结合皮损周边及其对侧正常皮肤进行对比[11, 12]。炎症性皮肤病受累层次差异较大，多数需要使用不同频率的超声进行观察。由于高频超声，尤其是 50~75 MHz 超声对表皮有很高的分辨能力，一些水疱、大疱类疾病也可以通过高频超声检查获得良好的提示（见表 3）。

表 2　**血管源性皮肤肿物 B 超图像特点**

	高频超声表现	超声频率选择	超声表现
化脓性肉芽肿	真皮内低回声区，可外突，通常边界清晰，可伴侧方声影，其内回声常不均匀	大小、深浅差异较大，需结合实际情况选择超声频率	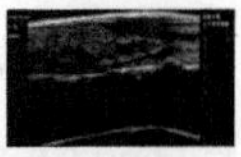
丛状血管瘤	无显著结节感，真皮浅层带状低回声区，真皮中、深层可见穿凿性低回声影	较浅表，50~75 MHz 超声可清晰观察	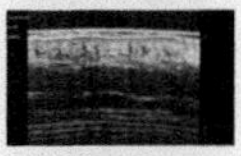
Kaposi 样血管内皮瘤	罕见，表现为真皮内回声不规则区，无回声区、低回声与高回声影穿插分布，无明显结节感	50~75 MHz 超声有时不能完整显示受累范围	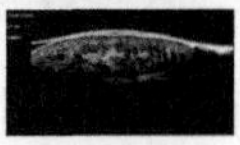
鲜红斑痣	红斑区内可观察到真皮层广泛分布、平行体表的带状低回声影，体表加压可闭合。临床表现较轻的患者（如婴幼儿）可能无上述异常表现	较浅表，50~75 MHz 超声观察较清晰	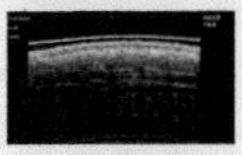
血管角皮瘤	表皮回声增强，真皮浅、中层回声减低	一般较小，50~75 MHz 超声可清晰观察	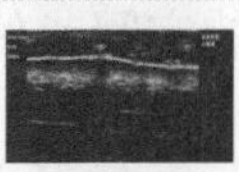
淋巴管畸形	皮下脂肪组织内可见多发囊状、管状或不规则无回声区	一般累及较深，需要 20~22 MHz 超声进行观察	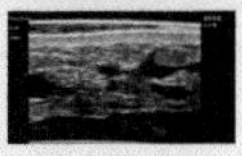

表 3　**炎症性皮肤病 B 超图像特点**

	高频超声表现	超声频率选择	超声表现
银屑病	表皮增厚、回声增强，真皮增厚、回声减低，真皮与表皮交界处可见无回声带	角化、肥厚明显时需使用 20~22 MHz 超声观察	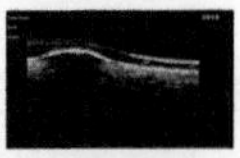
扁平苔藓	表皮轻度增厚，真皮回声减低，真表皮交界处可见无回声带	通常较浅表，50~75 MHz 超声可以较清晰地观察	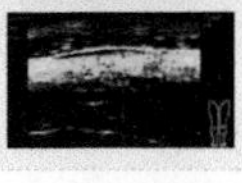

（续表）

	高频超声表现	超声频率选择	超声表现
硬斑病（红斑肿胀期）	与对侧正常皮肤相比，皮损真皮厚度增加，回声减低	需根据皮损浸润程度选择超声频率	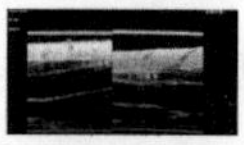
硬斑病（硬化萎缩期）	表皮萎缩变薄，与对侧正常皮肤相比，皮损真皮萎缩变薄	同上	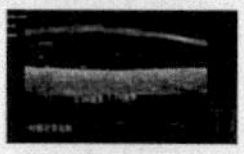
皮肌炎	与对侧正常皮肤相比，皮损表皮增厚、回声增强，真皮浅层可见带状低回声区；皮损钙化区域可见真皮内高回声团块伴后方声影	同上	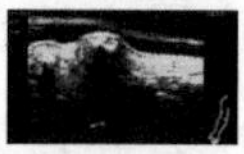
结节性红斑	皮下脂肪组织回声增强，脂肪小叶间隔增宽，真皮和皮下组织分界不清	脂膜炎累及皮下组织，需要通过 20~22 MHz 超声观察	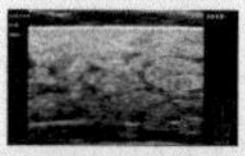
天疱疮	表皮内半弧形液性回声区、边界清晰，真表皮交界处可见线状低回声区	水疱均为浅表皮损，且需要准确判断其所在层次，一般建议 50~75 MHz 超声观察	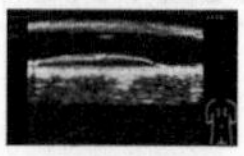
类天疱疮	表皮连续完整，表皮下方可见椭圆形液性回声区，边界清晰	同上	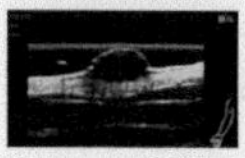

对于炎症性皮肤病，高频超声影像主要用于观察皮损累及范围和深度，治疗前后皮损本身的超声影像变化也可以作为疗效评价指标。

6. 高频超声操作注意事项

（1）探头配备：皮肤超声诊断设备的频率应不低于 20 MHz，低于上述标准可能难以准确显示皮肤的精细结构；同时兼备 50 MHz 及以上的探头，可对表皮层进行更精细的观察。

（2）开展皮肤超声检查前，应保证充分的耦合，大量使用耦合剂填充探头与病灶之间的空间或使用医用超声导声垫可以显著提高图像质量。

（3）对于开放性、感染性或体液沾染的病灶，检查时一定要做好探头保护，杜绝探头污损。同时，检查后及时清洗、消毒探头，最大限度地避免交叉感染。

随着超声硬件设备的不断完善和高频超声设备的普及，其在皮肤科各种疾病中的应用也愈加广泛。正确理解和掌握不同频率超声在不同疾病中的表现特点，才能使其在诊疗过程中得到最好的应用。

参与共识编写人员（按姓氏笔画排序）：

卢　漫　电子科技大学医学院附属肿瘤医院

冉梦龙　北京大学第一医院

刘　洁　中国医学科学院北京协和医院

李　航　北京大学第一医院

邹先彪　中国人民解放军总医院第四医学中心

辛琳琳　山东第一医科大学第一附属医院（山东省千佛山医院）

孟如松　中国人民解放军空军特色医学中心

晋红中　中国医学科学院北京协和医院

徐教生　首都医科大学附属北京儿童医院

徐辉雄　上海市第十人民医院

陶　娟　华中科技大学同济医学院附属协和医院

崔　勇　中日友好医院

执笔人：冉梦龙　李　航　卢　漫

参考文献

[1] Kleinerman R, Whang TB, Bard RL, et al. Ultrasound in dermatology: principles and applications[J]. J Am Acad Dermatol, 2012, 67(3): 478-487.

[2] Dill-Miiller D, Maschke J. Ultrasonography in dermatology[J]. J Dtsch Dermatol Ges, 2007, 5(8): 689-707.

[3] 冉梦龙 , 刘德华 , 张婧秋 , 等 . 20 MHz 与 50 MHz 超声皮肤成像与测量的比较研究 [J]. 中华皮肤科杂志 , 2017, 50(7): 482-486.

[4] Kuwano Y, Ishizaki K, Watanabe R, et al. Efficacy of diagnostic ultrasonography of lipomas, epidermal cysts, and ganglions[J]. Arch Dermatol, 2009, 145(7): 761-764.

[5] Wortsman X, Wortsman J. Clinical usefulness of variable frequency ultrasound in localized lesions of the skin[J]. J Am Acad Dermatol, 2010, 62(2): 247-256.

[6] Kilian KJ, Ruzicka T, Flaig M, et al. Recurrent fibrosarcom atous dermatofibrosarcoma protuberans ultrasound imaging[J]. Hautarzt, 2013, 64(7): 512-515.

[7] Desai TD, Desai AD, Horowitz DC, et al. The use of high frequency ultrasound in the evaluation of superficial and nodular basal cell carcinomas[J]. Dermatol Surg, 2007, 33(10): 1220-1227.

[8] O'Bryan K, Sherman W, Niedt GW, et al. An evolving paradigm for the workup and management of high-risk cutaneous squamous cell carcinoma[J]. J Am Acad Dermatol, 2013, 69(4): 595-602.

[9] Music MM, Hertl K, Kadivec M, et al. Hocevar. Pre-operative ultrasound with a 12-15 MHz linear probe reliably differentiates between melanoma thicker and thinner than 1 mm[J]. J Eur Acad Dermatol Venereol, 2010, 24(9): 1105-1108.

[10] Chen ST, Guo LH, Yan JN, et al. Ultrasound biomicroscopy and high-frequency ultrasound for evaluating extramammary Paget's disease with pathological correlation[J]. J Ultrasound Med, 2019. [Epub ahead of print]

[11] Gutierrez M, Filippucci E, Bertolazzi C, et al. Sonographic monitoring of psoriatic plaque[J]. J Rheumatol, 2009, 36(4): 850-851.

[12] Wortsman X, Wortsman J, Sazunic I, et al. Activity assessment in morphea using color doppler ultrasound[J]. J Am Acad Dermatol, 2011, 65(5): 942-948.